掌握代謝，
90%的肥肉會消失

熱賣新裝版

吉莉安‧麥可斯（Jillian Michaels）／著

徐薇唐／譯

健康smile.72 掌握代謝，90%的肥肉會消失（熱賣新裝版）

作　　者	吉莉安‧麥可斯（Jillian Michaels）
翻　　譯	徐薇唐
美術編輯	吳佩真、李緹瀅
特約編輯	曾詠蓁
主　　編	高煜婷
總 編 輯	林許文二

出　　版	柿子文化事業有限公司
地　　址	11677臺北市羅斯福路五段158號2樓
業務專線	（02）89314903#15
讀者專線	（02）89314903#9
傳　　真	（02）29319207
郵撥帳號	19822651柿子文化事業有限公司
投稿信箱	editor@persimmonbooks.com.tw
服務信箱	service@persimmonbooks.com.tw

業務行政	鄭淑娟、陳顯中

初版一刷	2012年09月
二版一刷	2014年12月
三版一刷	2020年10月
定　　價	新臺幣399元
I S B N	978-986-99409-1-7

Master Your Metabolism: the 3 diet secrets to naturally balancing your hormones for a hot and healthy body! by Jillian Michaels with Mariska Van Aalst

Copyright:©2009 By Jillian Michaels

This translatiom published by arrangement with Crown Publishers, an imprint of the Crown Publishing Group, a division of Random House, Inc.

Chinese Language（complex characters）translation Copyright:©
2011, 2014, 2020 by PERSIMMON CULTURAL ENTERPRISE CO., LTD
All rights reserved

國家圖書館出版品預行編目 (CIP) 資料

掌握代謝，90% 的肥肉會消失 / 吉莉安 ‧ 麥可斯（Jillian Michaels）著 . -- 三版 . -- 臺北市：柿子文化 , 2020.10
　面；　公分 . -- (健康 smile ; 72)
譯自：Master your metabolism : the 3 diet secrets to naturally balancing your hormones for a hot and healthy body!
ISBN 978-986-99409-1-7(平裝)

1. 減重 2. 新陳代謝

411.94　　　　　　　　　　　　　　　　109014154

讀者都説好

只花5天就可以開始看到甩油的效果！

我原本買《掌握代謝，90%的肥肉會消失》是要送人的，但我才翻開幾頁就欲罷不能，所以我保留了這本書，並且在一天內看完了它。我認為自己不論在生活和飲食方面都很健康，但這本書卻帶給我全新的觀點。吉莉安解釋化學品和食物中的毒素可能會影響人體的代謝，而吃純天然的「乾淨」食品卻能帶來好處。這本書傳達的是一個簡單的概念，卻意義深重！我從未考慮過這些問題，我吃得健康，但我的飲食中卻有很多有害的化學物質。這本書徹底改變了我看待食物的方式，我更注重它的純淨度。本書非常有用，能夠學習如何吃得更健康；除了身體上的轉變，帶來的心理影響更驚人。我遵照她的指引做了二個星期就看到驚人的結果，除了身體更乾淨健康，也知道我的身體有純淨的力量可以自動做調節。

—— *Eileen Holthusen(NY)*

這是本好的減肥書嗎？我不知道，但它的方法對我是有用的。我成年後就持續超重四點五公斤左右，也一直嘗試一些程度不同的減肥法和運動——它們儼然成為我生活的一部分。自從看了這本書之後，我把它的觀念融入日常生活中，就成功減掉了這多餘的四點五公斤了，我現在維

持在五十三公斤（以我一六〇公分的身高來說，我覺得這對我是健康的體重）。我甚至允許自己外食並在週末時喝酒，雖然我會因此胖個一公斤，但週末過後，約週二或週三時，我又會自動瘦回去。

—— *Lina*

我看到書中提到的：「無論你多努力運動或吃得很少，就是瘦不下來？」沒錯，我做任何事都幫不了自己——我的胃像小鳥一樣，還運動，但我還是超重十公斤——我已經花了十五年的時間跟體重奮戰（我都要放棄了）。我快速翻閱這本書，它吸引了我的目光——我們吃的食物是如此不健康，但我卻毫不知情地餵給我家人健康的東西已經好多年了。我google書中提及的壞成分……再看看冰箱，它們無所不在……我剛剛才推薦了這本書給我的朋友和姊妹，希望它也能成為其他人的救命草。

—— *jenn*

剛進大學時我身高一七七公分、體重六十四公斤，大二時，我最胖到達七十三公斤。我是Biggest Loser實境節目的忠實觀眾，非常喜歡吉莉安，我每天游泳並舉重兩個半到五小時，所以知道問題不是出在運動上。一個月前，我買了《掌握代謝，90%的肥肉會消失》，並發現自己從來沒有減肥減得這麼容易過。我的體重約六十八公斤（我之前嘗試減重約一個半月卻毫無進展），短短一個月內就減去了三公斤，下降到六十五公斤，但我的測量結果表明，現在的身材比高中時身形更好。我的腰瘦了七公分，大腿瘦了三公分。我覺得自己更健康、充滿精力……我找不到這本書有什麼不好的地方，它對我很有用，讀起來也很有趣，她寫書的方式就像在對和你說話，強烈推薦這本書。

—— *Kimberly Baughman(Detroit, MI)*

我讀了很多健康書籍，特別是有關荷爾蒙和代謝，大多由具醫學背景、學位的作者所寫。《掌握代謝，90%的肥肉會消失》這本書解釋了大多數其他人是怎麼做的，並揭示許多近期的研究，但卻更實用、更易於閱讀，我非常驚訝這樣高品質的內容，是出自一位沒有醫學學位的健身教練之手，我非常佩服吉莉安。書中也傳遞一些新訊息，例如消除空腹運動的迷思，還有黃豆及其他物質對荷爾蒙的影響。她本身的故事也非常有趣，也徹底解釋了荷爾蒙與我們健康的關連性。'

—— *M. Benson*

比起其他激烈的瘦身書籍，這本書真的太棒了！它讓我大開眼界，看什麼樣的東西正殘害我的身體，這讓我嚇了一跳，並思考是時候該改變我的生活方式了。另一件事則是我過去一直在追尋的——瘦身。今天是我開始進行自然飲食的第五天……在這五天內，我更加注意所吃的食物，而且已減輕一公斤了。我強烈建議大家閱讀這本書，了解吃進身體裡的食物，也更了解吉莉安‧麥可斯的過去。我覺得這本書寫得很好，有許多研究數據，也很詼諧、易於閱讀。

—— *M. Hoyt "Bolingbrook Vet" (IL)*

這本書是一個好朋友推薦我的，她買書後就興奮地不停對我說它有多好，但我沒把它放心上，直到看到我朋友身體上的驚人轉變——她因為了解自己吃進身體裡的食物，並靠著改變飲食掉了十八公斤！我也在三個月前買了這本書，我不敢相信自己感覺有多暢快，我也為終於正常運作的身體高興不已……如果你也想解開有關身體的疑惑，為了營養和健康買這本書，別像我一樣錯過了，你會很樂於見到明天那個嶄新的自己。

—— *Mindful Mary*

我已經讀過十幾種有關減重的書籍，但這本不僅簡單而且易讀。我在前一天晚上就了解所有的重點，並在隔天早上立即施行。在過去，我也試過二、三種飲食法，但幾乎立即就失敗了，就好像我的身體自動排斥那些食物和折磨一樣。不過這次我成功了，覺得神清氣爽且富有活力，有好心情和動力做任何事。

—— Mila Dovgopol (Brooklyn, NY)

首先，讓我說一說自己的情況：過去二年我成功減掉二十二公斤，但我現在仍然需要再減掉二十二公斤。我每天攝取一千二百至一千四百卡路里，每天做四十五分鐘的有氧及重量訓練，我認為自己已經用盡了全力，但一切還是被我吃進的食物所瓦解。我不是在亂蓋或找藉口，依照這樣的生活方式，本應該一個禮拜瘦一公斤的，然而，我每個禮拜站上體重計，都發現體重不是沒有改變，就是上升一公斤！看到這失敗的結果，我只想大聲尖叫！然後，我看到吉莉安的《掌握代謝，90%的肥肉會消失》

她指出了一個重點：「無論你吃得多小心，健身多用力，體重依然沒有改善嗎？」嘿，你想我怎能錯過這本書？！實施計畫十天，我的肥肉就甩掉了——瘦了三公斤，就好像我的身體終於妥協了：「好吧！是時候跟它們說掰掰了。」我依然持續運動，也沒有改變健身方式，只是遵照吉莉安的飲食指導方針，稍微增加我吃的食物的體積，而卡路里則依然維持在一千二百至一千四百間。我覺得很飽，不再渴望垃圾食物。我心想，「吃這麼飽怎麼可能瘦下來？」沒想到隔天早上，我的體重又下降了——這個瘦身方式對我來說很有效，又不會復胖——三個月的賣力運動比不上健康飲食有效，只花五天就能看到身體開始甩掉脂肪！

—— Regina Saric(Minnesota)

Contents 目錄

讚 | **讀者都說好** 3
只花5天就可以開始看到甩油的效果！

序 | **平衡荷爾蒙健康瘦** 11
一本男女老幼都適讀的代謝健康指南

引言 | **為何荷爾蒙對每個人都很重要？** 14
每天攝取2000卡還可以不發胖

Part 1 這就是你的荷爾蒙水準

Chapter 1 **我是如何發現自己的荷爾蒙變得一塌糊塗** 22
該死！每天攝取正常的1800卡，就復胖7公斤！

愈減愈肥，問題到底出在哪兒？

前小胖妹的告解

完美減重計畫，你也可以做得到

不要再鴕鳥了，自己的腰圍和健康只能自己救

Chapter 2 **荷爾蒙如何左右我們的新陳代謝** 51
見鬼！為什麼有人就是狂吃狂喝也不會胖？

就是有那種毫不費力就可以很瘦的幸運兒？

現在，來認識12大瘦身的關鍵荷爾蒙

胰島素／甲狀腺激素／雌激素＆黃體素／睪固酮＆DHEA／正腎上腺素、
腎上腺素＆皮質醇／生長荷爾蒙／瘦體素／飢餓激素

重要的是「剉著等」之後……

Chapter 3 **你是怎麼變成這樣的？** 87

豐盛並不見得好，小心加料過頭的生活

別耍賴了，誰說都是基因惹的禍？

內分泌干擾物：來勢洶洶的麻煩

是什麼干擾了我們的內分泌？

誰叫你懶散這麼多年，屁股不要再黏在椅子上了！／別亂試溜溜球節食法，沒常識就多累積知識／小心讓你愛吃成癮的加工食品／花多點錢吃有機，還是你想看病看到沒房子住？／環境中有太多有毒物質，不只藏在食物裡／一堆細菌，有益的卻沒幾隻？／長時間工作，沒時間睡覺，天下大亂／太多藥物了，連水裡頭也是！／菸抽得太兇，小心又胖又老又醜／這是一個什麼都過量的時代，不要迷失在裡面

OK，沒在怕的啦！

Chapter 4 **到底要吃什麼？**　**111**
3R飲食計畫讓你重新調整荷爾蒙

3步驟要回你的窈窕曲線

步驟1◆消除Remove／步驟2◆還原Restore／步驟3◆再平衡Rebalance

Part 2 不復胖的3R代謝瘦身術

Chapter 5 **拒絕讓肥胖荷爾蒙發威的作怪食物**　**118**
步驟1—消除Remove

幫幫忙，別碰那些打了個大叉叉的加工食品

氫化脂肪會讓你得心臟病、搞壞新陳代謝／精製穀物，營養都不見啦！／高果糖玉米糖漿，最邪惡的精製穀物／人工甘味劑，讓新陳代謝系統忘記糖的高熱量／人工防腐劑和色素，搞壞荷爾蒙又會致癌／穀氨酸（味精），這是種興奮毒素

記住，這些食物吃一點就好

澱粉根莖類蔬菜／熱帶水果、水果乾、罐頭水果／黃豆別吃太多／小心喝酒／全脂乳製品和肥肉／罐頭食品／咖啡因

接下來，看看好東西吧！

Chapter 6 餵飽你的瘦身荷爾蒙，燃燒脂肪不費力

步驟2—還原Restore

掌握新陳代謝的10大營養物質

豆類植物——最好的碳水化合物／蔥類，超級抗氧化／莓果——花青素阻止脂肪細胞增大／肉類和蛋類，請選有機的吃／鮮豔的蔬菜水果，每種顏色都有保健功效／十字花科蔬菜，抗癌又有助瘦身／深綠色蔬菜，高纖又營養／堅果和雜糧，好脂肪的主要來源／有機乳製品，讓脂肪更容易燃燒／全穀物，真正改善荷爾蒙

過有機生活吧！

Chapter 7 看時間吃好料，讓荷爾蒙好好發威一下 **186**

步驟3—再平衡Rebalance

技巧1、每4小時進食一次

紀律1◆拼死也要上早餐桌，快速啟動你的新陳代謝／紀律2◆每4小時吃一次，身體就不會覺得有這餐沒下頓／紀律3◆晚上9點後絕對不吃東西，避免熱量直接變脂肪

技巧2、吃到飽就好，不要吃到撐

吃到飽為止，新陳代謝才會動起來／不要吃到撐，避免把胃撐大

技巧3、正確的食物搭配

我們需要脂肪，適當的脂肪有助於減重／好的蛋白質，有助於長期維持減肥效果／要吃碳水化合物才能活下去，關鍵是選好料！

使你的餐盤發揮食物的協同作用

Part 3 加速代謝平衡的窈窕生活

Chapter 8 健身女王的大師級生活排毒策略 **202**

環境排毒、營養保健和紓壓

除掉環境裡頭的毒素

家裡的有毒塑膠／清掉廚房裡的毒素／清除浴室櫃子裡的毒素／除掉家裡的毒素／清除院子裡的毒物／除掉寶貝（寵物和小孩）身上的毒素／丟掉藥箱裡的毒素

還原你之前失去的營養

生物素／葉酸／菸鹼酸／泛酸／核黃素／維生素B1／維生素A／維生素B6／銅／鐵／鎂／維生素B12／維生素C／維生素D／維生素E／維生素K／鋅／硒／鉻／鉀／鈣／EPA和DHA Omega-3脂肪酸

再平衡消耗掉的能量

第1招◆晚上至少睡足7小時／第2招◆每天動動身子，最棒的肥胖預防良藥／第3招◆健康瘦，就是對自己好一點

Chapter 9 每個人都可以上手的代謝平衡菜單 235

14天健康瘦飲食計畫

搞定你的食物數學

掌握新陳代謝的食譜

Chapter 10 老天！我的荷爾蒙失調了要怎麼辦？ 255

我和內分泌醫師給你的補救措施

搶救6大荷爾蒙失調問題

經前症候群──女人的惡夢／甲狀腺功能減退，新陳代謝的死胡同／代謝症候群讓慢性病更嚴重／多囊性卵巢症可能造成不孕／女性更年期，苦悶有誰知／別鐵齒了！真的有男性更年期

Chapter 11 來吧！創造你的新「新陳代謝」 272

朋友，不要停下腳步，持續落實3R計畫

一輩子都需要的「唯三」件事

最值錢的健康股

Chapter 12 超級實用！拎了就走的買菜購物清單 274

讓新陳代謝變好的血拼指南

掌握你的超市

選擇商店自有品牌／線上購物／少吃點肉／去逛當地的農產品市場／自己煮咖啡／分裝獨享份量的食物和零食／團購力量大／打聽一下食品合作社／善用優惠券／不要買「濃稠」的飲料／自己種點菜吧

掌握加工食品

14天飲食計畫的購物清單

平衡荷爾蒙健康瘦

一本男女老幼都適讀的代謝健康指南

　　身為內分泌科醫生，我常會被很多人詢問，荷爾蒙和新陳代謝為何會造成他們的疲勞或是體重增加。

　　這是一本獨樹一幟的書，以淺顯易懂的方式來探討我們身體裡的荷爾蒙，吉莉安‧麥可斯精彩地解說她自身的經驗，將她的錯誤轉變成他人的學習機會。這本書不僅顯示吉莉安熱心倡導健康的生活方式，例如健身，也反映她努力幫助讀者瞭解有關荷爾蒙、飲食方式與健康的重要資訊。

　　這本簡單的指南解答了許多常見的疑難雜症，尤其是有關荷爾蒙和減重的議題，是一本男女老幼都適合閱讀的書籍，因為它的內容提及了各個年齡層想要吃得健康、活得健康的男男女女。《掌握代謝，90%的肥肉會消失》這本書，也可以作為擔心孩子荷爾蒙問題的父母參考手冊，特別是在現在這個社會，兒童肥胖問題突然變得非常普遍。

＊　＊　＊

　　除了那些荷爾蒙分泌真的有問題的病人之外，我還碰過很健康的人卻堅持要每日補充荷爾蒙，因為他們以為這樣做可以解決肥胖或是新陳代謝

的問題。身為幫助病患治療類似這類疾病的醫生，我會建議有相關問題的人不要再補充更多的荷爾蒙。事實上，過多的荷爾蒙並沒有幫助，反而會對人體自然地荷爾蒙分泌造成危險，或是改變其分泌情形。補充的荷爾蒙可能會對身體造成長期性的負面影響，使得你一輩子都得依賴它。

身體需要定期做檢查，你得好好注意身體內部的情形是怎麼樣，就像你每天整理郵件，或是幫屋子和房間來個「大清掃」。我們不想讓電腦裡頭充滿了廣告或是垃圾郵件，因為它們對我們一點用處也沒有，所以需要定期清除。同樣的，那些入侵我們身體的有毒和有害物質，對我們一點好處也沒有，也需要定期被清除掉，不然，它們既佔空間又會浪費你我的時間，最後會讓我們原本健康的生活蒙上一層陰影。

有些健康食品有益於健康，就像電腦裡那些一直留著且歸建好的檔案一樣。健康的營養素和良好的生活習慣，例如一個星期運動三到四次，每次至少運動三十分鐘，這些都是我們想要保有的「好檔案」。運動使我們愉快並讓我們獲益，還讓我們稍微減輕了一些體重。運動能協調你的荷爾蒙，讓你有效發揮體內的生化機制，恢復原來的好身材。

* * *

吉莉安用實例說明我們每天日常生活上所面臨的環境風險，還有壓力如何在生理及心理上對我們的身體造成影響。這本書告訴我們如何聰明避免這些風險、克服壓力，讓我們重新恢復、擁有健康的身體。她也強調使心理、荷爾蒙、營養以及運動取得平衡之重要性，才能擁有長久、健康又愉快的生活。

看了這本書後，你將會學到有助於瞭解荷爾蒙如何運作時所需的知識，這樣一來，你就可以開始注意到生活當中那些躡手躡腳入侵的毒素，

並把它們完全驅離。而且，隨著閱讀本書擴展了相關的知識之後，你會想打電話給醫生，詢問怎麼矯正荷爾蒙問題，那麼你就可以回復自己原來的好身材。

　　恭喜！你即將開始一段新旅程，這段旅程將會賦予你靈感、幫助你消除有毒物質，用良好的生活習慣看管你的身材，最後讓你的生活重新獲得平衡！

克莉絲汀・達爾文醫師（Christine Darwin,M.D.）

美國內科醫師學會會員

美國內分泌科醫師學會會員

加州大學洛杉磯分校大衛葛芬醫學院醫科副教授

為何荷爾蒙對每個人都很重要？

每天攝取2000卡還可以不發胖

　　我本來該把這本書命名為「健康及健身達人的進化論」。為什麼？因為在健身領域工作十七年，跟著世界頂尖的運動醫學、營養學、內分泌學，以及抗老醫學的醫生學習十七年後，這本書就是我所學到的事情。是的，本書內容全部都指向一件事：掌握新陳代謝，這是我達成理想體重和健康的全方位手段！

你猜錯了！
我要說的跟運動和算卡路里一點關係也沒有

　　這是我在健康路途上一路走來的心血結晶，從童年的小胖妹到今日的減重精神領袖，我在這個行業已經工作將近二十年了，但最近這幾年我所學到的才徹底改變了我的身材和健康。

　　我的第一本書《瘦了就贏》，著重於減重的心理和生理層面的問題，在書中，我把焦點放在將你的心態調整到一個心境，好讓你準備好自己開始減重（如果你正要開始運動而且想要有個可行的運動計畫，那麼你也可以考慮參考一下）。

我的第二本書《過關斬將》，是我對健身的頌歌，是針對甩掉那難纏的四公斤半肥肉所設計的健身法，很殘忍但非常有效：讓你變得苗條，可搞定有問題的重點部位，像是游泳圈和下垂的大屁股，並且幫助你準備好自己，讓自己在重要場合和約會時看起來再好不過（如果你只是需要甩掉幾公斤體重而且想快點讓身材變得勻稱些，那麼三十天的計畫應該就可以達成了）。

　　不過，這本書，可是跟運動一點關係也沒有。很驚訝吧？

　　很多人並不期望聽到我這樣說，因為在過去，我不停地提倡運動的好處，所以現在你們都知道運動對於保持健康有多好了，但這本書的目的並不是要再討論運動的話題。

　　而且這也不是一本教你計算攝取熱量的書。

　　我知道你一定在想：作為運動減肥女魔頭的我，終於要變得柔軟些了。是嗎？錯！

　　首先我要說明的是，《掌握代謝，90%的肥肉會消失》是本飲食書，**我的第一本飲食書**。若你照我說的去做，這本書會改變你的人生，我指的不只是變**苗條**，而是讓你多過好幾年**有生活品質的好日子**。

　　我們都知道快速瘦身法（Fad Diet，不做運動卻能快速減肥的不健康減肥法）早過時了，八〇和九〇年代的不吃碳水化合物和無油的飲食風潮是科學笑柄、流行文化的產物而已。歡迎你們來到未來的世界，未來是個基因組圖譜（genome mapping）、幹細胞研究（stem-cell research）和營養基因體學（nutrigenomics，研究食物與基因間關係的科學）的紀元，計算卡路里跟運動很重要，但減肥沒有這麼簡單。暗藏在飲食方法和健身計畫底下的是幫你身體和大腦傳遞訊息的小信差，這些小信差就是**荷爾蒙**。

　　減肥關荷爾蒙什麼事呢？讓我解釋一下。如果我問你：什麼是新陳代謝時，我敢打賭你一定會回答：新陳代謝是負責幫身體燃燒脂肪的。

如果你的答案是這樣，那就錯了！燃燒脂肪只是你的新陳代謝執行的重要工作之一而已。那麼，你知道它是什麼了嗎？

答案是荷爾蒙！**新陳代謝就是你體內的生物化學反應。**

有些荷爾蒙會告訴你肚子餓啦，而有些則是告訴你已經吃飽了。當你吃東西的時候，有些荷爾蒙會告訴你的身體該怎麼處理食物，看是要把熱量儲存起來還是燃燒掉。當你運動時，還有荷爾蒙告訴你的身體如何移動並消耗掉儲存的脂肪，看是要提昇或是降低身體不同部位的運作情形——荷爾蒙幾乎掌控了我們如何增胖，還有如何變瘦的所有關鍵。

或許你現在正在想：「我是男的，我才不擔心荷爾蒙。」或者是：「如果這本書是在講荷爾蒙，那就不是我的菜了。我還要二十年後才會有更年期。」我之前也是這麼想：我才三十歲而已，體重跟荷爾蒙能有什麼關係？可是你知道嗎，無論你是男還是女，不管你的年紀大還是幼齒，體重和荷爾蒙之間都大有關係！無論你是想要刷掉大一時胖的七公斤（編按：許多美國大學生在大一新生時期體重增加的平均值），還是產後鬆弛的腹部或啤酒肚，你的荷爾蒙都決定了你會成功或是失敗。

就在此時此刻，你的荷爾蒙（也就是你的新陳代謝），已注定要失敗了。因為在神不知鬼不覺之間，你的荷爾蒙早就充滿毒素又營養不良，而且還被緊張壓力所控制的那些內分泌干擾物給制服住，讓你變胖又生病。這些內分泌干擾物隱藏在許多意想不到的地方裡，終究會干擾我們體內的荷爾蒙功能，使得荷爾蒙不協調——也就是全身上下都不協調。

這就是我構思《掌握代謝，90%的肥肉會消失》這本書的目的：確認促使我們肥胖及生病的催化物為何，然後將它們連根剷除，讓我們達到最佳的健康狀態，讓身體和心智的運作都能發揮極致。整體來說，我們會將矛頭指向並杜絕這些內分泌干擾物，再以對荷爾蒙有正面效益的物質來取代它們，讓你無論幾歲都健康、開心又苗條。

綜合性的整合內分泌學的訣竅能教你認識自己的新陳代謝、飲食習慣和體重，《掌握代謝，90%的肥肉會消失》提供明白確實的方法，讓最新的研究對你和體內的生物化學反應起作用；這本全方位的生活計畫書不只幫你減肥，還讓你不再發胖。

告訴你一個永不發胖的祕密——喬好你的荷爾蒙

有時我們會將內分泌系統比喻成管弦樂團，每種荷爾蒙就像是一種樂器，當它們和諧一致地演奏時，音樂美妙極了。但如果演奏到一半，小提琴突然拉錯大走音，黑管也開始抖音，接著鋼琴演奏者也無法跟上拍子時，這場演奏聽起來是什麼樣子？

聽起來很糟，是吧？

但這真的跟你的新陳代謝沒兩樣，如果你體內有任何荷爾蒙不協調，身體就無法按常理正常運作。一旦有一個地方發生問題時，接著就全部都有問題了。這就是為什麼當荷爾蒙異常時，你無法一個一個解決——你必須把所有的荷爾蒙都喬好，讓它們再次準確地發揮作用。

你可能有聽過皮質醇（cortisol）、生長荷爾蒙（HGH）、胰島素（insulin），還有瘦體素（leptin）這些名詞——尤其在推銷減肥商品的電視購物節目中特別會聽到，對吧？沒錯，這些都是荷爾蒙，而且它們對你的體重和健康影響深遠。

那麼，那些針對荷爾蒙的瘦身產品就一定有效嗎？

那倒未必！這些不實的「藥物」只能一次針對一種荷爾蒙問題（如果有效的話），這樣既不完善，又容易誤導人對整個問題的瞭解。

不同於一次只專注在一個荷爾蒙問題的電視購物頻道減肥商品（再強調一次，這樣是不可能解決問題的），這本書則是教你如何以自然的方式

讓體內所有的荷爾蒙最佳化，和怎麼做就可以達成效果，而不需要服用危險或是昂貴的藥物。

我們體內所有的荷爾蒙，會點點滴滴地被飲食和環境影響，從加工食品到農藥，從睡眠不足到壓力太大，任何一個差錯都會造成一種荷爾蒙分泌過頭，導致另外一種荷爾蒙停滯分泌。當一種荷爾蒙的運作被打亂時，其他荷爾蒙失調的情形就會一個接著一個蔓延開來。長期荷爾蒙失調鐵定讓你變胖——即使你嚴以律己，而且還小心謹慎地計算攝取的卡路里及每日消耗量，但還是會發胖。

我要讓你知道，只要改變你買菜和飲食的習慣，就可以控制好荷爾蒙。我們將會深入瞭解體內荷爾蒙，把所有對內分泌系統有害的爛東西全都**消除掉（remove）**，因為這些爛東西會叫醒儲存能量的荷爾蒙，造成發胖。接著我們要**還原（restore）**那些促使脂肪燃燒的荷爾蒙所需之營養物，讓這些荷爾蒙重新回到過去適當的水準。最後，我們要**再平衡（rebalance）**身體內進進出出的熱量，讓新陳代謝幫助你燃燒脂肪，而不是儲存脂肪又消耗掉我們的精力和活力。

當你的荷爾蒙處於最理想的狀態時，身體便能在最佳狀態下運作：

- 你的新陳代謝開始大張旗鼓。
- 你看起來氣色好多了！
- 不用太花心思就能擁有健康體重。
- 小腹平坦。
- 皮膚晶瑩剔透；頭髮和指甲也健康發亮。
- 眼神閃閃發亮。
- 感覺敏銳不遲鈍。
- 不受極度飢餓或嘴饞所苦。

- 你會煥然一新。
- 體力充沛。
- 你會活得更久更健康。

　　你如果在電視上看過我或是從廣播節目中聽過我，就知道我像咬住骨頭的狗一樣──從不放棄。我讓這本書適用於每一個人，方法就如同我曾用來幫助客戶和「減肥達人」節目的參賽者一樣，要注意小細節並且持續不斷地堅持。我參考了所有最新最尖端的研究成果並親自嘗試，確保我能帶給大家最健康、最有效的飲食生活風格計畫書。

　　信不信由你，我把這個計畫書調整至我可以每天吸收二千卡熱量，一周只上健身房兩到三個小時（一定要愛死這些折騰人的健身計畫），依然可以保持現在的美好曲線。

　　聽起來很不可思議嗎？但你可以辦到的。

　　最棒的地方是，我都幫你安排好了，你什麼都不用做！

　　因為我知道你忙翻了，我知道你不喜歡那些讓人錙銖必較、又得精打細算、還要煩惱不已的計畫書，別想那些了。在健身房裡，我可是很嚴格的，但在這裡我會讓你輕鬆改善飲食方法。拉把椅子坐在桌前好好享受這本書吧！

　　這本書會教導你如何：

- 有效地分泌減肥所需的荷爾蒙。
- 改善你的新陳代謝，讓新陳代謝幫助你而不是害你。
- 選擇會引發釋出變瘦荷爾蒙的食物和習慣。
- 避免會引發釋出肥胖荷爾蒙的食物和習慣。
- 學習哪些食物會互補並如何烹調，以獲得最佳的內分泌效果。

- 利用廚房已有的食材料理出既快又能幫助平衡荷爾蒙的菜餚。
- 用最少的錢吃得最好。
- 利用身心放鬆的技巧來改善生化功能失調。
- 排出環境毒素，好重新調節荷爾蒙並讓體重下降。
- 享受新鮮美食，這樣能幫你預防癌症、心臟病、憂鬱症、糖尿病，以及其他跟飲食和生活習慣有關的疾病。
- 讓精神體力倍增，還可能讓你多活好幾年。

當你差不多看完這本書後，就可以開始把這些計畫當成是一般指南參考，或是作為特定的減重計畫，我會儘量詳細說明好符合你的需求，而你可以全部照做，或是挑比較主要的項目來做，其他部分就照舊，該怎麼做由你自己來決定吧！

我希望你開始體會到我們所面對的挑戰為何，然後選擇跟隨這計畫書中主要的原理。這麼做，你就能再次支配體內的荷爾蒙，重啟你的新陳代謝，讓它比以往更加生氣勃勃。因此，**這不是一本告訴你瘦了就能變健康的書，而是一本讓你因為變健康而自然瘦下來的書。**

準備好了嗎？我們開始吧！

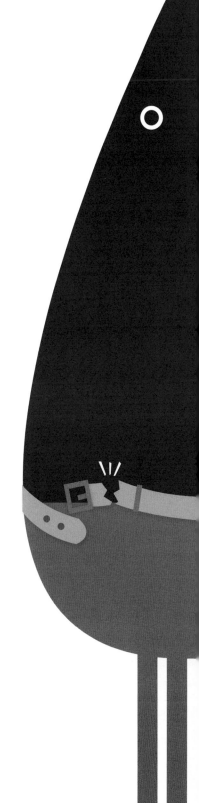

Ⅰ 這就是你的荷爾蒙水準

Chapter 1

我是如何發現自己的荷爾蒙變得一塌糊塗

該死！每天攝取正常的1800卡，就復胖7公斤！

我試著把不同的劇情拼湊在一起，然而每個故事總是大同小異。

愈減愈肥，問題到底出在哪兒？

每個醫生、每份研究，還有每項檢查，都告訴我同樣恐怖的結果：在追求苗條的這條路上，我已經蹧蹋自己的身體好幾年了，與其自我催眠說自己變瘦了，事實上這些年來我只有變老、導致荷爾蒙失調，還有使身體變得更胖一些而已。

當你要說「吉莉安，你嘛幫幫忙，照照鏡子看看自己吧！」之前，先聽一聽我的解釋。

如果你在電視上看過我，就會知道我可不是一個懶鬼（如果我很柔弱的話，就不會被稱為**螢幕上最強悍的健身教練**），我花很多時間在健身房運動，真的是使盡吃奶的力氣才能保有現在的身材。

但這就是我要講的重點：即使我這麼努力，但身材一點都沒有出現它該有的樣子。如今，我才懊惱地發現，原來只要付出原有的一半努力，就

可以輕鬆擁有我現在的身材，但過去我卻花了那麼多時間，一直拖到現在才能徹底醒悟。

現在我知道了，**要活得健康又開心，最好的方法就是保持荷爾蒙平衡**。這是個人人都做得到的養生法，讓你重拾生命中的樂趣。當我學會如何藉由飲食和生活習慣，來顧好體內主要的荷爾蒙時，根本不需要去健身房裡拚命，大致上就可以維持苗條好身材了。這可是我花了好久、真的好久的時間才搞懂的事，我不希望你也像我這樣白走許多冤枉路！

你的荷爾蒙有問題嗎？

☐ 你有個怎麼樣都不會動的體重計，即使你不吃不喝或是狂運動，指針還是不動如山？

☐ 你精神萎靡而且還愈來愈糟糕？

☐ 皮膚開始變得泛黃或跑出很多皺紋，但你還不到四十歲？

☐ 老是冒出痘痘，而且你的青春期早在八百年前就過了？

☐ 情緒忽好忽壞難以預測？

☐ 每個月的大姨媽搞得你很不順（也搞得身邊的人很不順）？

☐ 即使睡很久還是無法改善疲勞情形？

☐ 覺得自己疲倦不堪，不管怎麼休息都還是好累？

☐ 是否老是瘦了2公斤、4公斤、8公斤後，瘦掉的體重又再胖回來？

☐ 你通常每次減肥都會愈減愈胖，然後愈來愈沒救了？

上述的情況我以前都有，甚至還有更慘的，於是我知道事情不太對勁，但是不知道問題出在哪兒——我覺得自己快要瘋了。

不過，當我開始鑽研內分泌學——醫學分支中研究荷爾蒙的領域時，我慢慢且明確地發現（雖然心中充滿了恐懼）以上的問題，絕大多數是我自己造成的。

老天！原來我們都處於荷爾蒙失調的國度

當我環顧四周後就明白，其實我並不孤單，因為有好多人也搞砸了自己的內分泌系統，統計資料顯示了美國人的健康內情：

- 有兩千四百萬名美國人患有糖尿病（四人中有一人甚至不知道自己已有糖尿病）。
- 五千七百萬名美國人處於糖尿病前期（prediabetes）**1**。
- 四人中就有一人有代謝症候群（metabolic syndrome）**2**。
- 十人中就有一人有甲狀腺功能減退。
- 十名女性中就有一人有多囊性卵巢症候群（PCOS）。
- 十三名女性中就有一人有嚴重的經前症候群（PMS）。

不只如此，有三千三百萬名美國女性即將邁入更年期，裡面包括嬰兒潮世代的女性，X世代**3**的女性也不例外；再加上大概已知的三千三百萬名男性有男性荷爾蒙不足的問題，又稱為男性更年期（是的，世界上真的有男性更年期這種東西）。

這些狀況都是荷爾蒙不平衡所造成，有些是人體老化時可預見會遇到的結果，有些則是遺傳傾向（genetic predisposition）所造成，那麼當內分泌系統不正常時最常見的症狀又是什麼呢？過胖——就是這麼一回事！

---

1 糖尿病前期指的是血糖比正常值高，但未達糖尿病診斷標準的情形。
2 依據國民健康局公告中圍肥胖、血中三酸甘油脂（TG）偏高、血中高密度脂蛋白膽固醇（HDL）偏低、血壓偏高、空腹血糖偏高等五項指標中，具有三項或三項以上便符合代謝症候群。
3 X世代是由英文字Excluding的字母X而來，一般寫做eXcluding，詳細的出生時間範圍有一說為一九六五年一月至一九七六年十二月間。

搞砸內分泌，就不要怪身體把「增肥」當任務

撇開提早衰老和疾病不說，**荷爾蒙失衡所導致的肥胖症會逐漸瓦解內分泌系統，讓身體誤以為要增胖**。而一旦你的新陳代謝以為身體要增胖，它就會儘量設法使你胖起來——這就是為什麼三個美國人之中，就有兩人過重，而另外一個則是肥胖。

我為什麼要寫這本書，你現在知道了嗎？

透過本書，我要讓你和你的新陳代謝一起重新接受教育，讓你的身體成為自然而然就能生氣勃勃，而且又精力充沛的「脂肪燃燒機」！

搞定你的荷爾蒙，就等於搞定你的身體狀態

你知道嗎？任何一個你想得到的身體功能，都是由荷爾蒙所控制的。 每分每秒，你體內的生物化學機制試著保持身體的自我穩定、維持體內的一種平衡感。

荷爾蒙除了幫助身體所有的系統運作——讓腎臟、腸子、肝臟、脂肪、神經系統、生殖器官彼此之間相互連接外，它還有一份偉大的工作：那就是每當你的身體與成千上萬的外在變數接觸的時候（不管是你吃的東西、飲食的時間點，還是活動的強烈度），內分泌系統就會作出反應，釋放出荷爾蒙，幫助你保持血糖穩定、睡覺、燃燒脂肪，或是形成肌肉。

唯一的問題就在於有時這些外在變數實在是太離譜了，搞得你的荷爾蒙不知道該怎麼做才好。它們努力想讓你的身體重新穩定，但面對不健康的食物、環境毒素，或是太大的壓力，荷爾蒙開始反應過度或是過度運作，這時問題就來了。

節奏緊湊的時間表會導致造成啤酒肚的皮質醇（cortisol）分泌得更旺盛，環境中的人工合成雌性荷爾蒙（synthetic estrogen）從四面八方來攻擊我們的身體，而且還唬弄了你的睪丸素酮（testosterone）。睡得太少讓

燃燒脂肪的荷爾蒙降至谷底，不吃午餐讓飢餓荷爾蒙分泌爆發，嗜飲含糖的蘇打水則讓飽足荷爾蒙（例如瘦體素）停止分泌。

這些戲劇般的荷爾蒙轉變不是你身體中本來的計畫，所以難以預測的波動開始破壞身體自然的規律，於是，你的內分泌系統再也不知道什麼叫平衡了，它不再按牌理出牌，你的器官遭到修理，腺體也被累垮了。

然後，你就胖了。

所以我們得想辦法讓你的身體保持平衡，這也是本書的用途，我會提供所有你需要的工具，讓你再次掌控身體的生物化學作用。我們要按下重新啟動新陳代謝的按鈕，還要重新訓練你的荷爾蒙。你不但不會變胖，還會開始減輕體重——而且瘦很多。

注意，生活中每個決定都非・常・重・要！

證據顯示，全美各地的人都有內分泌危機，跟以往比較起來，現在有好多美國人過重（約有七千兩百萬人過重）。肥胖在美國可預防的死亡原因中排行第二，而吸菸這個點燃致癌物質、並且不斷吸入致癌物質的動作，則是勇奪可預防的死亡原因之冠軍寶座。

胖子早死的機率比體重正常的人較高出百分之五十至一百，身體虛弱和患重症的機會也較一般人為高：

- 關節炎
- 動脈粥狀硬化（動脈硬化）
- 充血性心臟衰竭
- 冠狀動脈心臟病
- 精神崩潰
- 膽囊疾病

- 痛風
- 心臟病發
- 高血壓
- 高膽固醇
- 高三酸甘油脂
- 呼吸問題

- 睡眠呼吸中止症　　　　・心壁增厚
- 中風　　　　　　　　　・第二型糖尿病
- 社會汙名（指人因某些特質不被社會認同而被污名化）
- 癌症（尤其是胰臟、肝臟、腎臟、子宮內膜、乳房、子宮，以及結腸方面的癌症，還有血癌和淋巴癌）

真希望這些都是我捏造出來欺騙你的，但我沒有說謊，我們都看過新聞報導，也都知道有很多原因可能會造成上述的這些疾病：例如，兩千多個電視頻道、巨無霸大漢堡、加工食品、上班通勤路程達八十公里、一星期要工作七十個小時以上等等。

但似乎還有其他人沒注意到的原因：在空氣中、水裡、化妝品，還有衣服裡頭的化學物質呢？鄰居草皮上的除草劑呢？生活中隨處可見的塑膠製品呢？

我們已經著迷於「增大增量」的習慣好一段時間了，但過去三十年中還有許多其他環境、飲食，以及社會因素融入在我們的生活中，很多都會干擾我們的荷爾蒙分泌，並且使我們的新陳代謝當機。

我曾經眼見許多我所愛的人因荷爾蒙引起的疾病而提早離開人世，也許你也認識那個人——甚至搞不好就是你自己：有一坨會讓人心臟病發的肥肉一直堆在腰上；二十八歲時發現胸部有腫塊；年齡還沒能看保護級電影，卻被診斷出患有「成年型糖尿病」的小孩子。

最後這個例子最讓我心碎，過去十年來，糖尿病的診斷率爆增了百分之四十。這是在搞什麼鬼呀？為什麼我們身體裡的荷爾蒙脫了序？而我們該如何讓它停下來呢？

很顯然只有一個辦法——那就是好好敲醒自己，深刻體認**我們生活習慣中的每個決定都至關重要**，不只是因為攝取了多少熱量、脂肪或碳水化

合物，而是這每一口吃下肚的東西或是我們所做的選擇，都會左右身體的反應。

當我們吃錯了東西，或是身處在充滿化學毒物的環境時，每一次吃喝、呼吸的瞬間，我們都在叫體內的荷爾蒙去做當我們有意識時絕不會想叫它們去做的事。

我們得學會，現今的食物來源和環境毒素是如何與體內的荷爾蒙互相影響；我們還得搞懂，到底這些毒素是如何使我們過重和生病！這樣我們才能及時調整回來，這就是《掌握代謝，90%的肥肉會消失》這本書的宗旨。

前小胖妹的告解

我們到底離自然維持荷爾蒙平衡這條正軌有多遠？坦白說，是有夠該死的遠，而且我知道，因為多年來的生活習慣，過去的我離正途遠得很。

讓我告訴你，到底是發生了什麼事，讓我的荷爾蒙整個都毀了？而且我之所以要公諸於世，並不是因為原因很特別，而是因為同樣的事情可能發生在你或每個你所認識的人身上。

如果不小心注意，即使是健身達人的我，也可能讓自己努力健身的心血都被不正常的荷爾蒙給毀了；這樣看來，當老師、業務員或是家庭主婦的你還有救嗎？

不只肥胖基因，爸媽連愛吃的嗜好也遺傳給我

這件事要從我的嬰兒肥開始說起。

我現在可能看起來很結實，但以前的我可是為了過重而苦惱不已。部分原因可能要歸咎於以前我跟爸爸住在一起的緣故，我爸是個癮君子，食

欲是其中一項。他很可能也有甲狀腺機能減退的問題，只是那時候沒人知道，但他愛吃的嗜好和過重基因傾向一定都遺傳給我了。

你知道嗎？ 薯條是美國九個月到十一個月大的嬰兒，最常吃的三種蔬菜之一。

晚上我媽媽去學校唸可成為心理學家的課程時，我都跟爸爸待在家裡。我爸唯一會用來表達他對我的喜愛，或是親近我的方式就是靠弄吃的，他會準備一大桶爆米花，然後跟我一起看電影《地球保衛戰》；或者一起做做披薩吃，甚至還自己製作霜淇淋享用。

如果我們外出，父女倆會去吃雞肉沙威瑪或是我們都很喜歡的墨西哥捲餅，食物變成我跟爸爸唯一的交流。

吃這個問題當然不都是我爸所導致的，我那一直都很苗條的媽有時也會把食物當成獎品。在我還小時，每當他們兩個同時要出門，就會把我交給保姆帶，但因為我很討厭保姆，所以在保姆到以前，他們會帶我去糕餅店然後說：「喜歡吃什麼就挑什麼！」有時爸會直接幫我點千層派，因為他最愛吃千層派。離開的路上，我還可以吃巧克力蘭姆球和其他小糕點。直到現在，我對這些事情還有異乎尋常的情感聯結，真的很恐怖。

媽知道她去上班時我會想她，所以出門前她會問：「妳想要吃什麼零食？」她一回家就會拿特趣巧克力棒（Twix bar）給我。因此我有一套很講究的特趣巧克力棒吃法：首先，很仔細地把餅乾上面的焦糖吃掉，然後再把巧克力棒浸在牛奶裡頭吃。這些吃法讓我感到很滿足，它們有規律、始終如一、很安心可靠──但是破壞力無窮。

三歲時，爸媽正開始考慮離婚。他們會給我一包奇多（Cheetos）玉米片，叫我待在廚房裡，接著就在隔壁房間吵架。我記得我一個人坐在桌前看著一大包奇多，心裡頭納悶：「這是什麼意思？」那時我沒有任何

兄弟姐妹，沒有人鼓勵我，只有奇多。食物會陪伴我，它讓我有個東西去期待，知道它永遠不變，不會讓我失望。**很可悲吧？**

我是憤怒小胖妹，身高152公分，體重79公斤

最後，父母在我十二歲時離婚了，很不碰巧的，那時正是我胖到不行的顛峰時期，我的世界開始崩裂，我翹課、考鴨蛋、翻爸媽酒櫃裡的酒來喝看看——所有的壞事跟危險的事我都做。

放學後我偷開媽的車——請注意，當時我才十二歲。下午放學時她還

肥胖的根源　Part 1：原因（部分）就在家庭裡

這些家庭環境因素和與日俱增的肥胖風險有關：

- **母親的體重**：當母親的體重過重，她的小孩到了六歲時，過重的機率是母親體重正常的小孩的15倍之多。

- **餵母奶**：許多研究認為餵母奶與減低兒童肥胖的機率有關連，有些專家估計：喝配方奶的嬰兒未來有兒童肥胖問題的機率，比喝母奶的嬰兒高出15%~20%。

- **電視**：青少年每多看1小時電視，肥胖發生的風險機率就會增加2%；若一個禮拜少1小時看電視，全美就可以減少三分之一的肥胖青少年人口。

- **和家人一起吃飯**：一份針對八千名兒童所做的調查顯示，不常和家人一起吃飯，而且常一邊吃一邊看電視的兒童，比較有可能三年級時就過胖。

- **戶外玩耍**：如果兒童住在治安不好的地區，讓他們無法在戶外玩耍的話，可能上幼稚園時就很胖了。

- **父母管教**：如果父母過度干涉孩子的飲食，他們就永遠學不會在飲食上自我管理，很可能會因此變得過重。

- **太早節食**：曾經節食過的男孩跟女孩，五年後過胖的機率會比一般人高出了3倍之多，因為他們經常暴食、不吃早餐，或是以其他不健康的手段來達成減重的目標。

- **貧窮**：較低的收入與上述這些因素結合，會使肥胖的風險大幅增高，我相信我們環境中的毒素把最毫無反抗能力的人當作目標：貧窮孩子的父母只能買最普遍、基因改造、農藥污染、玉米和大豆為主的加工食品。

在上班，我就拿備份鑰匙把吉普車開走，像個瘋子在附近瘋狂飆車。很幸運的我沒有撞死任何人，包括我自己。

開車出門時，我的例行速食賽跑就開始了：一開始想來兩個塔可鐘（Taco Bell）的豆醬起司捲餅，不要洋蔥，起司加量。然後再要兩個豆醬起司捲餅，不要洋蔥，起司加量，加個塔可餅。後來我還要三個豆醬起司捲餅，不要洋蔥，起司加量，加一個豪華塔可餅——想了一想，「好吧，不妨再來點肉桂棒跟可樂！」

下課時，我會買一張達美樂披薩，然後坐在屋頂上嗑光；或者買一大包奇多，一邊看兒童情境戲劇《龐姬‧布魯斯特》或是《青春期教育》，一邊把奇多嗑光——我就只是賴在沙發上，又胖又可悲。

差不多在這個時候，我幻想自己是戰場中的戰俘，開始很沉迷於有關越戰的戰爭電影，而且還真的開始相信自己是戰俘轉世。爸媽正式離婚的那天，我把牆壁踹了一個洞。

當時的我十二歲，一百五十二公分高，體重大概七十九公斤（換句話說，那時的我比現在矮五公分，但多了三十公斤）。

我媽看了看我，意識到她得採取行動——而且要快。她帶我去看心理治療師，謝天謝地，她也發現我需要一個釋放憤怒和挫折的發泄管道。

就是在那個時候，武術拯救了我。

武術開啟我的內在力量

那時候我媽男朋友的外甥們在上武術課，他們的武術老師，說得好聽點還蠻新潮的，我被這點所吸引。在某種程度上，我媽覺得這麼做對我比較好，但送自己的孩子去給這個老師教，就像是送她去唸軍校一樣，這個武術老師可不是鬧著玩的。

他叫做羅伯特‧大衛‧馬戈林（Robert David Margolin），他把位

於卡拉巴薩斯丘（Calabasas Hills）家中的車庫當作道場來教人武術。他發明了一種混合招式，結合了合氣道還有泰拳，叫做「明道（Akarui-Do）」。從本質上來說，他是將各種武術混合起來的先鋒者之一，但對我來說，他就像是一個父親一樣，而且他絕對是個叛逆者。

羅伯特非常極端，而我就是愛這一點。我覺得這種訓練比溫和、較採用常規手段的訓練法更加真實。我猜我就是對極端的事情著迷（你可能已經猜到我是這樣的人了）。

你知道嗎？ 會去運動的孩子發生過重的機率，比從來不運動的孩子低了80%。

那個小道場裡的人們變得像是我的兄弟一樣，他們非常重視自己的健康，精力充沛、理智，而且又專注。因為我非常非常崇拜他們，所以我開始意識到自己離開道場後所做的事情——喝酒、蹺課，還有搞雜自己的生活——一點都不酷，這個道場裡的人事物，才是**真酷**。因此我想要變得跟這些人一樣，我希望讓他們對我刮目相看。

後來羅伯特是說了什麼，讓我終於動了起來呢？

我相信，每個想要認真改變自己生活的人，都有過這樣的時刻——我稱之為「顛覆時刻」，它是最終將你推向改變的一種頓悟——無論改變有多困難。

有一天我在等待上課的時候，站在那裡狼吞虎嚥地狂吃奇多玉米片。羅伯特剛好出來接我，他看了我手上的奇多一眼，然後就把我趕出教室！「妳是在浪費我的時間，」他對我說：「在妳準備好接受我所提出的要求之前，都是在浪費自己的時間，問題是我很珍惜自己的時間，所以請妳出去！」

那時我覺得身體裡的血都被抽乾了，他看著受驚嚇的我說：「如果

妳想認真看待武術、認真對待妳自己，那就回來，我可以幫助妳。」
然後就把門關了起來。

那一刻起，羅伯特對我說的話就成了引導我的哲理：**通往健康的整個
過程都與力量有關**。我認為掌握力量就是學會如何讓夢想成真。

讓我告訴你一個小祕密：我其實並不喜歡健身，雖然偶爾會喜歡，但
是這種時候真的很少。看到別人有六塊腹肌或緊實的臀部，那並不非常吸
引我。請別誤會，如果你有這麼好的體魄，那很好，只不過健康對我來說
更重要。

我利用健康來給予人們力量，這會讓人們覺得自己強壯、自信而有力
量，而且，這種力量會融入生活中的其他部分，讓你生活得更好。

現在我能理解，這就跟控制你的飲食和生活習慣等其他方面的問題是
一樣的，一旦你下定決心要掌管進入身體裡的所有物質，你就能夠駕馭那
股力量。意識到體外的力量一直在干擾你體內的生物化學機制，然後採取
措施強化你的荷爾蒙系統，就能重新掌控這種力量，找回自己。

羅伯特將我趕出他的工作室時，我才十四歲，彼時我在他那裡學武術
的時間才剛超過一年。我突然意識到自己已經改變了很多：以前我是個在
學校裡**只敢低頭看地板的胖子**，每天只敢在老師的辦公室裡吃午餐──因
為不敢在校園裡露面。而現在我可以走在走廊上，直視別人的眼睛，心裡
想著：「你不能用這樣的語氣來跟我說話──剛剛我可是用右腳踢破
了兩塊板子。好膽你就來！」

我不能冒任何會讓自己再次失去這種力量的風險。

羅伯特的教導讓我的心理徹底改變，給我信心，並指引了一條寶貴道
路──能幫助我實現夢想的一條道路。他幫助我瞭解，當我身體愈是強壯
時，就能成為一個更加有力量的人。

但是，當時的我還不瞭解一個關鍵：羅伯特毫不在乎我是否苗條，但

我很在乎。他只是很希望我能健康的飲食以保持身體健康，而我是一直到很多年之後，才聽懂了他的意思。

為了減肥，我把自己的身體當成白老鼠

十七歲時，我就已經取得健身教練的資格了，而且，我非常愛現。

當年我是個住在洛杉磯的年輕女孩，很自然地，希望自己看起來漂漂亮亮。我對這個目標很執著，幾乎沒有我沒讀過或者不知道的變美資訊。從《肌肉與健身》到《有型》雜誌，每本相關主題的雜誌我都讀過。而且，我看過所有的節食書，試過所有瘋狂的健身方式，我知道哪些有效，哪些沒效。

當時我正在研究海軍海豹三棲的特種訓練，鑽研有關李小龍和以色列特種部隊訓練方法的所有書籍，我在健身房裡花了大量的時間，做著各種瘋狂的訓練——在增強式訓練和高強度訓練成為健身主流之前，我十年前就在做了。在健身房單足倒掛或單手拉單槓，這些都只是家常便飯的小事罷了！

健身房裡的人看到我時都在想：「這個女的究竟在幹嘛？」然後其中有些人開始過來找我，請我訓練他們。 所以，我的教練生涯就這樣開始了——他們希望我可以教他們做我所做的那些瘋狂訓練。

當時，我根本沒想到要把這個當成事業，那時的我在酒吧裡當酒保（得補充一下，當時我是用假的證件，我還是有些叛逆，有些事情一輩子都改變不了），身為一個青少年，我真的賺了很多錢，不需要額外收入了。因此我從來不去找客戶，只是這麼想：「好吧，我這麼做是為了自己，但是如果有人想找我來訓練他，當然也是可以的。這有什麼問題？可能很好玩吧！」

當然，那時我根本沒想到藉由健身和健康生活方式來幫助人們改變自

己的身材和生活，會成為自己未來的終身志業，我還是繼續自己的冒險，依然持續和體重**搏鬥**著。

我以前很熱衷於找到燃燒脂肪的正確方式，不是為了我的客戶，而是為了自己。比方說，有一陣子我信奉起當時盛行的觀念，相信最有效的燃燒脂肪方法是在空腹時健身。後來，我有個機會向一名生化學家請教這樣的做法，才發現這是錯誤的，因為這樣做，身體代謝掉的是**自身的肌肉**！把這個方法打叉叉之後，我又開始尋找另一種方法。

對於節食，我也是採取同樣的做法。我試過普理特金低脂減肥法[4]、阿金低碳水化合物減肥法[5]、血型減肥法[6]、酸鹼質減肥法、舊石器飲食法[7]、吃素、食物組合飲食法──甚至可怕的檸檬水排毒減肥法──所有你想得到的節食方法，我都嘗試過。為什麼？因為我想要變苗條。

---

[4] 普里特金（Nathan Pritikin）的低脂蛋白質飲食，號稱三天就能瘦，提倡排除動物性脂肪（除鮭魚外）、糖、白麵粉和所有被加工處理過的食物，提倡蔬菜水果和全穀類以及運動。

[5] 又稱吃肉減肥法。阿金（Robert C. Atkins）提出減肥的人可以吃大魚大肉，不過，碳水化合物則絕對忌口。只要能禁絕碳水化合物，身體就可以處於一種「酮態」（ketosis）狀態，身上的脂肪就可以燃燒殆盡，對食物的渴求也會消失。

[6] 彼得·德戴蒙（Peter D'adamo）認為，根據血型來進食可以找出健康、疾病、長壽、活力及心理力量的真諦，而且還有助於降低體重。

[7] 科迪恩（Loren Cordain）指出史前人類多吃鮮果、瘦肉和魚，現代人吃太多穀物、奶製品、糖和加工食品，造成癌症、痴肥等文明病，認為飲食上應返璞歸真。

整整十年，我對待自己的身體就像對待實驗室的白鼠一樣，我怎麼知道這些誇張的做法會搞砸體內的荷爾蒙？我滿腦子想的都是不要再變回那個小胖妹了，而且坦白說，我並不介意為了達成目標祭出什麼霹靂手段。在健身房裡健身，研讀最新的節食研究結果，我全心全意投入所熱愛的生活中。然而接下來，不知怎麼的，我在那個小天地裡迷失了好些年。

巨大壓力讓我長了孕斑

你有過做了一個看似很平常的微幅調整，但結果卻變成繞了一個大圈的慘痛經驗嗎？我當時的情形就是這樣，而且花了很多年的時間，才能回歸正軌。

當時的我白天開開心心地當教練，晚上在酒吧裡當酒保，沒有想太多未來的事情，單純地享受生活而已。但後來，我的約會對象開始大肆批評：「吉莉安，妳二十三歲了」他說：「妳住在洛杉磯，不能當一輩子教練（他的口氣彷彿教練跟毒販沒兩樣）。妳要認真起來，有個正常職業才行。」

從那時候起，我就想：「哦，我猜當教練不算是一份正常職業。」可能最令人傷心的地方是，我沒有把訓練人當作一種職業，因為我太喜歡這份工作了，這麼有趣的事怎麼可能會是工作？對吧？可悲。

我跟自己說要認真起來，找一份「大人」的工作來做。於是，我開始在洛杉磯一家大型演藝經紀公司上班。

在接下來身心折磨的四年裡，我是蠟燭兩頭燒。每週在辦公室裡頭工作六十四個小時，壓力巨大無比，而且還要一直坐在辦公桌前。

不過，即使我得要到半夜才能抽身出來，仍舊堅持上健身房去健身。我還是熱衷於維持健康，依舊持續健身——只是不再訓練其他人而已。

即使在所剩不多的下班時間中，我還是很誇張地嘗試各種節食方法：

哦，現在是區間減肥法[8]嗎？等一下，現在大家採用的是代謝型態減肥法[9]，就這樣嗎？南灘減肥法[10]又是什麼呢？這才是對的方法嗎？因為保持體重、身材以及健康是一場永無止境的搏鬥，我每天都很可憐地錙銖計較著攝取了多少卡路里。差不多就是那個時候，我發現臉上出現了一種消不掉的褐斑，去看皮膚科醫生，診斷結果是我患了黑斑病，也被稱為孕斑，因大量女性荷爾蒙和黃體素而引起臉部過多色素沉澱。醫生看著我的斑說：「我們可以做個換膚把它淡化掉。」

我心想：「換膚？等一下，為什麼我會得到這個毛病？」我從來沒有懷孕過，也沒有在吃避孕藥，這到底是怎麼一回事？

我沒時間去繼續思考這個問題，因為壓力已將我淹沒，我每天吃的是加工的節食食品、人工甘味劑、甜味酒精和咖啡因。我逼自己堅持、撐過去，大剌剌地靠著喝健怡可樂喝上癮來撐過每一天——我每天至少會喝六罐健怡可樂，或者根本不只六罐。

在外人看來，我的工作真的很有魅力，去餐廳吃飯不用排隊，因為大家都「認識」我。拜託，我可是在好萊塢工作耶！我覺得自己是個大咖。

但事實上，我討厭自己的工作和每天在做的事情。每天早晨醒來，我

---

[8] 區間減肥法生化教授貝瑞・希爾斯（Barry Sears）所發展出一種高蛋白質、低碳水化合物的飲食法，將每天熱量設定是1,700卡，將碳水化合物嚴控在40%以下，蛋白質與不飽和脂肪各占30%，曾風靡好萊塢影星。

[9] 代謝型態減肥法由威廉・林茲・沃爾科特（William L. Wolcott）所提出，是他累積自身長達三十年的研究，將過去營養學強調「一體適用」的基礎觀念，進展到以個體為單位，根據個人代謝狀況來攝取不同營養比例的一種飲食原則。

[10] 南灘減肥法因為美國前總統柯林頓採用且成功瘦身所以一炮而紅，由邁阿密心臟科醫師艾格次頓（Arthur Agatston）所提出，將飲食控制分為三個階段執行，但要搭配大量喝水與補充鈣片與維生素。

都會想要尖叫一下，我覺得自己的生活沒有任何意義。你聽過「黎明來臨前總是最黑暗」這句俗話吧？我最黑暗的時光隨著兩個經紀人之間的權力鬥爭而到來。我知道其中一個很惡劣，他所做的事情會讓他即使不被起訴，也絕對會被炒魷魚。知情的壓力讓我幾乎崩潰（而且，老實說，我也真的受不了他），所以當上司把我叫去問話時，我把整件事全盤托出。我告訴他們他做了什麼以及他是如何做的。

　　你知道故事接下去怎麼發展了嗎？

你知道嗎？ 認為自己在工作上有壓力的人發生肥胖的機率，比沒有工作壓力的人高出73%，而腹部堆積脂肪的機率則是高出61%。

　　那個經紀人重簽了合約，公司開除我，而我多了個一輩子的敵人！接下來發生的事就像《絕對沒法子在這裡再吃頓午餐》中的內容一樣，他讓整個城市都封殺我，使我連一份工作都找不到，只能坐在沙發上想：「我浪費了四年，最後落得什麼都沒有，還過得那麼慘，何苦呢？」

　　過了一陣子，我沒得選了──必須賺錢養活自己。一個朋友雇用我到一家運動健身中心上班當物理治療師的助手。我得好好巴結這些人來賺取只有過去薪水一成的薪資，給待在把我開除掉的那間公司裡當助理的這些小鬼們遞毛巾──這些小鬼還是我當主管時把他們送去上健身房的呢！這段經歷真的非常痛苦不堪。然而，最美好的事情即將就要來臨，因為，**刺傷你的壞日子對靈魂來說卻是美好的一天。**

真想哭！連小小一杯葡萄酒也會讓我復胖

　　結果是，給自尊狠狠一拳正是我所需要的。事情的發展把我推回了原本的世界裡，讓我變得謙卑，讓我渴望再次努力工作。花了那麼長的時間

去嘗試達成別人所謂的成功後，我居然又回到了原來所屬於的地方。而且最重要的是我感到很開心，這麼多年來我第一次感到開心。

僅僅幾個月內，我幫助這家健身中心拓展業務，還開辦了一個設備完善的健身房。我的客戶名單愈來愈長，包括凡妮莎‧馬西爾（Vanessa Marcil）和艾曼達‧彼特（Amanda Peet）這樣的名人、好萊塢的經紀人和製作人。這些新客戶都是因為我曾經混過娛樂圈而來找我的。

隨著我的名聲愈來愈穩固，我開始能夠跟這些名人的營養師、飲食專家和運動醫學科的醫生討論事情，這些人都是他們各自專業領域上的佼佼者。相信我，我從不浪費任何一個向他們學習的機會。我會就以前學過的理論詢問他們：「什麼是阿金減肥法？這種節食方法的科學依據又是什麼？」雖然愈來愈能夠看透這些減肥方法，但是我仍然無法將所有的事情拼湊在一起——尤其是發生在自己身上的事情。

到了第二年，我在比佛利山開辦了自己的運動醫學機構，裡面有三名物理治療師、一名物理治療醫師和一名脊骨神經醫師。後來沒多久，我開始接到來自《有形》、《悅己》、《紅皮書》，還有《美麗佳人》雜誌的電話，每當他們需要做一篇新的健身、節食或者減重現象的報導時，工作人員便會來找我。

工作上我做得有聲有色，未來似乎也一片光明。但在這個過程中，我仍然一直努力掙扎著要保持體態輕盈。我能維持好身材的原因只有一個，那就是我非常小心翼翼、非常小心翼翼地計算卡路里。每週我都進行七至八小時嚴格的體能訓練。此外，雖然我都告訴客戶說要喝大量的水，但我自己卻喝咖啡喝到嚴重上癮，而且還每個小時都在灌無糖汽水。

你知道嗎？ 如果每天喝一罐「無糖」飲料，發生肥胖的風險機率就會增加了41％！

但願我不會舊癮復發，不然我的體重會立刻增加兩公斤，然後就又要再一次經歷那艱苦的減肥過程了。花了那麼多的心思去學習飲食和營養，但就是想不透，為什麼努力健身還有嚇死人的飲食方法都起不了一點作用？我真的覺得自己從父母那邊遺傳了很不好的東西——我的新陳代謝就是這麼差勁，永遠都不能像一些朋友那樣輕鬆減肥。

　　事實上，**身體被這樣狂操一段時間後，就會整個垮下來**。而這正是我在擔任「減肥達人」這個節目的固定來賓時，所發生的事情。

　　你想，如果一個女人要上電視節目去鼓勵別人瘦個四、五十公斤，那她一定得看起來不錯吧？這是我準備要上鏡頭前給自己的思想訓練。

　　我告訴自己：「我必須很瘦，瘦得讓人印象深刻才可以。」所以，我把每天的卡路里攝取量嚴格控制在一千兩百卡以內，又一邊在健身房裡瘋狂健身——這是我一直以來塑造曼妙身材的唯一辦法。

　　因為我有了一個引起人們注意我、對我印象深刻的機會，所以我得讓自己的身材達到有生以來的最佳狀態，而且我是一個說到做到的人。

　　好呀，我說到做到了，但卻做到就像行屍走肉一樣！我整個人都筋疲力盡，健身和壓力都到了極限。這季的節目一結束，我就把每天的攝取量從一千二百卡調整到有益於健康的一千八百卡，這對像我這樣辛苦健身的人來說，是個完全合理的調整。**結果，我幾乎立刻就胖了七公斤。**

　　我沒有回家狂吃披薩，仍然每週健身五個小時！但若我喝一杯葡萄酒，體重就立刻往上飆，然後又得要拚命健身才能甩掉那些體重。我的新陳代謝一定有什麼問題，這真的太扯了，我自忖，沒理由會這麼難瘦！

謎團終於解開：原來我的荷爾蒙亂掉了

　　就在那時候，我人生的三十大關到來。三十歲關卡很奇妙的地方在於，它會讓人去思考生小孩的可能性，期望自己活得更久更健康。這聽

起來可能有些好笑，因為我以前總是認為自己會英年早逝，等到了三十歲時，我瞭解自己不是詹姆斯·迪恩（James Byron Dean），沒那麼容易就死了，而且說實在我也不想！我不會像他那樣熱烈地活著，又乾脆地死去。我想活得久一點，並且優雅地成熟變老。

你知道嗎？ 二十歲後基礎代謝率每十年就會降低2%；四十歲後則每隔十年就減緩5%。

我的人生目標**不再只是**維持苗條而已，還要有健康和長壽。對！我不僅想要苗條的身材，更要追求擁有健康、快樂和長壽的生活。

這時候，我有一個也是好朋友的客戶正在看內分泌科醫生，我打電話跟他的醫生討論我客戶的健康狀況，這是我一直以來的習慣。我當時幾乎跟整個洛杉磯的醫療圈都有合作，跟每個飲食專家、運動醫學科醫生、生化學家、脊骨神經科醫生、足科醫生……你想得到的，我都見過或聊過，但這是我第一次接觸內分泌科醫師。

在跟這位醫生談話的過程中，我終於明白為什麼客戶的減肥總是不成功，謎團中所缺的關鍵就擺在眼前：因為她患有甲狀腺機能低下，造成最後那七公斤總是減不下來；她還患有多囊性卵巢症，這個和第二型糖尿病有關，也造成她的新陳代謝功能慢得像蝸牛一樣。

哦！我早就知道她的新陳代謝很差，但現在我知道原因了。

在這位醫生的幫助下，我們為她設計了一套飲食計畫來改善她的新陳代謝情況。

你知道嗎？ 女性的睪固酮和黃體素在二十多歲時達到高峰，然後就開始持續下降；到三十五歲時，荷爾蒙分泌已經降低了75%！

我覺得很神奇，發現自己也該看看內分泌科醫生才行。「我最快什麼時候能過去？」我問，「現在就可以開車過去嗎？」

終於，我得到內分泌科醫生的憐憫。從膽固醇到重金屬中毒，我做了所有能做的檢查。我還記得那一天，我坐在醫生的辦公室裡，他拿著檢查報告走了進來，然後笑著把一張紙遞給我，在我還沒有機會開始看自己的報告時就搶先開口問我說：「妳甲狀腺功能低下多久了？」

我眨了眨眼，那張紙上的數字全都是寫在異常欄位！

「而且妳的睪固酮真的很低。妳用過治療青春痘的藥嗎？」

我聽了幾乎喘不過氣來。

「妳知道『雌性荷爾蒙主導』是什麼意思嗎？」

那時，我幾乎是一陣頭昏眼花，突然之間，被我忽視或否認了這麼多年的所有症狀，都有了完全合理的解釋：我臉上有色素沉澱、體力高低起伏，對，還有突然增加的七公斤體重，這些問題的綜合原因就是我的荷爾蒙失調。

我儲存脂肪的壓力荷爾蒙如腎上腺皮質醇，其水準高得不得了，我體內可燃燒脂肪的生長荷爾蒙和DHEA[11]則是都流光了。而且，我體內的雌性荷爾蒙多過身體所需，身體不知道該如何反應才好。我的整個內分泌系統都亂掉了，因此連帶著新陳代謝也變得亂糟糟。

領悟到這件事是我的職業生涯中最偉大的覺悟之一，而且從那時起，什麼都不能阻擋我的決心。雖然內分泌領域對我來說都是陌生的，但是我知道那裡有方法可以糾正自己的錯誤並且解決問題。

我把之前花在瓦解和燃燒卡路里的精力，全都轉移到了這新的認知

---

[11] DHEA（Dehydroepiandrosterone，脫氫異雄固酮）是人體內自然的荷爾蒙，由腎上腺以膽固醇為原料所製造而成，是人體內含量最豐富的荷爾蒙固醇。

上。我開始研究抗老科學，認識美國最好的毒物學專家、內分泌學家。我開始瞭解到環境毒素以及它們對身體的影響，然後開始接觸有機產品。

就像十多歲時進健身房時一樣，我翻出那些最晦澀的研究來嘗試，看看哪些沒效果，而哪些有效。

我開始真正理解為什麼之前體重總是降不下來，而且是我自己的錯誤作為讓這一切變得比原本更加困難許多。我終於瞭解，**蠟燭兩頭燒的工作型態還有不健康的節食和食物限制行為，確實對我的荷爾蒙造成了很大的影響，同時也影響了體內的新陳代謝。**

健康減重的4項認知，你一定要知道

認知1：從十四歲起，我吃的所有東西都是由含「無」的食物所組成：無脂午餐肉、無醣麵包、無糖優格。換句話說，就是非食品、基因改造食品，還有可怕噁心的加工食品。令人恐懼的是，我後來瞭解到這些「食物」中的合成物質能在DNA的層級之下和我的細胞對話，它們甚至可以啟動儲存脂肪的基因！如果我吃的是一顆蘋果，而不是「蘋果味的無糖化學餅乾」，這些儲存脂肪的基因可能就不會被啟動了。而且，這些食物全部都是用塑膠包裝起來的，這些塑膠包裝會向我的身體傳達更多的內分泌干擾訊息。

認知2：我過去賴以為生的「卡路里IN，卡路里OUT」這個極限版方程式，現在回過頭來把肥肉黏在我的屁股上。方程式還是一樣，但是方程式裡的數字愈來愈小。我突然看清楚這些年的卡路里限制，其實是藉由降低我本來就不太好的甲狀腺功能，來破壞體內那不甚積極的新陳代謝。

認知3：我在二十幾歲初時吃了半年的抗痘藥，這可能抑制了我的睪固酮水準，造成體內變成雌性荷爾蒙主導的情形，因此臉上會出現那

些一直得磨皮的難看斑點。更別提那些因為缺乏睪固酮而少消耗掉的卡路里！現在，這個真相真的讓我很想哭！

認知4：雖然我總是跟客戶宣導每天要早睡，但我自己每天只睡五個小時。我告訴他們：「良好的睡眠有利於減輕體重。」卻完全忽略自己的良心建議。現在我意識到，如果能好好待在家裡早早睡覺，而不是在外面遊蕩、狂飲無糖「紅牛」（Red Bull，一種能料飲料的知名品牌）的話，我的身體就會自然釋放一些能燃燒脂肪、形成肌肉的荷爾蒙。是我自己趕走了體內這些有助瘦身的荷爾蒙。

搞定荷爾蒙，減肥就會變得很簡單

有關荷爾蒙平衡的每一項發現都指向我過去錯誤的飲食、營養和生活方式。最後，這些道理都說得通了，並不是遺傳毀了我，是我自己蠟燭兩頭燒的工作、在健身房裡拚命健身、靠著加工過的減肥食品、人工甘味劑、甜味的酒精飲料，以及咖啡因過活的方式毀了我。

我真是一個失敗的健身教練啊！

說我失敗實在是客氣了，多少年來，因為我不知道如何保護自己的荷爾蒙而在健身房裡多花了幾千幾百個小時？塞進身體裡多少不可思議的噁心減肥食品？還相信這些食品能幫助我保持苗條呢！但事實上，這樣只是讓我自己變得更胖！

我知道自己得停止再把食物當敵人看待，反而要當它們是長壽健康人生的燃料，這樣的新認知為我的人生帶來了一盞明燈。我得恢復理智，將自己的錯誤轉變成別人的學習經驗，這就是《掌握代謝，90%的肥肉會消失》一書誕生的由來。

一旦我瞭解這些因素的正確關連之後，很快就看到成功了。不需要在

肥胖的根源　Part 2：原因（部分）就在你的基因裡

你可能聽說過一種叫做「節儉基因」的理論，研究學者相信，這種基因有助於我們的祖先在比較瘦的時候形成，幫助他們更有效地儲存脂肪。帶有這種基因的人會發生季節性的胰島素抗阻，讓他們能在食物不足的時候（例如冬季）把更多的卡路里儲存為脂肪。這些儲存起來的脂肪可被用以維生，但是會引發更多的脂肪被囤積起來。

在環境動盪不穩的年代，這些脂肪儲存是很有用的。但美國自一九七〇年起，每個人就多生產25%的卡路里。我們活在天天都是大魚大肉的年代，幾乎看不到有食物缺乏的情形。

所以體內有這種貪吃基因的人真的很慘吧？那麼，如果體內有成千上萬的貪吃基因怎麼辦？一項近期在英國醫學雜誌中發表的研究報告指出，有超過六千種的基因有助於決定我們的體重──這些大約占人類基因體的四分之一。研究者估計，增加體重的基因可能比降低體重的基因多10倍。

這些基因，以及它們在我們體內各自呈現的形式，都各有不同的作用。有一些基因會告訴我們要多吃或者少吃糖；有些會鞭策並促使我們的屁股不要再黏在座位上，好每天多消耗幾百卡路里。還有一些基因可能使人容易罹患會影響代謝的甲狀腺疾病，有一些基因可能會導致荷爾蒙瘦體素不足，造成我們身體功能不良或者受限。

但是，就算你們家裡的每個人都過重，也不代表你命中注定要過重。我們都可以透過選擇健康的飲食和生活方式，來改善外部環境和內部細胞的環境，進而改變我們體內基因呈現的樣式。

健身房裡運動好幾小時，體重也能減下來；以前我得對入口的每樣食物很計較，塞進嘴裡的卡路里都計算得絲毫不差，但現在我可以正常地吃東西了，不用挨餓，也不再對食物異常地偏執。

目前我擁有一直以來都想要的身材了，而且覺得自己比較健康也更有活力，這是我以前從未感受過的。

我是怎麼做到的呢？

這是因為我開始注意並尊重荷爾蒙是如何隨時隨地影響著身體內的每一個變化。我們每天所吃的食物、所安排的生活作息，還有所承受的壓力

都影響著體內的荷爾蒙。透過不斷地摸索和調整、一股腦兒地狂問醫生和專家的意見，還有大量的閱讀以及調查，我慢慢地推敲、揉塑我的生活方式，重新啟動並且發揮體內荷爾蒙的水準，如此一來，就可以讓它們原原本本按自然的方式運作並發揮其功能。

現在，換你來做相同的事情了。

完美減重計畫，你也可以做得到

我現在三十四歲，而且從來沒有覺得自己這麼健康過！

我沒有大吃大喝，但是每天會攝取一千八百到兩千卡，而不是一千兩百卡。每週最多只花五個小時在健身房裡，因為我的身體能自然取得平衡，所以不需要運動得更多——對一個多年來一直不停計算食物熱量和運動量的人來說，這是個你無法想像的大解放。

我現在不再吃合成的垃圾食品了，因為這些食品對我來說就像毒藥一樣——其實它們本來就是！我也不再花大把的時間在健身房裡了，但只要我一去，就會好好地健身一番。現在我的體力比之前更好，而且我還覺得自己好像年輕了至少十歲。

請記住，**你也可以做得到**。

不管你如何虐待過自己的身體（我願意跟你打賭，即使你不是有意的，但也在不知不覺中做了），讓身體重新變好起來吧！你可以重新啟動體內的新陳代謝機能、強化體內的荷爾蒙，讓身體重新學會怎樣去燃燒脂肪。你會學到什麼食物和生活方式會引發減重的荷爾蒙分泌，而哪些則會啟動增重的荷爾蒙分泌。

你可以做出改變，讓身體回復年輕，又延長壽命——而且只要簡單的三個步驟，就能夠做到。

用荷爾蒙3R來恢復你的新陳代謝

也許，你已經在做環保3R來為地球盡一份心意了吧！所謂的環保3R就是：

減少使用（Reduce）、**重複使用**（Reuse）、**循環使用**（Recycle）。

現在，我們要利用荷爾蒙3R來恢復你的新陳代謝：

清除（Remove）、**還原**（Restore）、**再平衡**（Rebalance）。

面對飲食的3R原則

- **清除抗營養因數**：我們要把廚房裡的基因改造食品全都扔出去。檢查你的食品櫃，把所有一直在擾亂你新陳代謝的抗營養因數、有毒的加工食品還有合成的化學食品，全都丟光光——包括那些你以為是在幫忙的食品。我們甚至會建議你，把想都沒想到但居然也會對體內荷爾蒙有負面影響的天然食品，也扔出去。

- **還原讓荷爾蒙發威的食品**：我們會幫你把身體所需的食物給補回來，那些能自然而然就強化荷爾蒙的自然新鮮食物。我們會把焦點集中在能引起脂肪燃燒的荷爾蒙，以及減少能引起儲存脂肪荷爾蒙分泌的食物種類。這些讓荷爾蒙發威的食物，也能幫助你長肌肉、讓皮膚光滑、增加體力，還有助於防止一些危險疾病的發生，例如癌症、心臟疾病、高血壓、糖尿病、代謝症候群，以及其他疾病。

- **一份帶來平衡的飲食計畫**：不用再算卡路里了，我們將設計出一種容易執行而且又個人化的飲食計畫，不需要挨餓，就能讓一整天的血糖和能量都保持平衡。你將學會如何組合食物，好有效地讓荷爾蒙釋放出來，以確保你能獲得適當比例的適當營養，來維持體內的新陳代謝。同時，為了確保你的身體一整天都在燃燒卡路里，你將要不停地吃——這是本計畫中我最喜歡的部分。

面對大環境的3R原則

我在探究荷爾蒙真相的過程中，最讓人驚訝的就是瞭解到環境和生活方式對人體荷爾蒙的影響。

最近，新聞報導上有大量關於環境荷爾蒙從塑膠產品上溶進了食物中之危險性的完整報導。在我跟世界各地的科學家討論過後，很驚訝地發現，內分泌干擾問題所涉及的層面已涵蓋了大環境以及我們的家中，即使問題已蔓延各處，我還是很慶幸地發現，生活中仍然有許多方法可以降低風險。《掌握代謝，90%的肥肉會消失》這本書還設計了一套生活計畫，來幫助你盡可能消滅或減少生活中的危險因數。你將學到：

- **清除環境毒素**：你很難相信，飲用水、屋子、汽車、辦公室中所含的化學物質都在使你發胖。我們將隨時隨地盡可能將大家所熟知的內分泌干擾物，趕出你的環境，好持續清理身體裡的毒素。其實這樣也算是自動為地球貢獻一份心力——把屋子裡的垃圾都打掃乾淨。

- **補充健康食品還原營養**：現代美國食物供應鏈之中的每一個環節——從工業化農場到殺蟲劑的使用，以及過度加工——都使我們的食物流失了自然的營養成分。一旦你開始恢復攝取能強化荷爾蒙的營養，當然就能步上正軌了。但有些時候，你需要多攝取些特定的維生素和礦物質才能使體內新陳代謝達到最佳狀態。在這種情況下，我會針對這些持續不足的問題補充健康食品，以還原飲食中缺少的關鍵營養物。

- **平衡你的壓力指數**：再平衡是這個計畫的最後一個步驟，但從許多不同的角度來看，這都是最重要的一個步驟。休息和放鬆對荷爾蒙的平衡效果，比其他你所能做到的任何事情都要來得大。你可能吃得清淡又健康，但如果壓力大到讓人崩潰，又或者睡眠時間少得可憐，那結果也是一樣會不太好。我們需要再一次平衡，並學會如何處理生活中

那些無法避免的壓力（並重新設定清醒和睡眠間的平衡），以有效地控制壓力荷爾蒙。

不要再鴕鳥了，自己的腰圍和健康只能自己救

你的身體因受騙而失去了健康，現在我們要糾正這一切，但我對你有個要求。

你必須是一個積極的參與者，要為自己承擔責任，並瞭解山姆叔叔（美國政府）不會特別照顧你的，那些大食品公司也不會站在你這一邊。例如：說殺蟲劑是合法的；美國農業部（USDA）說牛肉中的荷爾蒙是絕對安全的；就算老闆要你每週七天、每天二十四小時都奉獻給工作——都不能讓這些歪理成真。

你不能再鴕鳥下去了。那些危險的食物、化學物質和壓力，都在搞亂你的基因，把你的荷爾蒙水準搞得面目全非，毒害你的身體，還破壞我們的地球。這不只關係到你的腰圍——這是在救我們自己。

老實說，你是否贊成這個計畫中關於「拯救地球」的那一部分，並不重要，只要你照著這樣的飲食方法走，不管是為了自己的腰圍還是為了這個地球，我都不在意。反正實際效果**都是一樣的**——你的荷爾蒙將達到平衡狀態，腰圍會縮小，同一時間，也幫忙拯救了這個世界，而且你活在這個世界上的時間也會更長久，我覺得這樣很好呀！

在計畫開始之前，讓我花一點點時間來定義一下相關的術語吧！我們可能整天都在談論新陳代謝，但你知道新陳代謝是由什麼構成的嗎？我會特別強調某幾個有助於維持體重的關鍵荷爾蒙，然後你會發覺自己的荷爾蒙真是有夠不正常的。

有些人很幸運，就像我的朋友凡妮莎（你馬上就會知道她怎麼了），

但是我們之中有很多人至少有一種荷爾蒙失衡，因而導致體重減輕的能力降低或徹底消失。在接下來的兩章裡，我們將要學習每種關鍵荷爾蒙的功能、體內荷爾蒙失衡時的重要症狀，並且談談我們到底是如何把自己的荷爾蒙搞成這樣。

如果你急著想要開始，那你可以直接跳到第四章，先去看看這個計畫，你甚至可以直接進入第五章「步驟1—消除Remove」，然後就從今天開始清理你的廚房；很多人喜歡一邊瞭解相關基本的問題，一邊開始這個計畫，這個主意也不錯——任何人都能從這個計畫中受益良多，所以你也可以馬上開始，我們可沒什麼時間好浪費的。

但是，等你看完了後面的計畫後，請務必再回頭來看前面的基本知識。因為即使部分資訊很嚇人（的確是很嚇人），但知識就是力量。

現在，我們來談談荷爾蒙吧——看看是哪些因素會影響我們的體重，以及該如何做才能把它們糾正回來，Let's go，就從今天開始吧！

Chapter 2

荷爾蒙如何左右我們的新陳代謝

見鬼！為什麼有人就是狂吃狂喝也不會胖！

記得我説從看內分泌科醫生的那天起，我的生活就起了變化吧？

就是有那種毫不費力就可以很瘦的幸運兒？

事實上，我真正的恍然大悟是在兩個禮拜之後。

當醫生說我的內分泌系統一塌糊塗時，我震驚得說不出話來，腦子一片空白。但之後，我的心裡有個小小的聲音說：「我不懂這是什麼，他有可能只是希望我去買他正在推廣販售的健康食品吧？」

我找來最好的朋友凡妮莎，一起幫我來揭穿他。

凡妮莎是那種讓人討厭、毫不費力就會很瘦的苗條女人，而且，她可是具有迷倒無數眾生的魅力！凡妮莎比我大五歲，我看過她狼吞虎嚥吃下比她靈活的嬌小身軀還要多很多的食物，當時我猜，她可能要一輩子才能把那些食物的熱量消耗完，但她就是不胖。為什麼呢？

我們差不多一樣高，我的肌肉比她多了許多，但我還是得留意卡路里的攝取，而她則是大吃狂吃都不怕。真是見鬼了，這究竟是怎麼回事？

如果那個內分泌醫生也說她需要荷爾蒙治療的話，那我就有證據證明他們只是在騙錢。

長話短說，她拿到結果的那天，我可是好好地上了一課。

「凡妮莎，我看完妳的報告了，我感到非常驚訝，」醫生接著說道，「妳的睪固酮程度就像一個十八歲的男孩一樣，生長荷爾蒙也是正常的，甲狀腺非常健康……，妳的狀態完美無缺，什麼都不用做。」凡妮莎跟醫生道了聲謝，又和醫生聊了一會兒，而我坐在那裡，心裡愈來愈氣。我喜歡小凡這個朋友，但，天啊，她怎麼這麼幸運？

我決心找出原因。埋頭瘋狂健身這麼多年後，我想變得像她一樣。

親愛的，你真的知道什麼是新陳代謝嗎？

很多人整天把新陳代謝掛在嘴邊，而且自信知道新陳代謝是什麼意思。我們會說「我的新陳代謝很慢」或者「他的新陳代謝一定很快」之類的話，來描述一個人很容易變胖或變瘦。這樣說是指出了新陳代謝的功能，但沒說出它到底是什麼。那，什麼是新陳代謝呢？它可以被摧毀或加強嗎？

我們往往把新陳代謝當成是一個大熔爐，但事實上，它更像是一個化學實驗室。**新陳代謝是我們體內所有分子、荷爾蒙、大腦、腸道，以及脂肪細胞中的訊息傳遞物質的組合，它負責調節卡路里的燃燒速度。**當你進食之時，消化道裡的酵素就會分解食物，把食物中的蛋白質轉變成氨基酸，把脂肪轉變成脂肪酸，而碳水化合物則變成葡萄糖。血液把每種營養成分都帶到細胞裡，抵達細胞內後引發化學反應，這些化學反應決定這些成分接下來會被如何運用或是代謝掉。不管能量是立刻被燃燒掉、當作脂肪儲存起來，還是用來形成肌肉，這些全都由荷爾蒙來決定。

基本上，所有的代謝活動不外乎分成兩種：

分解代謝活動（catabolic activities）負責破壞，它們分解較大的分子（例如我們食物中的碳水化合物、脂肪和蛋白質），然後釋放出讓身體可以運作起來的燃料。這個過程不但讓我們有能量可以走路、微笑和思考，還提供了合成代謝活動中形成人體組織時所需的能量。

　　合成代謝活動（anabolic activities）負責建設，細胞吸收了分解代謝活動所產生的葡萄糖、脂肪酸和氨基酸，然後將它們轉變為人體的組織，比如肌肉、脂肪和骨骼。

　　一般來說，很多影響體重的荷爾蒙都被歸類在這兩大類代謝活動之中。例如，皮質醇被認為是一種分解代謝荷爾蒙，生長荷爾蒙則被認為是一種合成代謝荷爾蒙。合成代謝荷爾蒙或分解代謝荷爾蒙都稱不上絕對的好或不好，想要身體有正常的新陳代謝功能，這兩種荷爾蒙都不可或缺，而訣竅就是恰當地保持荷爾蒙平衡，就像凡妮莎那樣！這樣你才能燃燒脂肪、長出肌肉，而不是相反──沒有人會想要長出脂肪、把肌肉消耗掉。

　　凡妮莎的荷爾蒙檢查結果和我的結果簡直就是天壤之別。我不得不好好研究一下，問問自己：「為什麼？怎麼會這樣？」我開始思考我們之間的不同：

- 我節食、減少卡路里的攝取已經……噢，大概十五年了！
- 凡妮莎從不節食。
- 我吃了數不清的仿食品，無脂的，還有低醣的。
- 凡妮莎吃完整的食物（一直以來都是這樣）。
- 我每天喝掉六罐健怡可樂。
- 凡妮莎絕不喝蘇打水。
- 我對我吃的食物來源或食物的生產製造方法並不在意。
- 如果情況允許的話，凡妮莎只吃有機食品。

我把這張「我會／她會」的清單一直反覆地看到覺得頭痛為止——這些結果有時候會讓人感到沮喪，但最終它們指出一條明路，幫助我從困境中走出。好消息是在我❶抓狂，然後❷自我教育之後，瞭解到如果新陳代謝就是體內的生化變化，那麼它就是動態而不是靜止的，並且**可以被改變**。沒錯，它可能會更糟，但也可能變得更好。只要在飲食、生活習慣方式上做幾個小變化，就能夠對新陳代謝產生重大的影響，左右身體本身儲存脂肪和燃燒肌肉的能力——這不用當一個生化學家也可以做到。

如果你要的是立即的效果，而且寧可每天吃藥打針來補充荷爾蒙，你可以去看醫生，拿個處方籤，然後就沒事了。但你要知道，這種做法會讓身體仰賴外在的輔助，而且並不是沒有風險。反之，本書中的計畫將更深入這個問題的根本所在，強化體內的荷爾蒙水準，以自然的方式重新調整你的新陳代謝。

當你選擇那些身體能夠自然而然就辨識出來的食物，就是在幫忙體內荷爾蒙做它們該做的事，讓新陳代謝協助你，而不是傷害你。我現在很開心地坐擁強健的新陳代謝所帶來的好處，但曾經有很長一段時間，我的荷爾蒙跟我根本不是同一掛的，我根本不知道它們在哪裡、在幹什麼，更不用想如何讓它們聽我的話了，所以我們就從這兒開始說起吧！

體重正常的胖子——你是這樣子嗎？

即使你稱不上過重，但可能有脂肪過多的問題——而過多的脂肪會讓你更容易有「胰島素抗阻」（見第58頁）發生。近期美國梅約醫學中心的一份研究顯示，許多體重正常的成年人實際上有高體脂的問題——男性超過20%，女性超過30%，而且還有心臟和代謝異常的問題。學者研究發現，這種「體重正常的肥胖」（我稱為「瘦胖子」）超過一半都是發生在BMI指數正常的人身上。他們也較容易有血脂異常（高膽固醇）、高瘦體素（瘦體素是一種在脂肪中發現的荷爾蒙，與調節食欲有關），以及比較容易有代謝症候群的問題。所以真正重要的是身體的組成，而不是身體的重量。

真理是不變的！讓你的荷爾蒙不多不少，恰恰好

荷爾蒙是控制協調全身上下活動的化學信差，你的內分泌系統的主要目的是要維持體內荷爾蒙穩定，讓身體中的荷爾蒙如胰島素、皮質醇、甲狀腺等不要太多，剛剛好就好，以維持身體整體功能的運作良好。

當某些荷爾蒙水準下降，或者有任何原因讓身體覺得需要讓某些荷爾蒙增多時，腺體就會被啟動，釋放出來的荷爾蒙便隨著血液流動到全身各組織器官內的特定受體。

每一種荷爾蒙及其受體就像鑰匙與鎖的配對一般，當鑰匙喀嚓一聲轉開鎖時，他們就開啟了身體的運作機制，包括飢餓、口渴、消化、長肌肉、儲存脂肪、月經，還有性慾。一旦這些動作完成後，荷爾蒙又回復到穩定的狀態，但過一會兒後，整個運作機制又會再度開始。

當我們體內有某幾種荷爾蒙太多或是太少時，問題就來了。也許是因為你的腺體過度分泌荷爾蒙，也許是細胞裡的受體異常而無法與荷爾蒙結合；也許身體的器官如肝臟或腎臟有了問題，導致在身體中循環的荷爾蒙水準太高；又或者是你的內分泌系統接收到來自含毒素的食物，或是環境中所發出的類似荷爾蒙的奇怪訊號，導致身體釋放錯誤的荷爾蒙以作為回應。當上述的這些荷爾蒙風暴襲捲你的時候，人生就一點搞頭也沒有了。

有些腺體受到過度刺激而過度分泌，有些腺體因為累壞了而完全喪失其功能。如今，**由於我們的生活方式以及環境裡的毒素，導致這些內分泌問題幾乎一直在發生**。

現在我們吃的「食品」，就完全不會提供身體保持荷爾蒙平衡之所需；環境中的化學物質和毒素還向我們的身體發出訊息，讓腺體所分泌的荷爾蒙比正常量多或少了許多。這些「內分泌干擾物質」，就是那些裝成像荷爾蒙的物質，騙我們的身體回應它們的訊號（通常是過度回應），干擾原本正常、健康運作的內分泌系統。我們會在第三章中討論最普遍遇到

的內分泌干擾物質有哪些，以及它們對人體的新陳代謝有什麼影響。但就目前來說，你要知道當體內荷爾蒙遭到干擾時，不只你的健康會處於危險之中，重要的是體重控制功能會變慢，或整個停頓下來。

這就是為什麼我們要盡可能摒除外在的內分泌干擾物質，讓體內的荷爾蒙供給系統再一次運作順暢，這樣腺體和受體就不會罷工了。我們會讓你的身體重操舊業——好好地長肉、消脂、保持健康又快樂。

接下來，我們要來好好瞭解一下新陳代謝中的主要荷爾蒙角色是何方人物，以及當它們異常時會是什麼情況。當我們對體內荷爾蒙的運作多一些瞭解，就能輕鬆搞定它們。

影響新陳代謝的荷爾蒙

我知道你為什麼在翻這本書——因為你想要減肥，而我也希望幫你達到這個目的。所以與其給你一篇上千頁的論文來詳細介紹內分泌系統的功能，不如直接切入重點，來談談那些對體重影響最深的荷爾蒙吧。因為**不管你是二十五歲的絕望減肥狂，還是想甩掉啤酒肚的五十五歲中年人，你們的代謝性荷爾蒙都是一樣的**。即使兩者之間的荷爾蒙水準差距甚大，但這個計畫中的原則對任何人都是一體適用的。

我們將分析每種荷爾蒙在新陳代謝中的功能，在飢餓感、體脂肪與肌肉組織分布、精力水準以及整體健康狀態中所扮演的角色；我們會討論當所有的荷爾蒙都處於最佳狀態時會是如何，以及當它們出現異常時對身體造成的損害又是怎樣。一旦我們對這些都瞭解清楚了，就能更加理解在第三章中所討論到的許多代謝紊亂的根本原因。當你知道身體發生了什麼事以及發生的原因時，就會明白為什麼這個計畫能幫助你解決問題。

在整本書中，我們也將討論一些最近才被發現與代謝荷爾蒙有關的新角色，像是脂聯素（adiponectin, APN）、抗胰島激素（resistin）、膽囊收

縮素（CCK）、神經胜肽Y（neuropeptide Y，NPY）等。但首先，我們先將重點放在以下的這些關鍵角色上：

- 胰島素
- 甲狀腺素
- 雌激素和黃體素
- 睪固酮

- DHEA（脫氫異雄固酮）和皮質醇
- 腎上腺素和正腎上腺素
- 人體生長荷爾蒙
- 瘦體素和飢餓激素（ghrelin）

現在，來認識12大瘦身的關鍵荷爾蒙？

代謝荷爾蒙1號 胰島素──決定燃燒熱量或儲存脂肪

在盛行低碳水化合物節食法的今日，我們常常聽到人們談論胰島素，這種方法是不錯，但由於胰島素幾乎對身體裡的每個細胞都有影響，故胰島素出問題，就是某些危險疾病的根本成因。所以若能好好控制胰島素，就能顧好身體，恢復荷爾蒙的功能。

胰島素從哪裡來：胰腺，位於胃的後方（編按：胰腺或稱胰臟，是人體內唯一既是外分泌腺又是內分泌腺的腺體器官，胰島素等荷爾蒙是由胰腺裡的島狀細胞團──胰島所分泌）。胰腺在人體對食物產生反應的過程中，扮演著關鍵作用。

胰島素如何影響你的新陳代謝：胰島素最重要的功能就是降低血液中的葡萄糖濃度。你吃過東西後，尤其是在吃了精緻加工過的碳水化合物之後，你的大餐在很短的時間內被分解成單醣，並釋放到血液裡。幾分鐘內，胰腺就會釋放出一大堆胰島素，接著胰島素將這些醣直接引到肝臟裡去，並將醣分轉變成供肌肉使用的肝醣。胰島素還會幫忙將葡萄糖轉化為脂肪酸，把它們引到脂肪細胞中，作為燃料儲存起來，以備日後所需。以上這兩種活動都會降低血液中血糖的濃度，非常重要。高血糖能引發胰島

素釋放，而低血糖則會抑制胰島素釋放。保持低胰島素的水準（這是節食的主要目的之一）讓身體更傾向動用之前儲存起來的脂肪作為燃料（運動也有助於讓肌肉細胞對胰島素更敏感，並且在使用葡萄糖作為燃料時效率更高）。當你的胰島素釋放機制能正常運作時，有助於維持體重正常，但當它有問題時，你就要小心了！

胰島素是怎麼出問題的：當你的身體開始製造過多的胰島素時，問題就來了，而造成的原因有幾個。

你可能猜得出的最普遍的原因是：太頻繁地攝取了過多、不對的碳水化合物，尤其是精製的碳水化合物，如白麵包或義大利通心粉時，這些食品會大大升高你的血糖指數。為處理血糖升高的情形，胰腺需要按比例釋放更多的胰島素來把這些糖分都「舀」回細胞裡去。

舉例來說，若你空腹吃了一條Milky Way巧克力棒，血糖濃度急遽升高，導致胰島素過度反應，要用兩倍的工作量才能把糖分從血液中清乾淨。這種過度有效率的糖分清除法會讓循環的血液裡沒剩多少葡萄糖，你的血糖濃度就會下降，接著你又會餓了，渴望吃（可能就吃了）更多碳水化合物。這就是攝取糖分後的「大起大落」循環，也是糖分上癮的根源。

當肌肉裡還充滿了上回吃的零食所殘留的糖分時，胰島素會把這些多出來的卡路里放到哪裡去呢？**直接進入脂肪！**而且只要還有這大量的胰島素潛藏在血液中，你的身體就沒有機會動用脂肪裡儲存的燃料——所以此時身體不會燃燒任何脂肪。

如果你重複這個循環好幾次，你的胰腺就會過度運作而產生過多的胰島素，到最後你的細胞就會開始忽略這些胰島素。這就是所謂的**胰島素抗阻**（insulin resistance），這是第二型糖尿病的前期，在代謝症候群患者身上也非常常見，在超級肥胖的人身上亦是如此。那些被拒絕進入肌肉大門的糖分便繼續遊蕩在血液裡，毫無目標，也無家可歸。

導致胰島素變糟的原因	胰島素過低的徵兆	胰島素過多的徵兆	胰島素問題所導致的症狀
某些食品添加劑	視線模糊	腹部肥胖（男性腰圍逾四十吋，女性腰圍逾三十五吋）	糖尿病
某些殺蟲劑	疲倦	面皰	心臟疾病
某些塑膠物品	脈搏變快	腋下、脖子、鼠蹊，或是手肘部位膚色變深（黑色棘皮症）	葡萄糖耐受異常
某些處方用藥	尿多	憂鬱	代謝症候群
高醣碳水化合物	感染，例如酵母感染或外陰部搔癢	難以入睡	多囊性卵巢症
感染	呼吸急促	三酸甘油脂上升	糖尿病前期／空腹血糖異常
缺乏運動	胃痛	肝酵素上升（脂肪肝）	腎臟疾病
肝或腎臟功能異常	異常口渴	臉部毛髮增加（女性）	膽結石
不吃早餐	嘔吐	空腹血糖超過 100 毫克／公升	睡眠呼吸中止症
肥胖	體重減輕	疲倦	妊娠性糖尿病／大量鐵質產生（鐵沉積症）
懷孕		痛風	
不按時吃飯		高血壓	
抽菸		不孕	
類固醇（長期使用）		經期紊亂	
壓力		性慾低落	
卡路里攝取過低		好膽固醇（HDL）降低	

這些無家可歸的糖分在血液中待太久的話，醫生會稱之為空腹血糖異常（如果在早上測量）或是葡萄糖耐受異常（如果是在飯後兩小時測量）。若不理會，最後這兩種症狀都可能發展成重度糖尿病。

另外，**身上的脂肪愈多，腦子裡的胰島素就愈多；而且就像你的身體可以出現胰島素抗阻的情形，腦子也可以。**

一份縱貫性的研究發現，胰島素調節異常的五十世代男性在三十五年後，比正常的五十世代男性更有可能出現認知功能下降、血管型失智症，或是阿茲海默症的情形。

你可能聽說過肥胖會導致胰島素抗阻和糖尿病（真的會），但另外一個似乎也有道理的下場是，首先出現胰島素抗阻的問題，然後引發胰島素分泌和血糖升高，接著人就變胖了（我會在第三章中討論一些更令人驚訝和害怕的胰島素抗阻來源）。

代謝荷爾蒙2號 甲狀腺激素──太低變胖、太高過瘦容易累

在歐普拉自爆甲狀腺出現問題之後，近年來甲狀腺低能症（hypothyroidism）已經成為一個熱門的健康話題，相同的事情也發生在

好脂肪與壞脂肪

位於你皮膚下方，會在大腿和屁股上搖晃抖動的脂肪層，稱為皮下脂肪。不過，對你來說，它不見得是一個不好的東西，皮下脂肪其實是好荷爾蒙瘦體素還有脂聯素的來源。哈佛大學喬斯林糖尿病中心近期所進行的一項研究報告指出，皮下脂肪甚至可能幫助你改善胰島素的敏感度，並預防糖尿病的發生。

但是，內臟裡頭的脂肪（又稱為內臟脂肪），包覆在器官上的脂肪，會引爆荷爾蒙大爆發（而且是不太好的那種）。《瘦體素之超級飲食法》一書作者史考特·艾塞克（Scott Isaacs）博士將內臟脂肪稱之為「代謝惡魔」，因為它只會搞破壞：讓新陳代謝變慢、減少生長荷爾蒙、增加皮質醇，並且提高你罹患所有疾病的風險，包括糖尿病、高血壓和脂肪肝等。

我的身上。事實上，甲狀腺問題在美國非常普遍，大約兩千七百萬人有甲狀腺失衡的問題，但是知情的人一半都不到，因為它的症狀——體力、情緒，還有體重上的改變——跟其他很多疾病的症狀都很類似。

甲狀腺激素從哪裡來：甲狀腺是一個蝴蝶狀的腺體，位於頸部喉結的下方，大約鎖骨上方的位置。正常時，甲狀腺是很小的，大概只有五公分大，在氣管的兩邊各有一片甲狀腺葉。當你的甲狀腺發炎時，可能有甲狀腺腫的情形，這時你會在喉嚨上面看到一個明顯的突起。

甲狀腺激素如何影響你的新陳代謝：甲狀腺激素在身體裡有一大堆作用——它們協助控制每個細胞所消耗的氧氣量、身體燃燒卡路里的速度、心跳、人體成長、體溫、生殖能力、消化，還有你的記憶和情緒（基本上什麼都包了）。

你的腦下垂體會產生促甲狀腺激素（TSH）好讓甲狀腺動起來。然後，甲狀腺從血液中攝取碘並將其轉換為甲狀腺激素，其中，數量最多的是甲狀腺素T4（thyroxine），但實際上它只是個新陳代謝的晃子而已。

甲狀腺發揮作用時是當T4轉化成三碘甲狀腺原氨酸（T3）時所發生，T3就是提高代謝活動的甲狀腺激素。這種轉化多變而無常，完全取決於體內環境而定，你是否健康、處於壓力之下、好好吃三餐、懷孕、服藥、變老，以及吸收環境裡的毒素，上述因素全都會影響這種轉化的效率，進而影響到在某個時間點上，你的體內有多少活躍的T3。

例如，當你卡路里攝取不足的時候，腦下垂體不再產生足夠的促甲狀腺激素，甲狀腺也不能產生足夠的T4。T4變少了，T3就會相應地變少。T3減少了，身體的新陳代謝就變慢了，這也是造成惡性循環（又稱為溜溜球節食法）的部分原因之一。

甲狀腺激素是如何變得脫序：當甲狀腺激素分泌失衡時，不管是過高還是過低，都會導致整個身體的化學反應被打亂。

活動低落的甲狀腺會讓人體力不佳、變胖，這種狀態稱為甲狀腺機能減退，你會感到懶散，體重開始往上升，而且無法將這一切歸咎於飲食不當或缺乏鍛鍊（見第258頁「甲狀腺功能減退，新陳代謝的死胡同」）。

我的客戶之中有甲狀腺機能減退的人，大多都超重七公斤，我自己也是這樣。但自從我開始服用甲狀腺藥物之後，加上這個飲食計畫，已不用再和體重奮戰了，而且只要適度地運動就能維持體重。我依然健身但不會吃得過飽，而且我現在不會在健身房裡荼毒自己，或是把自己餓壞了。

甲狀腺機能減退最常見的原因是橋本氏甲狀腺低下症（Hashimoto's thyroiditis），這是種遺傳性疾病，女性發病的機率為男性的七倍，是免疫系統對甲狀腺進行攻擊所造成──女性的甲狀腺功能天生較脆弱。若你懷疑自己有這裡所列出的一種或以上的症狀，就更有理由做甲狀腺檢查。好消息是本飲食計畫將幫助你恢復甲狀腺功能，讓它幫你多燃燒些脂肪。

既然甲狀腺機能減退會讓體內的每件事都慢下來，那你可能會想：如果甲狀腺功能亢進的話，應該會是一件好事，對吧？不見得。罹患格雷夫斯病時（Graves' disease，最常見的甲狀腺功能亢進病症），你的心跳會加快，耐不住熱，體重會減輕，並且（或）感到非常疲倦。醫生有時候會給甲狀腺過度活躍的人服用放射性碘，但這麼一來可能會導致甲狀腺機能減退。於是你該知道，要維持甲狀腺分泌平衡真的要很有技巧，無論是功能亢進還是減退，都會產生令人不快的影響。因此，有一個好的內分泌醫生來幫助你保持甲狀腺分泌平衡，是非常重要的。

代謝荷爾蒙3號&4號 **雌激素&黃體素──影響腹部肥肉的關鍵**

雌激素執行許多項任務，尤其是在女性體內。**除了引導女性的發育過程之外，雌激素還對血脂、消化酵素、體內液體平衡、骨質密度、心臟功能、記憶，以及許多其他功能發揮作用。**

導致甲狀腺激素變糟的原因	甲狀腺激素過低的徵兆	甲狀腺激素過多的徵兆	甲狀腺激素問題所導致的症狀
某些食物，尤其是含碘過量的食物	腦筋霧煞煞	腹瀉	格雷夫斯病
環境毒素	腕隧道症候群	昏眩	產後甲狀腺功能異常
過度節食	頭髮和皮膚粗糙	情緒不穩	甲狀腺炎
遺傳	錯亂和健忘	體溫過高	
藥物（鋰和臟得樂）	便祕	極度飢餓	
停經	憂鬱	脈搏加快	
懷孕	吞嚥困難	疲勞	
壓力	眼皮下垂	不耐熱	
維生素不足	皮膚乾黃	過動	
	精疲力竭	毛髮增生	
	經血量多，經期變長	失眠	
	血壓高	易怒	
	嗓子沙啞，說話慢	經血量少，經期沒來	
	不耐冷	低血壓	
	昏睡／無精打采／倦怠	頸部有腫塊	
	掉髮	神經質	
	眉骨外處三分之一的眉毛稀疏	心跳加快	
	頸部有腫塊	眼睛突出（或是稱「青蛙眼」）	
	肌肉痙攣、僵硬且疼痛	皮膚光滑濕潤	
	脈搏緩慢	流汗	
	打呼	體重減輕	
	體重增加／臉圓		

雌激素和黃體素是類固醇荷爾蒙。大多數的人聽到類固醇這個詞時都會想到肌肉發達的大塊頭，其實，這只是代表著你的身體從膽固醇中製造出荷爾蒙而已。在正常的情形之下，男性和女性都會分泌雌激素和黃體素；此外，外在環境也會往我們的身體裡倒入大量的雌激素。環境荷爾蒙（xenoestrogens）是一種人造雌激素，例如荷爾蒙補充療法的藥物、環境毒素（殺蟲劑、塑膠、戴奧辛）以及食品添加物，全都會對體內整體的雌激素平衡造成重大的影響。植物性雌激素是指源自植物的雌激素，例如黃豆和亞麻子，對身體的影響較為溫和。

女性身上的雌激素和黃體素從哪來：卵巢、腎上腺、脂肪組織，還有胎盤都可以提供雌激素。事實上，整個身體都能製造雌激素，這些雌激素就像其他荷爾蒙一樣，與細胞外的受體結合，它也能直接與細胞核中——即DNA所在的受體結合，這種雙重威力正是為何雌激素能對身體有如此強大影響的原因之一。

女性體內其實存在著許多不同種的雌激素，但主要的有雌二醇（estradiol）、雌素酮（estrone）和雌三醇（estriol）三種。在停經以前，女性體內自然形成的雌激素中數量最多的是由卵巢製造的雌二醇，在形成後幾秒鐘之內就被輸送到全身。這種荷爾蒙讓女人有胸臀、使皮膚變得光滑、保護大腦、心臟和骨骼，並且調節月經的週期。

雌素酮是由脂肪細胞和腎上腺（位於腎臟上的胡桃狀腺體）所製造的雌激素，對人體的正面影響比較少。還好在停經之前，雌素酮能夠輕易地被轉換成雌二醇（停經後就不行了，雌素酮就還是雌素酮）。

第三種常見的雌激素是雌三醇，它並不像前面兩個那麼普遍存在，只有在懷孕時胎盤才會產生雌三醇。

雌激素的好朋友——黃體素的來源是卵巢，每個月卵巢的濾泡破裂並釋放出卵子的時候產生。黃體素在支援懷孕過程以及促進乳汁分泌上扮演

著重要的角色，它也可以經由腎上腺產生，並當做是皮質醇、睪固酮和雌激素的前驅物。

雌激素和黃體素如何影響女性的新陳代謝：雌二醇是年輕人的雌激素。當其水準正常時，它能幫助女性保持身材苗條。雌二醇會降低胰島素和血壓，增加HDL（高密度脂蛋白）及降低LDL（低密度脂蛋白）水準。所以有較多雌激素的女性肌肉較多而脂肪較少。雌二醇會藉由產生像血清素所製造出來的滿足感，來幫助調節飢餓感。相同的，雌二醇有利於維持情緒穩定和好精神，這樣你才有力氣來運動。雌二醇確實會使你的大腿和屁股上長出脂肪，但記住，這些脂肪其實是在幫助你的胰島素作反應。

當更年期來臨時，你的卵巢功能開始減退，雌二醇的分泌也跟著減少，接著雌素酮變成主要的雌激素，這就不太妙了！雌素酮迅速地將脂肪從你的大腿和屁股轉移到肚皮上，當你的卵巢所釋放的雌激素愈來愈少時，身體會變得迫切依賴身體中其他產生雌激素的區域，包括脂肪，讓「減掉腹部脂肪」變得更加困難。此外，因為脂肪組織會把燃燒脂肪的雄激素轉換成為儲存脂肪的雌素酮，所以你的脂肪愈多，雌素酮就愈多。

在要步入更年期時，大多數女性的體重都會開始增加，慢慢地形成一個惡性循環：雌素酮愈多，腹部脂肪愈多；腹部脂肪愈多，雌素酮愈多。

另外一種雌激素惡性循環與胰島素有關。胰島素會增加雌激素的循環水準，而且雌素酮會導致胰島素抗阻。根據梅約診所的研究結果顯示，**過重的停經女性，其體內的雌激素比偏瘦的停經女性高出五十至一百倍，她們老年時罹患癌症（尤其是乳癌）的風險會高出百分之二十。**

黃體素有助於維持雌激素平衡，而且能幫助處理其相關的問題。所以當黃體素水準下降時，人體也會有問題。舉例來說，在月經來前黃體素減少時，這種失衡可能會讓你的食欲大開，主要是對碳水化合物。停經時，黃體素也會下降，而且是比雌激素更加大幅地減少。由於黃體素是睪固酮

導致雌激素和黃體素變糟的原因	女性雌激素和黃體素失衡的徵兆	男性雌激素失衡的徵兆	雌激素和黃體素問題所導致的症狀
年齡	胃酸倒流	長出乳房	乳癌、卵巢癌、睪丸癌或是腎上腺癌
避孕藥	焦慮	性慾降低	肝硬化
體脂肪	啤酒肚	肌肉張力降低	性早熟
殺蟲劑	腹脹	憂鬱	子宮內膜異位症
塑膠品	腦袋混亂	前列腺腫大	乳房纖維性囊腫
污染	七歲前乳房開始發育	勃起障礙	性腺功能減退
吸菸	乳房出現囊腫	肚皮變大	腦垂體機能減退
壓力	愛吃碳水化合物	體脂肪增加	不孕
	長期疲勞	精子數量過低	更年期
	性慾降低	精子活動低落	停經前症候群
	憂鬱	髮量減少	多囊性卵巢症候群
	暈眩		經前症候群
	皮膚乾燥		子宮肌瘤
	臉部毛髮過多		
	經前症候群（PMS）與經前不悅症（PMDD）		
	疲勞		
	落髮		
	經期過長或是亂經		
	高血糖		
	潮熱		
	記憶力受損		
	大小便失禁		

氣喘或過敏情形增加	
失眠	
胰島素抗阻	
易怒	
腸躁症	
關節僵硬	
偏頭痛	
情緒不穩	
夜間盜汗	
睡不安穩	
體重增加	

和雌二醇的前驅物,所以當黃體素分泌減少時,你也開始失去那些由對代謝有益的荷爾蒙所帶來的燃燒脂肪的效果。

男性身上的雌激素和黃體素從哪來:睪丸和腎上腺。男性體內由睪丸和腎上腺所產生出的天然雌激素數量非常少。正常的雌激素水準有助於保護男性的大腦、心臟和骨骼,以及使之擁有健康的性慾。

雌激素和黃體素如何影響男性的新陳代謝:當雌激素與男性的睪固酮處於平衡狀態,它對人體的新陳代謝近乎無任何副作用,但當雌激素與其他荷爾蒙處於失衡的狀態,男性會失去長肌肉、燃燒脂肪的有利條件。這時他們就會開始有一些女性身上的典型特徵,例如男性乳房和側肚腩。

雌激素和黃體素是如何變得脫序:人們總是以為所有的女性荷爾蒙平衡問題,都是因雌激素下降而引起,尤其是停經前期、停經、經前症候群,或是產後做月子時。但有趣的是,西方女性往往有的是雌激素過多,而不是雌激素過少的問題。

過去五十年來，醫生們開始注意到女孩的發育期（指乳房發育、陰毛長出以及初次月經）來得愈來愈早；罹患乳癌的機率比過去三十五年裡增加了百分之四十。此外，精子數量減少以及前列腺癌發生的機率增加等種種現象，都指向男性也同樣面臨著雌激素過多的問題。

　　荷爾蒙干擾主要是由於環境荷爾蒙激增而造成。環境荷爾蒙是美國社會對有毒化學物質成癮所帶來的最嚴重的後果之一，因此本書會更加深入地討論這個問題。從化妝品原料還有水池裡的清潔劑，到食物裡頭的防腐劑和食品的塑膠包裝，我們的身體正受到這些合成內分泌干擾物質的猛烈攻擊，你將看到這些因素對維持荷爾蒙平衡的影響有多麼驚天動地！

　　其他因素也能使雌激素增加至不健康的水準，例如壓力、體內缺乏優質脂肪或蛋白質，以及吃了太多精製的穀物、糖類和加工食品。這些因素我們全部都會一一討論，因為**雌激素過多是現今我們身體所面臨到的最嚴重的生化危機之一。**

　　男性的雌激素本就會隨年齡增長而增加，但過多的雌激素會導致其他與新陳代謝、肌肉形成和性功能減退相關的問題。對較年輕的男性來說，雌激素水準升高幾乎都是外部環境中的雌激素所造成。這些過多的雌激素讓所有人都暴露於癌症、不孕、糖尿病及其他嚴重疾病的風險之下。

　　與傳統觀念不同的地方是，現在某些研究學者相信，多數停經前期或是更年期的荷爾蒙障礙不是由於雌激素下降，反而是黃體素過低所造成的。有些學者相信，太多的雌激素或太少的黃體素會產生雌激素優勢（estrogen dominance）的現象，這種現象是由醫學博士李約翰（John R. Lee, M.D.）所提出，他是最早採用生物同質性黃體素來幫助患者處理停經問題的傑出醫生之一。李博士的理論雖仍有爭議之處，但隨著環境荷爾蒙毀滅性力量的證據愈堆愈多，相信「雌激素優勢」這一新出現之流行病名詞的人，也在持續增加中。

壓力會讓荷爾蒙失衡更加惡化，皮質醇和黃體素會爭奪細胞中的同樣受體，所以當你體內產生過多的皮質醇時，黃體素良好的活動就會受到影響。《掌握代謝，90%的肥肉會消失》這一本書就是要透過探討這些問題，來幫助你矯正雌激素或黃體素的平衡問題。首先，你要儘量找出並且清除飲食上和環境中的環境荷爾蒙。然後你將還原攝取完整的食物營養，尤其要攝取健康的脂肪，這樣可以幫助你的身體分泌正確的荷爾蒙，同時重新平衡那些會危及荷爾蒙正常分泌的壓力。

代謝荷爾蒙5號&6號 睪固酮和DHEA──強化肌肉消耗卡路里

　　雄性睪固酮和DHEA不是對男性才有用，女士別擔心──多了這些荷

什麼是生物同質性荷爾蒙？

自從二〇〇二年婦女健康宣導計畫（WHI）的研究發現，接受傳統荷爾蒙補充療法的女性罹患乳癌、心臟病與中風的風險較高後，將生物同質性荷爾蒙（bioidentical hormone）視為天然替代品的人就消聲匿跡了。製造商保證這些量身訂做的化合物比市面上獲得FDA認證的藥物更加安全，且藥物耐受性更佳。

每個人都想要有過去年輕時的荷爾蒙，我也想要！但我也真的有些顧慮。首先，量身打造的生物同質性荷爾蒙療法非常昂貴，而且服用這些藥物（它們是藥物，承認吧）是一種治標不治本的做法。最恐怖的地方是，有些生物同質性荷爾蒙還未經研究。這個簡單的事實是，我們真的不很清楚這些物質在人體會產生什麼作用，因為尚未有人去研究。目前我們所瞭解的是，生物同質性荷爾蒙療法，可能帶來跟傳統荷爾蒙補充療法一樣的風險問題。

如果你對生物同質性荷爾蒙療法有興趣，請向有通過委員會認證的內分泌科醫師請教。你可以到美國內分泌醫學會的消費者網站（www.hormone.org），按郵遞區號來搜尋內分泌科醫師。在治療前一定要檢測你的荷爾蒙情形，並且堅持每幾個月就要檢查一次，最危險的狀況常是當病患沒有持續追蹤而發生。

最後，拜託拜託，請不要服用沒有受管制以及非處方箋的荷爾蒙補充劑。如果已經服用了，請告知你的醫生。它們可不是有益健康的東西，有些會對你的腺體造成嚴重的傷害，甚至損毀。要小心！

爾蒙並不會讓我們變成未開化的原始人。事實上，**它們能幫助我們增加體力、讓我們想上健身房，還會幫我們長出更多會消耗卡路里的肌肉**。這正是為何我們努力想辦法要維護雄性激素的水準，因為當年紀愈大，它的分泌就會開始減少。

雄性睪固酮和DHEA從哪來：從睪丸、卵巢，還有腎上腺。男性的睪固酮大多是由睪丸所分泌。如同女性的雌二醇一般，睪固酮幫助男性第二性徵的發育，像是身體和臉部的毛髮。但睪固酮對男性和女性都有幫助，它會增加性慾、保持良好體力、保護骨骼，並且維持晚年時的智力功能。

大多數的女性睪固酮是由腎上腺所分泌，腎上腺也是女性DHEA 的來源。DHEA 是睪固酮（還有雌二醇）的前驅物，可以幫助預防乳癌、心血管疾病、記憶力和腦部功能受損，以及骨質疏鬆症。DHEA真的是很讚的荷爾蒙，它甚至還能夠幫助我們延年益壽。

睪固酮和DHEA如何影響你的新陳代謝：雄性激素就定義上來說，是合成代謝的荷爾蒙——它們建設而不搞破壞。謝天謝地！它們建設的大多是肌肉。男性和女性身上的睪固酮都會幫助增加肌肉的重量和強度，增加性慾並且改善體能。對女性來說，睪固酮也可以轉換成雌激素。在新陳代謝的戰場上，睪固酮和DHEA都是正義的一方。

睪固酮和DHEA是如何變得脫序：睪固酮和DHEA都是年輕人身上的荷爾蒙，隨著年齡的增加，男性和女性體內的睪固酮和DHEA分泌會逐漸下降。根據史考特・艾塞克博士的說法，大約有三分之一的女性在生命中的某個時期會遇到雄激素分泌不足的情形；男性則早至三十歲時，睪固酮就以每年減少百分之一到二的速度減少。大多數男性雄性激素緩慢穩定減少的情形，與女性的雌激素和黃體素突然下降——基本上就像從懸崖上一跳就跳到更年期——不太一樣。此外，DHEA也會下降，而且由於它是許多重要荷爾蒙的基本元素，故所有的荷爾蒙水準都會因而受影響。

隨著我們失去強勁的雄性激素而邁向老化後，有些事情就跟著發生：我們的性慾下降、肌肉減輕、腹部變胖，而且骨骼也變脆弱了；想運動的意願也少了——這真令人感到可悲，因為運動就可以幫助提高睪固酮。游離睪固酮異常低的男性得憂鬱症的機率，比睪固酮高的男性高出三倍多。

更糟糕的是，當人變胖時，身體就開始把睪固酮轉換成雌激素，接著雌激素開始給睪固酮帶來負面影響，形成另外一個惡性循環：雌激素愈多，脂肪愈多；脂肪愈多，雌激素愈多——而睪固酮一直被排擠在外。

睪固酮補充療法對人們來說是一個新領域，雖然有些研究顯示這種療法效果會不錯，但在長期性能研究完成前，醫生們對此仍維持謹慎的態度。不過，有一件事肯定很危險，就是年輕人在沒有內分泌醫師的指導之下就自行補充雄性激素。當年輕男女服用人工合成的代謝類固醇時，他們事實上是在使自己的腺體減少製造雄性激素，這就是為何服用類固醇的男性的睪丸比較小而且聲音尖細，這是因為身體以為體內有很多的雄性激素，所以就停止自行分泌（恰好反其道而行，對吧）。

另一個風險就是自行診斷出腎上腺疲勞（adrenal fatigue，這是充滿壓力之年代的「新潮」名詞）後，在沒有詢問內分泌科醫師的情形之下，就自行補充DHEA，如果做得不正確的話，這種補充劑可能造成以下兩種情況中的一種：

・防礙腎上腺荷爾蒙分泌（因為你的腎上腺認為在體內循環的荷爾蒙是足夠的，於是便不再自行製造）。
・造成身體將多餘的DHEA轉換成多餘的雌激素（讓你的體脂肪問題變得更嚴重，並且加重癌症發生的風險）。

底線是，不要不經醫生指導而亂吃補充品，最好是透過強化身體，自

然地激發身體分泌雄性激素。你可以從保護腎上腺做起（女性百分之五十以上的雄性激素來自腎上腺），確保你攝取了足夠的優質脂肪、蛋白質、維生素和礦物質（如維生素B群和鋅）來製造這些不可或缺的類固醇。

另一個極端情況是有些女性有多囊性卵巢症（PCOS），這是一種雄性激素過多的症候群（見第263頁「多囊性卵巢症可能造成不孕」），多囊性卵巢症與胰島素抗阻之間的關係密切，但研究學者仍無法百分之百肯定其造成的原因為何。有多囊性卵巢症的女性通常會月經週期不正常、毛髮生長異常，而且很難受孕。不幸的是，過多的雄性激素和胰島素抗阻也

導致睪固酮和（或）DHEA變糟的原因	睪固酮和（或）DHEA不足的徵兆	睪固酮（或）DHEA過多的徵兆	睪固酮和（或）DHEA問題所導致的症狀
老化	焦慮	青春痘	男性更年期
體脂肪	啤酒肚	禿頭	不孕
糖尿病	體內脂肪比例有變	體毛生長過盛	多囊性卵巢症
胰島素抗阻	性慾減低	高血壓	
缺乏運動	憂鬱	月經經期不規則	
腦下垂體腫瘤	勃起障礙	聲音低沉	
壓力	疲勞	性慾過度旺盛	
服用類固醇	缺乏動力		
黃體素太少	肌肉變少		
雌激素太多	男性乳房發育		
睪丸創傷	骨質密度降低		
	睪丸較小		
	腰圍變粗		

會讓女性的腹部多出一堆脂肪，像男性一樣發福。因為我們仍然不瞭解此症發生的原因為何，所以**要避免罹患多囊性卵巢症的最好方式，還是管理好自己的胰島素水準**──這是本飲食計畫書的首要工作。

代謝荷爾蒙7號&8號&9號

正腎上腺素、腎上腺素&皮質醇──食欲開關器

當我們面臨抉擇時，處於本能的荷爾蒙能幫我們度過一些緊張時刻，它們會幫助我們在期限日之前把事情完成、保護小朋友不會從樓梯上跌下來和及時趕上巴士。但**當令人心跳加速的正腎上腺素、腎上腺素的作用逐漸消失時，儲存脂肪的皮質醇傳奇就會不斷上演，而且，致命危險！**

正腎上腺素、腎上腺素和皮質醇從哪來：這些荷爾蒙從腎上腺來。皮質醇又稱為氫皮質酮，由腎上腺皮質所製造出來，腎上腺皮質是腎上腺體最外層的地方；內層腎上腺體（腎上腺髓質）則製造其他主要的壓力荷爾蒙，如正腎上腺素（限制血管使血壓升高）、腎上腺素（使心跳和血液流向肌肉的速度加快）。

每種壓力荷爾蒙會根據你所面臨的挑戰，而以不同的比例被釋放出來，如果面臨的壓力是你自認能處理的，腎上腺就會分泌出較多的正腎上腺素（等你成功搞定後，身體會釋放較多的睪固酮，陪你好好享受勝利的滋味）。如果你面對的是一個較為困難的挑戰，而且不是很確定能否搞定時，你的身體會釋放較多的腎上腺素，這是一種「焦慮荷爾蒙」；當你被打敗、沮喪氣餒、相信自己輸了時，你的身體會釋放較多的皮質醇，這特點使得一些研究學者稱皮質醇為「失敗者的荷爾蒙」。

正腎上腺素、腎上腺素和皮質醇如何影響你的新陳代謝：當你一感到有壓力，正腎上腺素會告訴你的身體要停止製造胰島素，這樣才會有很多具速效的血糖準備好應變。同樣的，腎上腺素會讓胃腸的肌肉放鬆（身體

決定還是先專注於救你一命，而不是去消化剛剛你吃的東西）。這兩個反應會造成一些與壓力有關的高血糖和胃病的問題。

當緊張大師通過考驗後，皮質醇會告訴身體停止製造這些荷爾蒙並且恢復消化功能，但皮質醇持續影響著你的血糖，尤其是身體如何利用熱量的這個部分。代謝荷爾蒙負責告訴身體哪個脂肪、蛋白質或是碳水化合物需要燃燒，以及何時燃燒，而這取決於你所面臨的挑戰為何而定。

皮質醇能把脂肪以三酸甘油脂的形式帶進肌肉裡，或是分解脂肪轉換成肝糖，以作為更多活力的來源。但皮質醇分解的不只這樣，**過多皮質醇也會破壞骨骼和皮膚，導致骨質疏鬆、容易淤血，還有──妊娠紋！**

當腎上腺素爆衝出來時會抑制食欲──如果有頭公牛正要攻擊你時，誰還會想到吃啊？血液中任何殘餘的皮質醇卻會在事件結束後刺激食欲。如果你沒有藉著反擊或是逃走來釋放出過多的皮質醇，它們會增加你對高脂和高碳水化合物食物的渴望。皮質醇也會降低瘦體素的水準並提高神經胜肽Y的水準，這種變化已經被證實可以刺激食欲。

在你吃東西的時候，身體會釋放一連串獎勵性的大腦化學物質，讓你跟食物之間有了成癮的關係；感到壓力大時，你會去吃東西，然後身體就會釋放「天然的鴉片」，讓心裡舒服一點。如果你沒有注意到這件事，也沒有自覺到要去避免此種行為模式，就會變成在生理上和心理上，依賴透過飲食釋放這種化學物質來處理壓力問題。

用食物來自我緩和緊張症狀的壓力型進食者，會那麼容易因極微小的事就引發腎上腺素反應，又有長期處於皮質醇水準過高的情形，其實絕非巧合。當你長期處於壓力之中，皮質醇水準會一直居高不下，身體也會抵制體重下降──這是因為你的身體認為日子很辛苦，可能要挨餓，所以才會很貪心地儲存你所吃的食物和任何早已存在你身體中的脂肪。皮質醇還會將年輕的脂肪細胞轉換成成熟的脂肪，跟著你一輩子不放。

皮質醇常常會將脂肪從較為健康的地方（如屁股或是大腿）移到你的腹部，那裡有較多的皮質醇受體。在這個移轉的過程中，它將曾經健康的周邊脂肪轉換成不健康的內臟脂肪，內臟脂肪會增加身體發炎以及胰島素抗阻的現象，會導致身體產出更多的皮質醇。這是因為內臟脂肪的某種特定酵素濃度較高，所以會讓無生氣的可體松（cortisone）**1**轉換成活躍的皮質醇；當你的肚皮愈厚，被這些酵素轉換成活躍的皮質醇就愈多——又有一個內臟脂肪所造成的惡性循環了。

正腎上腺素、腎上腺素和皮質醇是如何變得脫序：基於基因和童年早期的經歷，有些幸運的人在緊張的情況時，腎上腺反應可能是相當溫和且圓融的，**但是有許多人即使是面對小挑戰，往往還是會反應過度，因為他們的壓力回應循環會隨著過去負面的經驗愈來愈強烈，等他們成年時，身體已經有了非常敏感的壓力反應系統。**

長期過度刺激腎上腺是美國人的流行病，我們是壓力的受害者，也沉迷於壓力之中。事實上，我們的身體也為此付出了代價；長期啟動壓力機制會對身體有致命的影響，當你就像美國人一樣不停地蹂躪你的腎上腺時，就等於讓自己處於心臟疾病、糖尿病、中風，還有其他可能致命的疾病之中。而且老實說，當你還沒有這些問題之前，可能就徹底搞爛自己的腎上腺了。

「腎上腺疲勞」是一個現在很常聽人引用的新鮮名詞，主流醫學尚未正式承認這種症狀（據稱以失眠、體重增加、憂鬱、疼痛、落髮、嗜吃碳水化合物、免疫系統降低為特徵），但是一些內分泌科醫生已經累積了一些有關這方面的經驗，來幫助病患改善症狀。

---

1 可體松是皮質醇在肝臟的代謝產物，本身並無生物活性，必須轉換成皮質醇作用。

如果你懷疑自己的皮質醇水準過高或是過低，本書計畫提供了最佳的營養攝取及生活習慣策略，來幫助你面對壓力。如果你把每日的咖啡因攝取量控制在兩百毫克以內，避免單糖碳水化合物、加工食品，以及精製穀物，並且攝取大量的優質蛋白質，再遵照我將會在第八章中分享的減壓對策，就能在不知不覺當中幫忙降低體內的壓力荷爾蒙，尤其是皮質醇。

如果你還需要其他協助，在嘗試任何一種補充劑之前，先找一個醫術

導致皮質醇變糟的原因	皮質醇不足的徵兆	皮質醇過多的徵兆	皮質醇問題所導致的症狀
攻擊性	血壓或是心率有變化	啤酒肚	愛迪生症
憤怒	習慣性腹瀉	憂鬱	腎上腺功能不全
衝突	膚色變深或是不均勻	糖尿病	庫欣氏症候群
憂鬱	極度虛弱	容易淤血	糖尿病
糖尿病	疲勞	常感染或是感冒	多毛症
節食	口腔潰爛	高血壓	低血糖症
咖啡因過多	食欲不振	高血糖	胰島素抗阻
糖分過多	低血壓	高膽固醇和高三酸甘油脂	
恐懼	噁心嘔吐	失眠	
三餐不正常	臉色蒼白	胰島素抗阻	
缺乏睡眠	嗜吃鹹味	月經週期不正常	
非處方腎上腺健康食品	動作緩慢遲鈍	肥胖	
長期處於壓力	局部不自然地深膚色	性慾降低	
沒吃早餐	不自主地體重減輕	體重增加	
不健康的心理習慣			

不錯的醫生來評估你的荷爾蒙水準。**請不要服用任何非處方的腎上腺健康食品，因為你可能真的把自己搞到腎上腺功能不全，這是一種非常嚴重、很可能會導致死亡的症狀。**

代謝荷爾蒙10號 **生長荷爾蒙──青春永駐的祕密**

生長荷爾蒙（有時候稱作HGH）是每個人都希望多一點的荷爾蒙之一，似乎百利而無一害，它能形成肌肉、燃燒脂肪、幫助你抵抗心臟病、保護骨骼，並提高身體整體的健康狀況，還有人甚至說，生長荷爾蒙會讓人更加快樂。

但，先別去注射──補充劑既具爭議又有風險，甚至可能會造成胰島素抗阻。本書的主要目的之一就是維護並增加天然生長荷爾蒙的分泌。

生長荷爾蒙從哪來：腦垂體，位於大腦的丘腦下部的一個微小腺體。生長荷爾蒙是合成代謝荷爾蒙中最有影響力的其中之一，它對骨骼和其他身體組織的生長以及加強免疫力，扮演著重要角色。

生長荷爾蒙如何影響新陳代謝：生長荷爾蒙增加你肌肉重量的方式有幾個：幫助你的身體吸收氨基酸，幫忙把它們合成為肌肉，並且防止這些肌肉瓦解掉。這些反應全部都會提高你的靜態代謝率，讓你在運動時更有活力。

生長荷爾蒙幫助調解脂肪儲存方面的效果也令人驚訝，脂肪細胞上有生長荷爾蒙受體，可觸發細胞分解並且燃燒三酸甘油脂。生長荷爾蒙也會抑制脂肪細胞吸收，或是與血液中浮游的任何脂肪結合。

除了這些驚人的效果，生長荷爾蒙也是肝臟最好的朋友，有助於維護分泌胰島素的胰腺，還能幫助肝臟合成葡萄糖。生長荷爾蒙可以促進醣質新生（gluconeogenesis），這是體內一種能從蛋白質中產生碳水化合物的過程（真的是很酷的過程）。醣質新生作用在幫助你把脂肪消耗得更快的

同時，還提供腦部和身體其他組織所需的熱量——無須攝取多餘的碳水化合物。

事實上，生長荷爾蒙會阻擋胰島素將葡萄糖帶入細胞，取而代之的是把葡萄糖送到肝臟裡。不幸的是，這是補充過多的生長荷爾蒙時，可能會造成胰島素抗阻的原因之一——因此我要提醒你得小心考慮，是否要補充生長荷爾蒙。

生長荷爾蒙是如何變得脫序：生長荷爾蒙不足是一個很現實的症狀，在兒童時期發生特別有害，沒有足夠生長荷爾蒙的兒童會比較矮小，而且會延後青春期的發育，缺乏的情形可以一直持續到成年。生長荷爾蒙不足也可以發生在成人時期，但會更難被診斷出來，因為其特徵包括老化時的一些常見現象，例如骨質疏鬆、精神和體力退步。

這些醫學上可定義出來的症狀，給了一些抗衰老診所一個好理由，讓他們給那些對生長荷爾蒙能幫助燃燒脂肪、形成肌肉等優點很著迷的病患補充生長荷爾蒙。就像女性更年期和男性更年期一樣，令人難過的現實是，在我們年過三十歲之後，生長荷爾蒙會自然開始減少，而且我們還做了一些蠢事讓事情提前發生，所以在考慮補充生長荷爾蒙之前，應該先改變這些行為吧！

在所有我們做過會影響自身荷爾蒙平衡的蠢事中，剝奪自己良好的睡眠大概是最蠢的一件。成人的生長荷爾蒙平均一天分泌五次，最多的一次在我們睡眠最沉時，即第四期睡眠，約在睡著後一小時。芝加哥大學的一份研究指出，當人們在第四期睡眠被打擾（未被吵醒但有影響到睡眠品質的輕微干擾）時，他們每日的生長荷爾蒙分泌會減少百分之二十三。

另外一個抑制生長荷爾蒙水準的事，就是我們吃了太多不好的碳水化合物，並且讓血糖和胰島素過高。其實蛋白質有助於釋放較多的生長荷爾蒙，所以如果我們飲食中的碳水化合物比例一直衝高，而蛋白質比例縮小

導致生長荷爾蒙變糟的原因	生長荷爾蒙不足的徵兆	生長荷爾蒙過多的徵兆	生長荷爾蒙問題所導致的症狀
環境毒素	骨質密度下降	腕隧道症候群（編按：腕部疼痛合併拇指、食指中指以及無名指麻痛的症狀，稱之為腕隧道症候群）	生長荷爾蒙不足
過多雌激素	運動表現變差	糖尿病	
高血糖	性慾降低	動脈硬化	
高皮質醇	肌肉變少	高血壓	
熬夜（半夜以後才睡）	肌力變差	胰島素抗阻	
非有機肉類和乳製品	憂鬱或是情緒不穩	男性乳房變大	
運動不足	臉和腹部脂肪囤積	性功能障礙	
睡眠不足	胰島素過多	下巴、手指，以及腳指骨頭變粗	
睡眠淺（沒有第三期或第四期的慢波睡眠）	體力較差		
壓力	身材矮小		
膳食脂肪吃太多	睡眠問題		
	低密度脂蛋白水準異常		
	皺紋		

的話，這對我們的生長荷爾蒙分泌是種雙重打擊。另外，愈來愈多的新事證顯示，殺蟲劑和我們環境中的其他污染物，以及飲食習慣都影響著生長荷爾蒙的水準。

有種一定有效的方法，可以讓身體像工廠一般生產生長荷爾蒙，那就是劇烈運動。劇烈運動時，尤其是運動的間隔期間，生長荷爾蒙會避開葡萄糖，反而鼓勵身體利用脂肪作為熱量來源，這樣不但有助運動時的燃燒脂肪，而且還能保持血糖的穩定，讓你有體力繼續運動下去。

當你不運動時，你的肌肉就會出現對胰島素的抗阻性，增加在身體中循環的胰島素水準，進而更加抑制生長荷爾蒙的生成。因此我們得活動活動一下，並且好好利用這種非常健康的方式讓自己回春，而不是拿生長荷爾蒙補充劑往自己身上紮。

本書的飲食法收集了所有經證實能夠自然地促進生長荷爾蒙分泌的方法：釋放壓力、休息、改善睡眠品質，保持血糖和優質蛋白質的平衡，適量的劇烈運動來燃燒脂肪，改善胰島素敏感度，並且把身體裡面的毒素排乾淨。

代謝荷爾蒙11號 瘦體素——控制你的飽足感

過去科學家以為脂肪細胞就是一坨髒東西，等著變得更大或更小。現在他們終於搞懂**脂肪是巨大的內分泌腺，活躍地製造荷爾蒙並對荷爾蒙產生反應**。雖然科學家們每天持續發現更多脂肪荷爾蒙，但這些荷爾蒙中被研究得最透徹的，大概就是瘦體素。

瘦體素從哪來：脂肪細胞。瘦體素是由脂肪細胞所分泌的蛋白質，由ob基因所控制，ob基因具有非常大的影響力。瘦體素能和其他荷爾蒙，如甲狀腺、皮質醇與胰島素等，一起幫助身體決定我們到底有多餓、燃燒吃進來的食物有多快，以及最後是否會增胖還是變瘦。

瘦體素如何影響新陳代謝：你的瘦體素受體分布在全身各處，但在大腦裡的特別活躍。當你吃過東西後，全身上下的脂肪細胞都會釋放出瘦體素這種荷爾蒙，瘦體素會來到下腦丘，腦部的這個地方是負責調節我們的

食欲，並且和該區塊的瘦體素受體產生聯結。這些受體控制著神經胜肽（小型信號蛋白質），負責控制我們食欲的產生和消失。

其中最為大眾所知的神經胜肽就是神經胜肽Y，它能引發食欲，並讓新陳代謝的速度變慢。瘦體素會停止神經胜肽Y的作用，並發出抑制食欲的信號，讓身體收到已經不餓的訊息，然後開始多燃燒些卡路里。

當這種機制正常運作之時，瘦體素還能運用先前就儲存起來的脂肪，以減少身體脂肪的數量，但當瘦體素無法正常發送訊號時，你就會一直不停地吃，因為不覺得自己有吃飽。

除了進食後瘦體素會釋放訊號之外，睡眠期間你的身體還會出現瘦體素激增的情形。瘦體素激增會提高甲狀腺激素的水準，有助於甲狀腺釋放甲狀腺素。

瘦體素是如何變得脫序：會使瘦體素變得不大對勁的情形有幾種。首先，你可能是天生瘦體素就很少，科學家發現ob基因的突變會對瘦體素的分泌造成損害；這種基因突變常造成兒童出現極度肥胖的問題。簡單的補充瘦體素，就能幫助這些兒童維持正常體重。這種情況很少見，因此如果你天生瘦體素太少，一定早就發現這個問題了。

相信我吧，**瘦體素太少不是我們最大的問題，研究人員發現，過重的原因事實上是因為體內瘦體素太多**，怎麼會這樣呢？這麼解釋吧，當你愈胖，體內瘦體素就愈多。類似的情形也發生在胰島素抗阻的問題上，當身體持續猛分泌過量的瘦體素時（為了回應吃過頭的情形），瘦體素的受體開始不管用，而無法辨認出瘦體素。

有瘦體素抗阻問題的人體內有大量的瘦體素在循環，然而他們的受體就是不肯接受訊號。神經胜肽Y不肯停止作用，使你一直覺得肚子餓，新陳代謝也就慢了下來（大量的神經胜肽Y也會干擾你的T4甲狀腺素的活動，進一步破壞新陳代謝）。

導致瘦體素 變糟的原因	瘦體素不足的徵兆	瘦體素過多的徵兆	瘦體素問題 所導致的症狀
腹部脂肪	神經性厭食症	持續性飢餓	糖尿病
老化	持續性飢餓	糖尿病	脂肪肝
大量劣質碳水化合物 的飲食習慣	憂鬱	甲狀腺激素升高	膽結石
大量反式脂肪的飲食 習慣		心臟病	心臟病
感染		高血壓	高血脂（低密度脂蛋 白、三酸甘油脂）
發炎		高膽固醇	高血壓
更年期		發炎情形增加	胰島素抗阻
REM（快速眼動） 睡眠不足，或是連續 睡不到7至8小時		肥胖	多囊性卵巢症
肥胖			贅肉
疼痛			睪固酮不足
吸菸			
壓力			

　　瘦體素抗阻和胰島素抗阻問題會相伴而來，但就像胰島素抗阻問題一樣，如果你瘦了一點，身體就會對瘦體素更加敏感，然後就開始正常運作，把你從餐桌上趕下來說：吃夠了。

代謝荷爾蒙12號 **飢餓激素——增進你的食欲**

　　瘦體素和飢餓激素就像飢餓和飽足之間的陰陽平衡，瘦體素會告訴大腦「已經吃飽了」，飢餓激素則會告訴大腦「你的肚子在咕嚕咕嚕叫」。

飢餓激素從哪來：從胃、十二指腸，以及大腸前端。當你覺得餓、正要吃東西的時候，或者只是想要吃美食時，你的胃腸就開始分泌飢餓素。就像一個訊息傳遞者一般，接著飢餓激素就會跑到下丘腦並且啟動神經胜肽Y的運作，這樣便會增進你的食慾並且降低代謝消耗——但飢餓激素這麼做是有一個好處的，它有助於腦垂體釋放生長荷爾蒙。

飢餓激素如何影響新陳代謝：通常來說，一般女性會在空腹的時候釋放出飢餓激素，這種荷爾蒙就是為什麼你老是在一天之中的某個特定時間感到肚子餓（生理時鐘會照著精心安排好的時間表），引起身體釋放飢餓激素。

除非身體得到足夠的養分，滿足所需，不然飢餓激素仍會居高不下。因為傳遞這些信號要花上一些時間，所以**慢食可能有助於少吃一點**，等到你的肚子裝進了食物，飢餓激素又會開始下降；當你感到滿足後，就能停下來不吃了。

有趣的地方是，飢餓激素並不能讓你感到飢餓——飢餓的部分原因是神經胜肽Y還有分泌神經胜肽Y的生長荷爾蒙所刺激而成。事實上，飢餓激素一定要升高，才好釋放生長荷爾蒙。因此這本飲食計畫書會要求你晚上九點過後不可以進食，我希望等你要睡覺時，身體內的食物已經差不多清乾淨了。

你的身體需要飢餓激素才能有效地睡一個完整好覺。

睡眠共分四個階段，假使沒有持續熟睡，就無法進入睡眠第四期，而在這個階段中會有大量的生長荷爾蒙分泌。除此之外，若沒有持續熟睡，就無法有快速眼動睡來幫助你維持瘦體素的水準。然而，在一天中的其他時段，我們的目標卻是讓飢餓激素保持在低水平狀態，你不需要額外的飢餓感來誘惑進食，也不需要紊亂的新陳代謝造成身體系統中的血糖忽上又忽下。

飢餓激素是如何變得脫序：你得趕在這些飢餓激素爆發前才行，因為它們詭計多端，搞得你想多吃東西。新的研究結果顯示，飢餓激素會刺激大腦中心，讓食物看起來更可口。多年來，腦部的這些區塊都被認為與毒品上癮有關連，研究人員相信即使沒有特別餓，你只不過剛好經過一籃剛出爐的麵包前而已，飢餓激素還是會刺激腦部讓你覺得想吃。

　　一直控制卡路里的攝取，會讓飢餓激素水準居高不下，這可能是體重像溜溜球般忽上忽下的節食者，會覺得他們吃得愈少就愈餓的原因。

　　這些都是促使我們進食的自然機制，隨著我們身處於有多得不得了的法式麵包的花花世界中，永遠都在升高的飢餓激素，可能是讓保持體重變得很困難的主要原因。

　　有趣的地方是，有些人可能會覺得飢餓激素水準高的時候，會感到比較舒服。

　　然而事實上，患有精神性厭食症的人，其身體內的飢餓激素比一般人

導致飢餓激素變糟的原因	飢餓激素不足的徵兆	飢餓激素過多的徵兆	飢餓激素問題所導致的症狀
暴飲暴食	飲食失調問題	持續的飢餓感	神經性厭食症
攝取太多脂肪	食欲低落		暴食症
睡眠不足8個小時	體重減輕		神經性貪食症
甲狀腺素過低			普拉德-威利症候群
嚴格節食			
三餐不正常			
壓力			
蛋白質或碳水化合物攝取不足			

高，而有暴食症的人，體內的飢餓激素卻較低。暴飲暴食的人可能在飢餓激素不再讓身體感到飢餓後還一直不停地吃，這可能讓飢餓激素一直遭受打擊，對其他的荷爾蒙也是一樣，他們的荷爾蒙反饋系統不再管用。

另一方面，針對動物的研究結果顯示，增加飢餓激素可能會幫助某些人緩和因長期壓力所造成的憂鬱。對於厭食症患者來說，飢餓激素的作用幾乎就像是抗憂鬱藥劑一樣。

為了降低飢餓激素，進行胃部繞道手術來減輕體重似乎是辦法之一，如果醫師真能進到胃部裡頭並且把分泌飢餓激素的細胞除掉，我們就不會覺得那麼餓。但老實說，我不知道這方法到底好不好，因為看起來似乎有點太超過了。

我們有比挨一刀更好的法子，來管理你的飢餓激素——比如每四個小時均衡適量地進食一次，並且晚上睡足八個小時，這樣子聽起來並不太難，是吧？

重要的是「剉著等」之後……

生活中，你的每一個決定都影響身體這套非常複雜的化學系統：你住的地方、睡多久、是否有小孩、做什麼（或是沒做）運動，還有誰在飲用水裡扔什麼添加物進去……。現在的情況是，我們無法改變生活裡的每一件事情，但我們對於吃下肚子裡或是塗抹在皮膚上，還有在思想上所接受的事情，確實是有能力主導控制的。

首先，我們要來看看是什麼造成了這些問題，等著皮皮剉吧，當我第一次發現這些事情的時候，真是嚇壞了。不過一旦你知道自己要對付的是什麼之後，就會學到如何使身體的新陳代謝復原，並讓體內會幫助脂肪燃燒的荷爾蒙再次啟動。

再補充幾個代謝荷爾蒙

在過去幾十個年頭中，科學家們已經發現了十幾個能夠影響體重、脂肪儲存、飢餓、食欲，以及新陳代謝的荷爾蒙。在這個章節中我們除了會針對十二個主要的荷爾蒙，還要讓下面這些荷爾蒙和胜肽達到平衡。

- **脂聯素：**由遍佈身體各處的脂肪所組成，最主要在屁股上！脂聯素是荷爾蒙好咖，它能夠降低血糖並且保護身體對抗胰島素和瘦體素抗阻的問題，因此可改善肝臟和血管的功能。脂聯素水準過低與發炎以及代謝症候群有關。

- **膽囊收縮素**（cholecystokinin; CCK）：一種天然的食欲抑制劑，做為神經胜肽物質的膽囊收縮素，是在你進食後（尤其是吃了含纖維、脂肪，或是蛋白質的食物後）由靠近小腸的頂端部分所產生，好讓大腦知道你已經不餓了。膽囊收縮素的反應很快，1、2分鐘後就過了週期的一大半　，接著就又重新回到原來的基準，為下一餐做準備。

- **類胰高血糖素胜肽**（glucagonlike peptide; GLP-1）：也是由小腸所產生，特別是在吃了碳水化合物和脂肪之後，類胰高血糖素胜肽會刺激胰腺停止分泌胰高血糖素，並且開始分泌胰島素。類胰高血糖素胜肽也可以降低消化的速度，以保持食欲低下。

- **神經胜肽Y**（NPY）：神經胜肽Y跟你就不是同一掛的了，受到飢餓激素刺激的神經胜肽Y會讓你想吃東西（而且是想吃很多），而且還會刺激身體把脂肪儲存起來。不當的飲食習慣以及過食、體重增加，往往都會增加神經胜肽Y的活動。神經胜肽Y是由大腦和腹部的脂肪細胞所分泌製造出來的，而且它還會刺激新脂肪細胞的形成（就像我說的，它不是你的朋友）。

- **肥胖抑制素**（obestatin）：雖然肥胖抑制素與飢餓激素都是由同一個基因所控制，而且都是由胃腸所分泌的，但事實上肥胖抑制素的作用卻是與飢餓激素相反，它會告訴大腦肚子不餓，而且應該要吃少一點。

- **酪酪肽**（peptide YY或是PYY）：酪酪肽也是在肚子吃撐了之後會被釋放出來，主要是藉著阻擋神經胜肽Y的活動，來降低食欲。脂肪和蛋白質似乎最能夠提高酪酪肽水準，但兩三天不吃飯，就可以讓酪酪肽減少一半。酪酪肽的效果作用比其他胃腸所分泌的荷爾蒙久些，在進食的30分鐘內開始升高，然後保持高水準大約2個小時之久。

- **抗胰島激素：**這個邪惡的荷爾蒙在胰島素抗阻的現象之中，扮演著很重要的角色，因為它可以阻擋肌肉對胰島素做出反應的能力，有些專家甚至認為它可能是肥胖和胰島素抗阻問題之間的關連所。此外，腹部脂肪所產生的抗胰島激素比周邊脂肪多出15倍，因此想要甩掉肚皮肥油，這個理由實在是再好不過了。

Chapter 3

你是怎麼變成這樣的？

豐盛並不見得好，小心加料過頭的生活

我打賭你至少有一個什麼都吃但卻吃不胖的朋友。有些女性能把懷孕時增加的二十七公斤在一個月內甩掉，有些男性則是一口氣能吃掉三個漢堡，但還是穿得下高中時的牛仔褲。

別耍賴了，誰說都是基因惹的禍？

不知道你能不能這樣？但我可不行——我的新陳代謝不允許自己這麼做。究竟我那慢到不行的新陳代謝是怎麼形成的？而我該怎麼做才能改變它呢？可以怪罪到父母頭上，然後就不了了之嗎？不都是基因的錯嗎？

別這麼快下定論，因為基因並非事實的全貌。有些科學家認為，肥胖的風險百分之三十是由於基因，但另外的一些人則認為基因所占的比例高達百分之七十。不管如何，這些人都會同意一個再現實不過的答案：**我們的基因表現為何，取決於生活環境中所發生的大小事。**

當我們採用溜溜球節食法把自己餓得半死、吃加工食品、處於充滿毒素的環境的同時，這些作為都影響著體內的新陳代謝將會如何分解食物、

燃燒卡路里、調節體重。要學會運用本書的計畫來巧妙控制我們的生化系統並帶來益處，得先瞭解自己的荷爾蒙已經被摧殘損害到什麼樣子。

　　警告：書裡頭的有些內容並不是很賞心悅目，但我們得弄清楚自己面臨了什麼，才能好好反擊。

內分泌干擾物：來勢洶洶的麻煩

　　現在你知道新陳代謝是由許多不同的荷爾蒙所組成，當荷爾蒙濃度正常時，身體狀況一切良好：肌肉會消耗掉適量的血糖，胰島素維持穩定正常，甲狀腺分泌也正常良好。每個地方都保持著平衡的狀態，把你吸收進來的熱量燃燒掉。

　　但如果這些荷爾蒙濃度開始搞怪，一個硬要減少，而剩下的摸不著頭緒只能說「瞎米？」時，那麼荷爾蒙就得想法子擺平彼此了——荷爾蒙腺體會拼了命地重新或重複分泌荷爾蒙，以回復到原本穩定的狀態。**任何阻礙荷爾蒙正常運作的因素，都會為我們的新陳代謝帶來困擾。**

　　內分泌干擾物是一種以某種方式改變身體荷爾蒙正常運作的物質或作用，它們可能藉著多種不同的方式增加、減少，或是改變荷爾蒙的正常活動，這些方式包括：

・模擬荷爾蒙與受體結合，假裝這裡真有荷爾蒙。
・阻擋天然的荷爾蒙與受體結合。
・增加或是減少身體中某些部位的荷爾蒙受體的數量。
・改變特定荷爾蒙產生之數量。
・影響荷爾蒙在身體中發揮作用的速度。

上述任何一種作用都會導致一連串事件發生，比方說，當你的身體吸收了雙酚A（bisphenol A，一種經證實會從聚碳酸酯纖維塑膠容器上溶入所盛液體中的化學物質），動物實驗顯示，這些外源性雌激素進入體內時，在很短的三十分鐘內，就會使血糖下降並使胰島素激增。只要持續四天曝露於雙酚A的環境，就會刺激胰腺分泌更多的胰島素，讓人體開始變得具有胰島素抗阻性。

此時此刻，想想我們用在包裝和食品加工的化學添加物超過一千種以上，想想一日之中還有多少塑膠物品碰觸到你的嘴或是你的食物──裝咖啡的保麗龍杯、裝著沙拉醬的擠壓瓶、包剩菜的保鮮膜、罐頭湯裡的內墊，或是裝著蔬菜的微波用塑膠袋，想想洗衣劑的香味和刷廁所用的含氯漂白劑，還有停在你鄰居門前的化學除草貨車，還有……

你能看清楚嗎？這些微不足道的生活小問題可能會像雪球一般愈滾愈大嗎？我提到的改善飲食和生活形式之方法，都是為了在內分泌干擾物這個問題雪球從山坡上滾落並把你我的人生都毀了之前，阻止它愈滾愈大。

在這個幾乎什麼都過度膨脹的社會裡，人們之所以會變得這麼胖的原因之一，其實是我們消費的方式。**我們都習慣大量採買，想買便宜些的，希望這些商品擺在櫃子上永遠都不會壞掉，但這些「好處」，卻要我們的健康付出沉重的代價。**

接下來我們就來看看，有哪些因素可能會導致內分泌干擾物這個雪球，快速又毀滅性的墜落！

是什麼干擾了我們的內分泌？

有多少人隨著年齡的增長而放棄了運動？卻又回過頭來抱怨荷爾蒙造成他們的新陳代謝遲緩！這就是為什麼我要先盡快排除年齡的問題。

誰叫你懶散這麼多年，屁股不要再黏在椅子了！

有些荷爾蒙隨著年紀增長而增加，有些則維持不變……，好吧，我得承認，**大多數的荷爾蒙都一樣，隨著年齡增加而減少。**

是的，隨著年齡的增長，我們的荷爾蒙會變得讓身體容易增加體重，舉個例子來說，當你變老時，腦子裡的瘦體素受體開始減少，所以就算你已經吃飽了，身體仍然無法認清這件事，進而造成你吃太多。

以女性來說，年紀大了以後，雌性荷爾蒙會減少，而且調節胰島素的荷爾蒙會較起不了作用，兩者皆會讓你多了好幾公斤。以男性而言，具生物效用的睪固酮往往會慢慢減少，三十歲後每年大約減少百分之一點五，而DHEA減少得更快──每年約減少百分之二到三。這些荷爾蒙的衰退會造成肌肉量和能量消耗的減少，同時會讓肚子上的肥油變多、胰島素阻抗的情形增加，它們也會讓你容易發怒並感到憂鬱，這些都對新陳代謝非常不利。

荷爾蒙隨年齡減少的這件事，給了製藥公司和荷爾蒙劑銷售者大好的機會，他們利用這件事來支持其行銷訴求，說我們需要補充人造或是生物同質性荷爾蒙好降低荷爾蒙減少對新陳代謝的衝擊，或是讓我們更長壽。

但我們真的需要嗎？

一份針對一千一百位年齡四十到七十歲男性的重要研究報告指出，如果他們維持正常健康的體重，不過度飲酒，避免罹患如糖尿病和心臟疾病等重大疾病的話，他們可以讓身體許多種的荷爾蒙濃度增加百分之十到十五，尤其是男性荷爾蒙。

雖然愈來愈多的研究指出，老化引起的肌肉減少問題大多是自己所造成，但我們每天還是抱怨肚皮上的肥油對晚年的生活造成影響。事實上，那是因為我們沒有好好照顧自己！我們吃得愈乾淨、愈是簡單生活，並且運動，體內的荷爾蒙就會愈平衡，而我們的新陳代謝就能維持得更健康。

老實說，我也不喜歡運動，但現實是我們一定得運動，就像你的身體一定要有氧氣和水分一樣。

首先，每公斤肌肉所燃燒的卡路里是每公斤脂肪所燃燒的三倍之多；肌肉可以吸收血糖並且加強「胰島素敏感性（insulin sensitivity）」。運動時可藉由分泌腦內啡，擊退憂鬱症狀並增加如男性荷爾蒙、人類生長荷爾蒙、DHEA，以及四碘甲狀腺素這些可燃燒脂肪的荷爾蒙分泌，來減少肥胖荷爾蒙如皮質醇的產生。

好啦，我知道這不是一本健身書籍，但你不得不承認運動的益處和必要性，如果你希望書裡的飲食方法真的很有效，要同時好好運動。我不是叫你瘋狂拚命健身，只是叫你屁股不要再黏在椅子上不肯動，要盡快將有益健康的活動帶進日常生活之中，我會在第八章中再詳細介紹如何以最少量的運動，帶來最大的正面效益。

如果你現在想要固定服用荷爾蒙補充劑的話，那是你跟你醫生之間的事，請參考一些書面資料，這方面上我最喜歡的書籍是蘇珊·桑莫斯（Suzanne Somers）所著的《不老》，並且跟幾個抗衰老的內分泌專家討論一下，記住一定要找專業醫生。事實上在幾年前，有一份婦女健康研究（WHS）指出，接受荷爾蒙補充療法的女性罹患心臟疾病的風險高出許多，這可把我嚇死了！但目前還有許多正在進行的研究，搞不好在不久的將來，這些研究又會發現一些重要的事實出來。

我設計這套飲食方法，是為了探討以自然的途徑來維護並且有效平衡荷爾蒙，以滿足上帝賦予我們的人體結構。自然已經給了我們解決之道，但人類卻不停地搞破壞！我們有很多很棒的食物（我會在第六章中討論），它們不只有助於保持荷爾蒙的平衡，還可以幫助我們對抗癌症、糖尿病、中風、心臟病，還有阿茲海默症。

但我們又做了什麼呢？我們拿殺蟲劑和毒氣來噴它們，把天然的解藥

變成毒物！因此我們得把這些天然的荷爾蒙平衡劑給討回來，而且每天都要回擊許多會攻擊體內荷爾蒙的行徑。我會教你一些簡單、安全、天然、又有效的方法，不用吃那些討厭的藥物，也能感到更健康並且提高身體的抵抗力。

別亂試溜溜球節食法，沒常識就多累積知識

　　如果你現在正在閱讀這本書，那我敢打賭你這輩子至少試過減肥一兩次了。大約百分之七十五的美國人有體重方面的煩惱，但其中多數人都沒有採取正確的方式來面對體重問題。國際食品資訊協會進行的一項調查發現，只有百分之十五的人能夠按自己的身高和體重，正確地估算出每天該攝取的卡路里。

　　缺乏知識預告了我們注定是要失敗的，人們不擇手段的瘋狂減肥，完全杜絕掉生長所需的多量元素（macronutrients），像是碳水化合物或脂肪，這是非常不對的！**這樣的飲食方法會干擾你的荷爾蒙平衡，使得它們向身體發出求救訊號——要將脂肪儲存下來，還要讓新陳代謝慢下來，以防止飢餓的狀態持續。**

　　大多數有「週期性體重」的人（俗稱「溜溜球體重者」），一生都在減肥，這種飲食習慣早自青少年時期就開始了，明尼蘇達州立大學對兩千五百名青少年做了一份長達五年的追蹤性研究調查，對象男孩女孩皆有，調查顯示，相較於從未節食過的一般青少年，減肥減過三次以上的人，很可能會過重，而減肥過六次以上的人，很可能會是暴飲暴食的人。「護士健康研究」發現，有嚴重週期性體重的人，也就是**那些在過去四年中曾經三次減重九公斤的人，比一般維持正常體重的婦女多重至少四點五公斤**。有週期性體重的人通常都會以節食的方式來減肥，而不是適量地吃正確的食物，再加上缺乏運動的話，問題會更嚴重。

不只體重上上下下惹人心煩，試圖減重讓人更為心煩——尤其當你是以餓肚子的方式來減肥的時候。節食時你得運動才能維持肌肉的質量，這種「卡路里分割法」確保你所攝取的卡路里，會用在重建修復肌肉上。

如果你不運動的話，一旦停止節食，很快就會把自己弄得一團糟。餓肚子節食是分化性的做法，它會促使身體把肌肉拆下來當燃料用。你的身體很聰明，會自己考慮到長期生存的問題，於是就盡可能把熱量留下來，以防長期飢餓的問題繼續下去。沒有這些肌肉，你的新陳代謝會比較慢，而且你強大的代謝性甲狀腺素水準也會降低。當人們急遽地減少卡路里的攝取時，最明顯的變化就是甲狀腺和休息代謝速率的變化。

有好多我曾合作過的客戶，都經歷過「餓一頓後接著大吃一頓」的暴飲暴食模式，你瘋狂地想為某個重要的日子甩掉幾公斤肉，以為每天只攝取八百卡路里、幾個禮拜就可以搞定一切。結果咧？呃，首先，你的新陳代謝自己退步得相當快速，然後你就會恢復稱之為正常的飲食方法，也就是每天攝取一千六百到兩千卡的熱量，最後你就完蛋了。因為你的三碘甲狀腺素（T3）跌到谷底，身體對瘦體素和胰島素的敏感度受到打擊，飢餓激素則是衝到破表，問題一個一個接踵而來。

小心讓你愛吃成癮的加工食品

有些食物，尤其是加工食品，是我們荷爾蒙平衡的殺手。為什麼？這個可怕的小祕密就是：我們的身體不認為它們是食物。加工食品不是天然的：它們來自工廠，工廠生產得愈多，企業賺得愈多，這些工廠愈能節省原物料的成本，公司的利潤就愈高。好吧，誰能責怪他們呢？更高的利潤，更高的產能——這不就是美式風格嗎？放個幾毛錢進去，生出好幾塊錢出來，這一定令人上癮，就像他們所創造出來的「食物」一樣。

二十一世紀裡的飲食主要是由玉米、黃豆、小麥所構成，無論我們**是**

否認得出來，它們都是我們每天的盤中飧。這些農作物受到政府的補助，對食品製造商來說已經是便宜得不得了，而且還一直不斷地找尋新的製造方法來使用這些廉價材料。靠著現代化學的奇蹟，你可能以為自己正要吃下去一片午餐肉或喝下一碗湯、一杯果汁時，事實上你吃的卻是小麥、黃豆或玉米——精製小麥粉、水解大豆蛋白、部分氫化玉米油、高果糖玉米糖漿，當然還加了一點鹽（另外一種廉價的添加物）。

他們是如何讓我們每天把這些吃下肚的？很簡單，食品製造商把這三種超級便宜又沒滋味的原料，添加了一大堆的化學混合物，讓它們嘗起來有味道。把玉米、大豆，還有小麥想像成一塊乾淨空白的帆布，而食品科學工業能在上面描繪出食品的幻覺。為了讓這個幻覺持續下去，他們還可能仰賴更下流的手段。

脂肪跟糖分含量高的食品，會讓大腦釋放內源性類鴉片（endogenous opioids），**又稱作「生物性嗎啡」**。如果你把奧利奧餅乾（OREO，將近百分之六十為糖分和脂肪組成的餅乾）當作是一種藥癮，那麼花一點錢或許是值得的。就像有毒癮的人受到毒品的刺激一樣，你的前額腦區底部皮質（負責動機和渴望的中心），在你看到、聞到或是嚐到所渴望的食物的時候，會受到刺激。

是的！各位，我們可能吃個甜點就會high起來，而且還可能上癮！那些「堅持個人行為要由個人負責」的人會這麼反駁：「嗯，好啦，你可以不吃呀！」但這裡就是事情棘手之處：二〇〇五年《芝加哥論壇報》的調查系列報導了卡夫食品公司（Kraft，奧利奧餅乾的製造商），把大腦研究的成果分享給煙商菲力浦莫里斯（Philip Morris）、做啤酒的米勒釀酒公司（Miller Brewing），以及當時的合夥企業公司。（呃，香煙、酒精和奧利奧餅乾……他們之間的共同點是什麼啊？）當《芝加哥論壇報》的報導一出來之後，卡夫食品發言人表示，他們只是覺得能讓科學家

你愛吃成癮嗎？

當人們看到喜歡吃的東西之時，與愉快有關連的神經化學物質──多巴胺（dopamine），會被釋放到腦中與動機和獎賞有關的區域去。就像毒蟲一樣，肥胖的人腦裡頭的多巴胺受體比較少，愈是胖，接受器就愈少。科學家們不確定是不是因為毒品和暴飲暴食的緣故，才導致有大量的多巴胺不停地湧進，進而造成受體疲憊不堪；還是這些有癮頭的人天生受體就比較少。不過無論如何，結果都是一樣的──他們還想要吃更多。運動或是補充足夠的蛋白質，對促進多巴胺的自然增加分泌很有幫助。

們來找尋方法互通資訊，分享*最好的實際做法*（斜字是我個人的意思），並且找出能降低整體成本的高效率方法，是一件很好的事情。

很有趣，是吧？事實上呢？**愈是精製的食物，當中某些肆無忌憚的生化物質就愈能糾纏你的神經，讓你想吃得愈多。**

我們會在第五章中討論，加工食品是如何毒害我們的荷爾蒙以及整體的健康。現在我們就先認清一件事，劣質的澱粉加糖、加脂肪、加鹽、加令人上癮的化學物質，就是食品龍頭最便宜且最賺錢的組合，他們會拼了命讓這些食品上架，然後進到我們的五臟廟。在政府能夠聽取研究結果，勇敢地面對食品商的遊說，讓食品商為到處毒害大眾的「毒物」付出代價之前，我們必須搞清楚如何保護自己，而《掌握代謝，90%的肥肉會消失》這本書就是要幫助大眾做到這件事。

花多點錢吃有機，還是你想看病看到沒房子住？

食品製造商用來當主要原料的穀物大都是基因改造食物，或者撒了一大堆含有內分泌干擾物質的殺蟲劑。其中，我們的好朋友──玉米，就是最糟糕的犯人之一！「有機消費者組織」報導，**每年餵給動物吃的和用來做成其他玉米產品的玉米，噴灑了一億六千兩百萬磅的化學殺蟲劑。**很顯然的，我們根本不知道自己吃進了什麼東西到肚子裡！

這裡有個報導——

根據美國國家衛生院對三萬名在農場工作中會用到殺蟲劑的人（主要是男性），所作的一項大型流行病研究顯示，這些領有許可證的化學物質使用者在工作時可能都穿有保護器具——如護目鏡、手套、靴子、工作服等，但是研究人員發現，如果這些人使用過特定的七種殺蟲劑中的一種，即使只用過一次，他們罹患糖尿病的風險就會變得比較高。研究結果顯示，接觸殺蟲劑可能是造成糖尿病的主要因素之一，就像肥胖、缺乏運動，或家族病史一樣。

其中一種叫三氯松（trichlorfon）的殺蟲劑，是一種常用於草皮和高爾夫球場的殺蟲劑產品。這份研究發現，只要工作者使用十次以上，發生糖尿病的風險就增加二點五倍。

現在我請問：你一生打過幾回高爾夫球？專業除草公司的車在你鄰居家門口前停了幾次？或是根本就停在你家門口呢？

現在來想想我們吃的東西，作為消費者而言，我們不單單只是觸碰那些有殺蟲劑的植物——**我們是把他們吃進肚子裡**。在某些國家，三氯松甚至被用來驅除肉牛身上的寄生蟲。殺蟲劑會累積在我們身體的脂肪組織中，即使好幾十年過去，都還會一直殘留，在魚肉、鳥類、其他哺乳動物之中，甚至是人類的母乳中都可以發現。

美國疾病防治中心告訴我們，人類常透過下列的方式接觸到有機氯殺蟲劑，它是存在於殺蟲劑中的一種有毒化學物質：

• 吃含脂肪多的食物，例如受到殺蟲劑污染的牛奶、乳類製品或魚肉。
• 吃從仍然准許使用這些殺蟲劑的國家所進口的食物。
• 喝母乳或是當孩子還在子宮時，透過胎盤接觸。
• 我們的皮膚。

有些研究學者認為殺蟲劑可能比肥胖更會造成胰島素抗阻、新陳代謝症候群，以及糖尿病。一份針對兩千名以上成人所做的研究發現：至少百分之八十的實驗者身上被驗出六種永久性的有機污染物（POP）。這些化學物質可以存留在人體的組織中長達十年，甚至更久，而這些身體中有高劑量永久性有機污染物（像戴奧辛、多氯聯苯、可氯丹）的人，出現胰島素抗阻的機率比體內劑量低的人**高出三十八倍**，甚至連那些比較胖但體內沒有永久性有機污染物殘留的人，罹患糖尿病的機率相較下也低許多。

　　這意思並不是說殺蟲劑是造成糖尿病的唯一原因，但很顯然的，你體脂肪內的永久性有機污染物會持續與那團多餘的肉接觸互動，讓你的糖尿病風險更加升高。我甚至還沒講到有機氯其他「有趣」的副作用，如顫抖、頭痛、皮膚過敏、呼吸困難、頭暈、噁心、癲癇，喔，還有癌症、腦部損害、帕金森氏症、先天性缺陷、呼吸系統疾病、免疫系統功能異常⋯⋯我該繼續說下去嗎？

　　而且，你想一下——有機氯只是化學殺蟲劑的一種，它只不過是整個食物供給鏈中，出現的內分泌干擾物風險的一個小閃光而已。我們還給乳牛懷孕和催乳激素，讓牠們提高「產量」，不然就是給肉牛生長荷爾蒙好多長點肉出來，或者給擠在鞋盒般大的籠子裡的雞注射抗生素，防止疾病的傳播。

　　即使某些研究的結果看起來已經很嚇人了，但是科學家們大多仍只是逐一看待這些化學物質、殺蟲劑，還有其他內分泌干擾物質而已。然而，最新的研究則顯示，如果所有的這些物質結合在一起，它們所產生的協同作用（synergistic effect）可能會遠遠超過我們所能想像。

　　每當我談論吃有機食品時，有些人總是納悶：「吉莉安，拜託，值得多花那些錢嗎？現在錢不好賺耶。」

　　為了健康，你願意付出多少代價？為什麼女性在三十歲出頭就得乳

癌？為什麼要讓八歲大的小孩吃降血脂藥物？為什麼最近十年如纖維肌痛症這種怪病會層出不窮？難道你不跟我一樣害怕嗎？當你在問有機食物要花多少錢時，可知道那些治療肥胖相關疾病的處方要花多少錢嗎？你知道化療要花多少錢嗎？我打賭，很多我認識的某人因為生病連房子都沒了。**花在預防疾病的每一毛錢，都會替你在治療疾病時省下好幾千塊美金。**

　　想一下：我們在一歲到五歲之間，吸收的有機污染物絕大多數來自於食物，我們的肥胖基因開關在此時被打開或關起來，同時這也是新陳代謝模式形成的時候。在不知情的情形之下，我們一直承受著毒物的侵襲，現在我們知道了，必須要開始很注意食物是從哪裡來，當我說我們吃的每一口食物會對自己的健康、荷爾蒙，還有新陳代謝造成一輩子的深遠影響時，而非小題大作。

環境中有太多有毒物質，不只藏在食物裡

　　內分泌干擾毒素不只藏在食物裡，超過十萬種的合成化學物質已經註冊為商業用途使用（每年還以超過兩千種的速度持續增加中），但是，其中只有很少的一部分經過適當的毒物檢測，更別說任何潛在的荷爾蒙活性檢測了。然而，官員們卻對這些化學物質的作用嗤之以鼻，認為「這些東西只有在高劑量時才有危險。」忘了自己並沒有對這些化學物質在低劑量時做過檢測。

　　現在，研究人員開始意識到，**許多合成化學物質在正常甚至少量時，就會對我們的內分泌系統造成影響，而且已開始在我們的體內累積。**一份針對瑞典女性的研究發現，乳汁中的多溴聯苯醚（polybrominated diphenyl ether，在嬰兒睡衣、枕頭套、電子產品，以及傢俱中找到的防火物質）濃度，在一九七二年至一九八八年間，每五年就增加一倍。

　　這些東西真的會把我們的荷爾蒙搞得一塌糊塗，就像那些在安大略

湖捕魚的女性——安大略湖中的多氯聯苯（PCBs）含量是出了名的高！《美國流行病學期刊》發表的一項研究發現，從事捕魚且連續好幾年每個月吃魚超過一次的女性，她們的月經週期比一般的女性短。其他研究也顯示，食用受多氯聯苯污染的魚的女性，比較難懷孕。

事實上，女生不是唯一受到影響的，在子宮中的公老鼠只接觸到一劑戴奧辛，其所產生的精子數目就會比未接觸到的公老鼠少百分之七十四，牠們睪固酮比正常值低，生殖器也明顯比較小。研究人員表示，產前接觸到戴奧辛，很顯然會去雄性化並且生出雌性化公老鼠。（我沒認識幾個希望自己小弟弟變小的男人，你有嗎？）

有些研究也顯示，受到多氯聯苯和戴奧辛影響的動物，其甲狀腺的變化和患有橋本氏甲狀腺炎的人反應很類似，當懷孕的老鼠接觸到多氯聯苯的量增加時，其幼鼠的甲狀腺激素較少，神經傳導物質的水準也怪怪的。

四氯化碳（carbon tetrachloride），一種有時候會在飲用水檢測中發現的化學物質，已被認為與甲狀腺功能異常有關。研究人員開始意識到湖裡和河裡的魚正受化學物質刺激，而有了性別改變——公的變得像母的，因為水裡有太多人造雌激素啦！

這些仿雌激素對我們生活的各個層面都造成了威脅，二〇〇八年加拿大成為第一個禁止在奶瓶製程中使用雙酚A的國家（雙酚A是一種經證實會模仿體內雌激素的化學物質），加拿大官方在檢視現有的研究後決定，嬰兒攝取雙酚A的風險實在太大了。

美國醫學會期刊的一篇文章提到，尿液中雙酚A濃度較高的人，罹患心血管疾病的風險較一般人高出百分之三百，糖尿病風險則是高出百分之兩百四十，肝酵素異常也同樣升高。有多囊性卵巢症的女性，血中的雙酚A水準比無多囊性卵巢症的女性高。事實上，即使是少量的雙酚A，也已被證實會產生新的脂肪細胞，並增加其大小。總結來說，已經有超過

大量的內分泌干擾物質

這份極為簡化的環境中內分泌干擾化學物質名單，不過只是冰山的一角！

化學物質	別名	用途
多氯聯苯	PCBs	一九七七年起禁止使用，最早是用來當冷卻劑、電子設備和金屬切割油、顯微鏡油，也用於墨水、染料，以及非碳複寫紙類；仍可能從舊式螢光燈具中找到。
鄰苯二甲酸酯類（塑化劑）	DEHP DINP	加入塑膠中使之有彎曲性。
戴奧辛		焚燒和加工過程的副產品。
雙酚A	BPA	加入塑膠中使之更堅固。
揮發性有機化合物	VOCs	是沒有實際用途的副產品。
氯	漂白水	消毒劑；工業用製造原料。
壬基酚聚乙氧基醚	NPEs	介面活性劑，化學污垢清除因數。

分布於	潛在或經證實會對健康造成的影響
養殖鮭魚以及淡水魚中（即使已禁止使用超過三十年以上）	極為嚴重的面皰（氯化物青春痘）、上眼皮腫大、指甲和皮膚變色、手臂及／或腿部麻木、虛弱、肌肉痙攣、慢性支氣管炎、神經系統相關的疾病，以及罹患癌症的風險增加，尤其是肝癌和腎臟癌。
醫療針管、牙膠、奶嘴、浴簾、保鮮膜、塑膠食品容器；也有用來延長香水的壽命	精蟲數減少、生育力降低。
食用非有機的動物食品（戴奧辛會累積在脂肪組織裡）	人類男性的出生率降低；精蟲數減少、睪固酮分泌減少、生殖器變小、生殖系統癌症；發育異常、皮膚出疹、肝臟損害以及體毛過多。
奶瓶、塑膠飲料瓶（舊式水壺）、食物和飲料罐的內層	乳癌和前列腺癌風險增加、不孕、多囊性卵巢症、胰島素抗阻，以及糖尿病。
油漆、乙烯基、塑膠、清潔產品、溶劑、空氣芳香劑、衣物柔軟精、柔軟除靜電紙、壁毯、除臭劑、乾洗精，還有化妝品	噁心、頭痛、嗜睡、喉嚨痛、頭暈、記憶力受損害，長期接觸會造成癌症；許多含有VOCs的產品也含有鄰苯二甲酸酯類。
飲用水、工業廢料、家用清潔劑、氯池、漂白過的紙張（餐巾紙、咖啡濾紙），還有尼龍	呼吸系統問題（比如：呼吸喘鳴聲、咳嗽、呼吸不順）、肺部疼痛或塌陷、眼睛和皮膚過敏，還有喉嚨痛；加熱的氯氣還會產生戴奧辛。
家用和洗衣用清潔劑和其他清潔劑	美國山巒協會提出一項報告指出，這些作用會隨著NPEs在環境裡分解而加劇，會形成雄性還有雌性性器官；增加死亡率；損害肝臟和腎臟；降低公魚的睪丸生長以及精蟲數；破壞男女的性別比例、新陳代謝、發展、生長，還有生殖能力。

一百三十項動物研究顯示，**就算是非常少量的雙酚A，還是和乳癌、前列腺癌、性早熟症、大腦損害、肥胖、糖尿病、精蟲數不足、過動、免疫系統受損，以及其他嚴重疾病有關。**

問題是，雙酚A到處都是——全球每年所生產的雙酚A超過二十七億公斤，其中三分之一來自美國。美國疾病管制中心的一份研究發現，百分之九十五的美國人尿液中含有雙酚A。製造業將雙酚A加入塑膠PC材質、瓶罐，還有食物容器的內層之中。

這些環境中的有毒內分泌干擾物質，不只會破壞我們的新陳代謝，還可能讓我們罹患荷爾蒙失調所引起的癌症。哈佛最近的一份研究指出，前列腺癌症患者中有高達百分之五十的病患體內有過多的雌激素，社會責任醫師組織指出，某些常見於塑膠、燃料、藥物、殺蟲劑中的污染物會造成動物罹患癌症，這是因為這些污染物會干擾健康良好的荷爾蒙活動。

我們這些X世代、Y世代的人，比嬰兒潮世代的人年輕，但狀況可能比嬰兒潮世代的人更糟糕——我們小時候就沒有機會待在無內分泌干擾物的淨土上生活而得到保庇，或藉此培養出抵抗力來對抗其中的一些內分泌干擾物。反之，我們成長的環境基本上就在促使身體各方面的荷爾蒙發生異常，最後讓我們變得胖嘟嘟的——而且不健康。

而這些所有因素的結合而產生的影響，真的讓我嚇到了，一份針對多氯聯苯和戴奧辛的影響進行的研究報告表示，這兩種物質常在人體中被檢驗出來，結果發現當兩種物質組合起來，對肝臟造成的傷害比單單的戴奧辛嚴重四百倍！現在，你可以把這兩種物質乘以環境中化學物質的數量，再想像其結果吧。因此，我們現在就得開始保護自己！

一堆細菌，有益的卻沒幾隻？

人類會濫用殺蟲劑的部分原因，就是因為我們想除掉四周那些看似煩

人或是危險的細菌，身為萬物之靈的我們，當然有權這麼做，是吧？我們試圖用一大堆抗菌產品把所有的細菌都消滅，無論大小，尤其是那些恐怖的葡萄球菌、沙門氏菌，還有大腸桿菌。我們也幫家畜灌了一堆抗生素，這麼做的結果是，我們也幫自己灌了一大堆抗生素。

這麼說吧：**試圖把大部分的細菌都消滅掉不僅危險，而且毫無意義。**根據《紐約時報》的一篇報導，你身體中成千上萬的細胞，大概只有十分之一是人類的細胞，剩下的是細菌、黴菌和寄生蟲，總共有超過五百種的其他微生物種，大多數都存在於我們的腸子裡頭。

大多數的細菌是益菌——這些居住在我們肚子裡的益生菌對於維持免疫系統和消化系統是不可或缺的。但是，當它們失去平衡時，壞菌會壓過益菌，不好的事情就會開始發生。你可能會發生酵母感染、拉肚子，或是其他腸胃不適的症狀，還可能會有食物過敏，或有可能會真的感染到很糟糕的細菌，像是具抗藥性的金黃色葡萄球菌（MRSA），這是一種在醫院或是其他公共場合感染上後可能會致命的葡萄球菌感染。

你甚至可能會變胖。尼克爾・杜霍蘭達（Nikhil Dhurandhar）博士發明了一個名詞叫「感染性肥胖」，來形容經由感染而造成肥胖的現象：過去二十年來，至少有十種病原體經證實會增加人類和動物的體重，包括病毒、細菌，還有腸子裡的微生物。

華盛頓大學的研究人員發現，當人們體重減輕時，兩種關鍵微生物，佔腸道菌叢百分之九十的擬桿菌門（Bacteriodetes）和厚壁菌門（Firmicutes）的比例會改變。

這些研究人員相信，**我們腸道內的微生物生態可能決定了人會從食物中攝取多少卡路里，還有多少熱量會輸送到脂肪細胞中。**他們一開始拿老鼠做試驗，發現肥胖老鼠的擬桿菌門少了一半，而厚壁菌門則是多了一半。接著他們拿人類來做試驗並且發現，無論是靠低脂還是低碳水化合物

飲食法而減輕體重的人，其苗條的擬桿菌門數量開始增加，而肥胖的厚壁菌門則減少。研究人員相信厚壁菌門菌確實能夠幫助身體吸收較多的卡路里──尤其是從碳水化合物這邊──並將其直接送進脂肪裡頭。但隨著人們體重減輕，他們就會更容易擺脫厚壁菌門，讓更為苗條又犀利的擬桿菌門取而代之。研究人員甚至懷疑，有些人容易發胖是不是因為腸道中的厚壁菌門比例較高的原故。

諷刺的地方是，**當你服用抗生素來清除壞菌時，同時也把好菌（你的最佳守門員）也解決掉了。**接著你就得開始重新建立益菌防禦系統，但當你老是吃那些只會幫你增加壞菌的加工食品作為基礎飲食時，重建益菌的防禦系統就成了不可能的任務。

我們唯一能做的就是吃那些能補充並且滋養益菌的食物，以保持免疫系統的強壯，並好好照顧身體的微生物環境，這樣益菌才能夠對抗壞菌的活動。這本書有助於你儘量食用飼養過程中沒有使用抗生素的動物肉品和乳製品，並且盡可能地避免讓你的身體過度吸收抗生素。

長時間工作，沒時間睡覺，天下大亂

壓力就像是荷爾蒙的氪晶石（編按：超人的剋星），只要一丁點就能搞得天下大亂。若你長時間處於壓力中，可能會對身體許多部分造成重大傷害，包括腺體（想想我多年來皮質醇過多、卡路里不足，還有全面性地虐待自己，讓甲狀腺一塌糊塗）。

根據身兼《瘦體素之超級飲食法》一書的作者及荷爾蒙達人的史考特・艾塞克博士的說法，壓力會造成：

・瘦體素抗阻　　　　　　・生長荷爾蒙水準較低

・胰島素抗阻　　　　　　・皮質醇水準較高

你睡太多了嗎？

小心，如果你每天晚上都睡10小時以上，所面臨的荷爾蒙風險可能會跟睡太少的人一樣多。最近加拿大的一份研究報告顯示，睡眠時間少於7個小時或超過9個小時者，比每晚睡8小時者平均重了將近2公斤（腰圍也比較粗）。研究人員相信，睡太多或睡太少都會影響人控制食欲的能力，因為飢餓激素增加的同時，瘦體素卻正在減少。

- 女性雌激素（雌二醇）水準較低
- 甲狀腺素轉化功能受損
- 男性睪固酮水準較低

任何一種荷爾蒙變化都會造成你的新陳代謝變慢，並導致體重增加。把這些問題全加在一起，再加上因壓力所造成的行為問題——不停地吃、有壓力就吃零食、吃宵夜、不運動、太多咖啡因和（或）酒精，甚至偷吸一兩根菸——你會發現，壓力就是干擾內分泌的主要來源。

或許壓力造成荷爾蒙停頓的最大原因和症狀之一，就是從人們的優質睡眠不夠開始。過去五十年間，年輕人中每晚睡足八到九小時者大約少了一半——從一九六○年的百分之四十變成二○○二年的百分之二十三。這期間，胖子則多了一倍，巧合嗎？

芝加哥大學進行的一項研究發現，當一組年輕男性連續兩晚都被限制其睡眠時間時，他們的飽足荷爾蒙瘦體素水準會減少百分之二十，而飢餓激素則爆衝到百分之三十；簡單來說，他們變得胃口極好。他們對甜食（像是糖果、餅乾，還有霜淇淋）和澱粉類的食物（例如麵包和義大利麵）的食欲增加了百分之三十三，對鹹的食物（像是洋芋片和鹽味堅果）的食欲則是增加百分之四十五，他們可以狼吞虎嚥般吞下比實驗前幾乎多一倍的碳水化合物。

同一機構的其他研究發現，當身體健康的人被迫無法進入深層的慢波睡眠時（這段期間是人體中大多數荷爾蒙被釋放出來的時間），只要三

天，他們處理糖分的能力就下降百分之二十三，在七十二小時內，他們一定就會有胰島素抗阻的問題產生。

太多藥物了，連水裡頭也是！

製藥是門大生意，製藥公司現在變得很有創意，以現代人的新興疾病為由，賣那些會讓人生病的藥給我們。不論你是傷心、焦慮、生氣、亢奮，或是有其他任何的情緒，都有藥吃。其中，我覺得最經典的就是：放鬆腿部的藥。真的假的？雖然幾千幾萬年以來，女人都要經歷更年期這個過程，但現在的我們需要靠吃藥來處理這個問題嗎？

我自己也有玩火自焚的慘痛經驗：治痘藥Accutane（編按：由羅氏藥廠生產的A酸口服劑型）。二十幾歲時，我長了青春痘，所以去看皮膚科醫生，要求要吃抗痘藥。我只是不想再滿臉豆花了，不知道這種藥對身體會有什麼影響，沒人向我解釋它的副作用，而且我被說服使用了。雖然皮膚科醫生至今還在爭辯，我會變得雌激素過多是否真因為使用抗痘藥而導致睪固酮停止分泌？但內分泌科醫生跟我的看法一致！更雪上加霜的是，在開始使用抗痘藥後，臉上開始出現肝斑，雖然這可能跟我的皮膚變得對陽光敏感有關，但臉部異常的色素沉澱卻是雌激素過多的一項確證。

當你吃避孕藥或是接受荷爾蒙補充療法時，要有心理準備體內的荷爾蒙會被打亂，但皮膚用藥，會嗎？這只是前菜而已。即使你不用那些對荷爾蒙有明顯作用的藥物，但許多藥物都被發現含有內分泌干擾物質。一種常見的抗憂鬱劑——選擇性血清素再吸收抑制劑（SSRIs），被認為與代謝症候群發生的機會增加有關。而且一項法國的研究發現，只要服用抗精神病藥物olanzapine（編按：商品名為 普薩膜衣錠）四到六週，動物的血糖水準就會升高，腹部的脂肪也會開始增加。

一份重要的研究發現，許多常見的藥物會造成體重增加：

- 抗痙攣藥物
- 抗糖尿病藥物
- 抗組織胺
- HIV 抗病毒藥物以及蛋白酵素抑制劑
- 抗精神失常藥（抗精神病藥、抗憂鬱藥、情緒穩定劑）
- 降血壓藥
- 避孕藥
- 類固醇激素（例如皮質類固醇）

　　所有這些藥物都對荷爾蒙的健康產生重大的影響，因為我們的醫療系統沒有整體性的考量，所以你的醫生可能開一種藥物來幫助身體的一部分系統達成想要的效果，但另一方面，你正在全面地破壞自己荷爾蒙的平衡。某些草本、維他命，以及其他健康食品有很強大的荷爾蒙作用，如果你的醫生並不知道你在服用這些健康食品，而倉促地開了其他處方，可能會對你的內分泌系統造成很嚴重的傷害。

　　你說自己從來不接觸任何藥物或藥品，所以這種特定的內分泌干擾物質無法碰觸到你嗎？錯。你再想一下，美聯社對五十個主要大都會區的城市飲用水做了一項大型的調查，他們發現其中二十四個城市——供應四千一百萬美國人的用水中被檢查出藥劑：在費城，至少有一個城市被驗出水中含有五十六種不同的藥物，包括抗生素、抗痙攣藥、情緒穩定劑，還有性激素。

　　這些東西怎麼會跑進水裡頭？有很多種方式可以讓藥品滲入，但主要是透過廁所，**有夠噁心的吧？**

　　加了料的水不僅來自人類的污水，那些吃了或是被注射荷爾蒙、抗生素的家畜，也會把藥物給拉出來或尿出來，接著就流進地下水裡頭去，有些用在牛身上的荷爾蒙，其活性比其他環境荷爾蒙干擾物質強上百千倍。

　　污水處理有好幾個階段，但還是有許多藥物殘留，因為沒有任何一種污水處理是專門設計來清除這些藥物的。只有RO（逆滲透）可以清除水

中幾乎所有的藥物，但別指望地方單位會用這種處理方式來處理飲用水，因為大規模地使用實在是太貴了（因此我在第八章中建議你在家裡裝個RO濾水器）。

沒人確切知道喝了幾十年摻了藥物的水會造成什麼影響，但令人感到憂心忡忡的現象日益嚴重。一份研究發現，生長在牧場附近河川下游的魚類，體內的荷爾蒙活性是上游魚類的四倍。

菸抽得太凶，小心又胖又老又醜

《新陳代謝期刊》曾發表過超過一百多篇的文章，關於吸菸對荷爾蒙所造成的影響，這些報告全部都指向一個驚人的結果：抽菸很糟糕。

抽菸除了會影響到你的肺、心臟、腦部，噢，還有你身體裡的每個細胞之外，還影響很多內分泌腺體──腦垂體、甲狀腺、腎上腺、睪丸和卵巢。抽菸會導致人出現胰島素抗阻和糖尿病、讓皮質醇飆高，還讓你有個大肚子。吸菸會讓你不孕，並讓更年期提早報到，也是導致甲狀腺問題的嚴重風險因素之一，它會因為硫氰化物（thiocyanate，一種為人所知會造成甲狀腺腫大的物質）的增加，而導致甲狀腺低功能症。若你已經有甲狀腺低下的問題，抽菸更是火上加油，讓甲狀腺分泌更糟糕。

即使我們都知道抽菸的問題，不過，還是有很多二十多歲的菸槍來找我，說：「我不能戒菸，我也不想變胖！」事實上，《悅己》雜誌針對四千名女性所做的調查發現，百分之十三的女性靠吸菸來減肥！？

我要告訴你一件事──**抽菸會讓你胖**，還會讓你又老又醜，噢，還可能會讓你掛了，這絕不會是美麗養成法。我們還得從頭說一次嗎？就說最後一次──你們戒菸吧！就算街邊的咖啡廳有漂亮小姐正在吞雲吐霧，並不代表這就是她減重成功的祕密。抽菸會讓你的身體充滿許許多多的污染物，不但不會幫助你減肥，還會讓你變肥！不要抽菸就對了！

卡路里怎麼算？數字會說話！

1982年時，每個美國人每天可取得的卡路里數為3,200卡。

2004年時，每個美國人每天可取得的卡路里數為3,900卡。

1974年時，每個美國男性平均攝取的卡路里數為2,450卡。

2000年時，每個美國男性平均攝取的卡路里數為2,618卡。

男性多攝取卡路里而使體重增加的速度：每20天多0.4公斤（每年8公斤）。

1974年時，每個美國女性平均攝取的卡路里數為1,542卡。

2000年時，每個美國女性平均攝取的卡路里數為1,877卡。

女性多攝取卡路里而使體重增加的速度：每10.5天多0.4公斤（每年15.8公斤）。

這是一個什麼都過量的時代，不要迷失在裡面

最後一個讓我們的荷爾蒙完全崩潰的原因，也通常被認為是使我們過重的首要原因就是「致胖環境」。沒錯，毫無疑問的，我們在暗自使人肥胖而且還讓人一直胖下去的環境中，艱難地生存著。**自七〇年代起，餐廳的數目就增加了五倍，我們一年平均吃掉十公斤的糖果，喝下一百三十二公升的碳酸飲料。**加上遙控器、沒有人行道、五百萬個電視頻道、沉迷於網路世界、得來速（編按：不必下車直接點餐取餐的服務）、通勤時間拉長、工時較長、超大份量……OK，我想你開始在點頭了吧？

你已經聽過了。這些你都知道。

這些年來，你已經看過有關「大份量怪咖」，以及各種食物供應商以神不知鬼不覺的方式來加量的報導了，但你得知道，我們不可以只將「流行過量」當做是無傷大雅的貪吃徵兆而已，我希望你把這些過度攝取的卡路里，當作是高利潤且被合法允許的內分泌干擾物一樣看待，它們就像我們先前談到的殺蟲劑和藥劑一樣恐怖可怕。

我希望你把這些超大份量又很沒營養的速食，當作是怪物肚子裡的寄生蟲，就像喝了一杯滿是雌激素的自來水一般。我們得把這些超級大份量的食品當作是「毒物」，好幫助自己認清，遠離這些東西並不會讓我們失去自我——我們是在避開環境中一個超級巨大的毒素黑洞。

我們可以反擊，有充滿希望的徵兆顯示，我們可以把這個國家的劣根性徹底鏟除，洗心革面。一份研究發現，與什麼措施都沒有採取的學校相比，如果學校讓四到六年級的孩子吃比較健康的零食（並在吃完後給予獎賞）、限制碳酸飲料和垃圾食品可取得的數量，並提供每年五十個小時的營養教育（編列到一般課程中）的話，可以讓過重的孩子減少百分之五十。

如果學校可以這麼做，你也能在家裡這麼做。把汽水扔了、繼續多讀一點有關營養方面的書——就像這一本！遵照本書的計畫來做，讓你身體的新陳代謝和荷爾蒙再度啟動，而不是幫貪婪的企業繼續散播毒素。

OK，沒在怕的啦！

當你把所有的因素歸納起來，會覺得我們每個人沒有很病態地過胖真是很不可思議。毫無疑問，我們陷入苦戰之中，不過一旦我們認清事實，就可以改變這一切。

你所做的每一個改變，都將對你的內分泌功能有正面的效益，進而讓整個情況有所扭轉。很快的，你會更加健康，內分泌系統會更加平衡（露出來的肥油會少很多）……

現在，我們來看看怎麼做才能達到目標。

Chapter 4

到底要吃什麼？

三R飲食計畫讓你重新調整荷爾蒙

現在你知道自己要對付的是什麼，而你可能想揮手說：「別想了！根本是死棋，我連反擊都沒可能！」但我要說的是：「你可以做得到！」

3步驟要回你的窈窕曲線

你需要的是一個計畫、一套方案、一種有系統的方式，來瞭解內分泌系統所受到的干擾，無論這些干擾是從哪裡來。以科學為基礎的一套方法，來重新校正你的荷爾蒙水準，讓你變得健康並重新設定荷爾蒙，讓它做它原本該做的事：**燃燒卡路里和甩掉脂肪**。

那麼我們該怎麼做呢？

真的，很簡單！我們將分成三個步驟來進行，要清除你的飲食和環境中的毒素；在飲食計畫和健康補給上還原供給我們所需的營養物質；還有再次平衡我們身體所攝取及消耗的熱量。幾乎所有人都只需要這三個步驟，就可以激發會燃燒脂肪的荷爾蒙，並讓會儲存脂肪的荷爾蒙冷卻下來，然後使你的身體恢復成苗條勻稱的模樣。

步驟1 消除Remove

在第三章中，你已經知道我們的食物跟環境中含有驚人的大量毒素，我們也已經討論其中的一些毒素是如何干擾人們的內分泌系統、損害身體的新陳代謝、讓人們生病、看起來比較蒼老又沒有活力……噢！對了，還會讓我們變胖。我們得離這些垃圾愈遠愈好！**當你想到櫃子上已經有了一萬種化學物質，而且每年還會增加兩千種時，我們需要盡力從飲食和生活中將這些毒素排除，與它們保持界限。**

「步驟1」會帶領你檢視自家的廚房和食品櫃，幫你把那些最糟糕的內分泌違禁品給扔掉。你可能已經聽說過某幾個內分泌惡魔了：高果糖玉米糖漿？丟了！氫化油？丟了！不過，我們還要討論一些乍聽之下很健康，但卻是一直在弄糟我們體內荷爾蒙的食物——誰會想到香料是不好的東西？

一旦我們把飲食裡頭的廢物（全是鼓勵你的荷爾蒙儲存脂肪的食物）全扔掉後，就能開始設計新的飲食計畫，激發你的荷爾蒙燃燒脂肪的飲食方法，那就是接下來的「步驟2——還原」。

步驟2 還原Restore

在你開始覺得這個飲食計畫就是告訴人們什麼不能吃之前，讓我先把話說清楚：我希望你吃人類本該吃的天然食品，更重要的是，我希望你攝取的是能把新陳代謝開關打開的食物。你要吃那些能修復、滋養，並且支持身體每個細胞的食物，這樣身體才會聽你的話，而不是找你麻煩。

善待身體，身體就會好好對待你。而且我跟你保證，照這個飲食計畫做**兩個星期**後，你就不會想再回頭去吃那些加工過，而且又有大量化學物質的垃圾食物了。

《到底要吃什麼？速食、有機和自然野生食物的真相》一書的作者麥

克‧波倫（Michael Pollan），說過一句名言：「我希望你吃得好。」就是這樣！簡單、真實、又自然而成的食物。食物在地球已經存在了好幾萬年，換句話說，標籤上寫著「令人刺激的新口味」的，並不是食物。除了那些貼在水果和蔬菜上的麻煩小標籤外，這本飲食計畫書裡頭不會有太多的標籤！如果我得把「步驟2」用一句話做作為結語，就是：「**如果這個食物不是媽媽生的、也不是從土裡面長出來的，那就別吃。**」奇多玉米片沒有媽媽，而且，我不知道你是怎麼想的，但我可不記得小時候我家後院有過奇多樹。

那我們該怎麼做呢？絕大部分的「步驟2」做法，實際上都非常簡單，而且你可能已經聽過很多次了──吃有機的吧！即使有機食品也不見得是百分之百「純天然」，但這仍是我們阻擋食物中的內分泌干擾物質時的最佳防禦手段。

我知道你們當中有些人可能正在嘀咕抱怨：「沒問題──吉莉安說的比唱的好聽！要有錢才能吃啊；我也希望自己能夠負擔得起有機食品啊。」

事實上，你是**真的有錢**來負擔有機食品的，如果你每週花美金一百元（約台幣三千塊）在買吃的東西上，就有錢可以負擔有機食品。不要把錢浪費在買八卦雜誌和不需要的垃圾，把多餘的錢投資在健康上。我們不是力求完美，而是盡力發揮其效應。這就是為什麼我要跟你們分享一大堆如何在預算內吃有機食品的小撇步，你就知道食物中最大咖的化學罪犯是誰，此外我還會告訴你一些能幫忙省錢的排毒辦法，省下來的錢就可直接用於購買有機食品的預算中。

你要吃簡單、實在又天然的有機食品：有機的蔬菜和水果、草飼牛、有機放山雞、天然捕撈的有機魚、全穀、堅果、豆類，還有種籽。這些食物是你身體老早就認可的食物，事實上，你的身體知道如何處理這些食物

的每一部分，知道什麼養分要送到身體的哪個部位去，最重要的是，那些食物能促進（或是抑制）荷爾蒙分泌，對你的身體是有意義的。

想像一下，你一生都在說一種語言，你可以用它閱讀、講笑話、唱歌，流利得很。然後有一天醒來，每個人都在講另一種語言，他們都聽不懂你說的話，於是你就無法溝通了。

吃人造食品，就像粗魯地對身體胡言亂語，還期望身體聽懂你的意思！身體真真切切地想瞭解你吃下去的食物，但它沒有辦法，所以被逼著去將就、創造些含糊詞彙、弄糟幾句話，還有誇張地比手畫腳。然而，你的身體再怎麼努力嘗試，它永遠都不會搞懂人造食品的語言的，所以這些含糊詞彙最後開始累積，並把你的生化系統捅出個大簍子，最後留下來的只有溝通失敗這個結果，而這個失敗證明自己的方式，就是提前老化、生病、肥胖、憂鬱，多得數不清。

執行「步驟2」時，我們要簡化身體與食物之間的溝通，要會說一口流利的身體語言，認真傾聽它給我們的提示。你的身體會說：「啊，我懂了！我現在應該別再吃了！」或者「沒錯，我現在應該燃燒熱量，而不是儲存熱量。」當你將吃下去的東西還原成真正的食物後，你可以直接與體內的基因和荷爾蒙對話，並引導它們做它們原本該做的事——保持體重與身體健康，讓你優質的生活再多個幾年。

步驟3 再平衡Rebalance

就像我說過的——我希望你吃，**這是說真的。我希望你吃三餐和一頓點心，這是說服你的荷爾蒙，不需儲存脂肪以備不時之需的唯一方法。**

一旦你吃的是身體所認可的食物後，再也沒有怪怪內分泌干擾物質會試圖迷惑你的荷爾蒙，哄弄它們把脂肪留下來，你的身體需要明白身體裡有充足的脂肪，並沒有短缺的情形，你絕對不可能會不夠吃的。

現在，在你把肚子塞滿自助餐的美食前，記好一件事，我已經說過一百萬遍了，現在再說一遍：**卡路里真的很重要。**

說到這裡，不知道你有沒有這麼想過，真正的食物所含的卡路里其實很少？蘋果：七十六卡、雞胸肉：一百四十二卡、花椰菜——對，一整株花椰菜：一百三十五卡。

現在我們來對照一下：八十五公克的雞肉與……噢，那麼就八十五公克的奇多：四百八十卡，這個點心「食物」含有三十公克的脂肪、四十五公克的碳水化合物、超過每日所需的鈉攝取量的三分之一以上，以及六種以上已經知道的內分泌干擾物質。

這種「食物」有沒有任何一丁點人體能辨識的成分呢？老實說，真的是一絲一毫都沒有。所以，吃人造食品不僅給身體帶來過多的幾百卡熱量，還讓你對體內的荷爾蒙發出各式各樣的混亂訊號，讓這些卡路里作用發揮得更淋漓盡致。

當身體再次平衡時，你會發現每天隔四個小時吃東西對身體最好，我們甚至會討論如何訂出一天裡的第一餐及最後一餐的時間，配合早上跟夜晚荷爾蒙的起伏，而達到最佳的燃脂效果。你也瞭解到，在肚子餓之前進食，會讓你的新陳代謝開始動起來，就像精心裝備好的機器一樣。練習幾次，聽懂你的身體在說些什麼，在吃撐前放下筷子，以上這兩件事就會愈來愈容易。而且到最後，你會發現吃撐並不是很舒服愉快的一件事。**真正的食物並不會擯除任何一種營養素（碳水化合物、脂肪或是蛋白質），因為要達到荷爾蒙平衡（更別說要有效又安全的不復胖減重），所有的營養素都很重要、而且都要有，才有可能達成。**

我們現在搞定了再平衡步驟中有關「攝取熱量」的部分，那麼「消耗熱量」的部分呢？你知道我多努力運動——積極熱衷於運動，這早已鐵證如山，但我要說的「消耗熱量」指的是另外一種熱量，我稱為**超物理熱量**

（metaphysical energy）。我不想讓自己看起來好像很新潮，所以就把它稱為「用來完成一生中想做的事情的能量」吧！你要如何運用這種能量呢？這種能量對你的家庭、朋友、工作、生活，有什麼樣的影響呢？你是如何補充並重新平衡這種能量呢？

你可能會很驚訝地發現，個人能量對荷爾蒙水準和新陳代謝有極大影響，你的睡眠時間多長、承受多少壓力、抓狂失控的程度……，沒錯，還有屁股黏在椅子上的時間有多久——所有的這些決定都會直接影響到你如何再次平衡身體的荷爾蒙水準、體重，還有你的一輩子。

我知道你想要再次平衡，我們每個人都想。有了這本書裡所提供的資訊，你可以做到的。

2 不復胖的3R
代謝瘦身術

Chapter 5

拒絕讓肥胖荷爾蒙發威的作怪食物

步驟1—消除Remove

你可憐的身體正傷腦筋,想從有毒的食物環境中找出有營養的東西。你的意志力不足以支撐減重的苦勞,因為四周太多干擾了。太多添加劑和加工程式讓食品供應變得面目全非,讓你正常的新陳代謝摸不著頭緒。

這就是為什麼我能用一句話來總結這本飲食計畫書:「如果這個東西不是媽媽生的也不是從土裡面長出來的,就別吃。」

我知道講了這句話後,一定會有善待動物組織的人來找麻煩。但我沒在開玩笑,我是在講完整的天然食物,原原本本、尚未被送進化學實驗室而變得讓人體難以辨認的天然食物。以前我的飲食內容差不多是這樣:

早餐:低碳水化合物的能量棒和加了代糖的咖啡。

點心:健怡可樂。

午餐:健怡可樂、兩片低碳水化合物的白麵包和三片加工過的火雞肉。

點心:健怡可樂、加工過的無脂起司和減肥蘇打餅乾。

晚餐:滿滿都是抗生素的非有機雞肉和非有機蔬菜。

現在，看著這個讓人流口水的菜單，你覺得我的身體會說：「哇，好棒哦！我剛剛吞了好多反式脂肪、糖醇、高果糖玉米糖漿、硝酸鹽、抗生素、殺蟲劑、人工甘味劑……，我知道該怎麼消化處理這些東西，會長出健康的肌肉和光滑的皮膚嗎？」

不，當我吃下這些人們以為可食用的豐富化學物質後，我的身體只會感到困惑──這些「食物」本質上是異物！就單單檢查一下能量棒的成分明細吧：

- 蛋白質混合粉：含大豆蛋白質塊（分離大豆蛋白、米澱粉、糙米粉）、分離乳清蛋白、乾酪素鈣。
- 優格塗層：含麥芽糖醇／山梨糖醇、棕櫚仁油、乾酪素鈣、棕櫚油、卵磷脂、二氧化鈦色素、果寡糖、果糖、醋磺內酯鉀。
- 麥芽糖醇。
- 檸檬片：含大豆卵磷脂、濃縮棕櫚仁油、燕麥纖維、檸檬油、檸檬酸、菊澱粉、醋磺內酯鉀、薑黃素萃取（色素）。
- 維生素和礦物質混合物：含磷酸二鈣、氧化鎂、抗壞血酸、醋酸鹽維生素E、菸鹼醯胺、氧化鋅、葡萄糖、葡糖酸銅、右旋泛酸鈣、棕櫚酸維生素A、哆醇鹽酸鹽、硝酸硫胺明、核醣黃素、葉酸、生物素、碘化鉀、亞硒酸鈉、氰鈷胺。
- 甘油。
- 椰子油。
- 天然和人工香料。
- 檸檬酸。
- 大豆卵磷脂。
- 己二烯酸鉀。
- 高油酸葵花油。
- 樹膠。
- 玉米糖漿固體物。
- 蔗糖素。
- 可能含微量的花生和堅果。

令人驚艷，不是嗎？這真是現代化工的壯舉啊（有趣的地方在於，裡頭有關花生和堅果的過敏警示，是這個清單中唯二的天然食物）！

你的身體不會因為小小的毒物炸彈而感到欣喜雀躍，它會丈二金剛摸不著頭緒，然後這樣說：「這是什麼情形？好吧，那我就……這樣做吧！」然而，這樣做（身體接下來的反應）對荷爾蒙來說，永遠永遠都是會給身體帶來很不好的結果。

這種能量棒就是一個最好的例子，但是，幾乎一樣多的化學和加工成分（有時候還更多咧！）甚至添加到其他的「健康」食品裡頭，像是穀片、麵包、湯品、煎餅、素肉等等。當你試著解讀滿是術語的成分表時，眼神呆掉了多少次啊？

有些廠商一直不斷地企圖打破常規，嘗試使用較少的化學成分和較多的天然成分（請參考第278頁的內容，裡面有列出我喜歡的幾個牌子）。但整體來說，為遠離食品中的化學侵害，以及對荷爾蒙所造成的破壞，我們需要向化學成分說「不」。

這就是為什麼本飲食計畫的第一步是消除，若我們不把這些跑進嘴巴和身體裡的垃圾給清出來，再多健康天然食品也沒用。

我們要消除什麼？最主要的就是加工食品，不要化學成分、不要味精、不要反式脂肪、不要人工甘味劑、不要勾芡，更不要那些為了穩定或其他可以改變食品質地及新鮮度的添加劑。你要開始學習丟掉讓體內的減重荷爾蒙激素釋放不出來的食物，我們也要消除（至少要試著減少）一些容易擾亂體內荷爾蒙的天然食物，即使它們是天然的。

讓我們來看看，現代食品供應當中，對身體的自然生化功能造成嚴重影響的**抗營養物質**到底有哪些。食品製造商把一些抗營養物質徹底變成添加劑，這就是為什麼我要給你足夠的動機，好盡可能地在生活中抵制這些東西。

幫幫忙，別碰那些打了個大叉叉的加工食品

我們是一個忙碌的民族，沒時間下廚，更別說每天去市場買菜——我們有好多事情要做！所以大家開始想：「我們得儲存食物，大量地買，一個禮拜購物一次就好。」

這就是加工食品如何佔據食物供應鏈的由來：企業想出了一種高利潤的方法來與我們貧瘠的時間來對決——老天！這就是我們付出的代價。

加工食品指的是罐裝、冷凍、脫水，或是添加了化學物質，好讓食物保存更久、更有口感、柔軟或可以「永久不下架」的所有食物。 有些加工食品（冷凍或切好的蔬菜）的確是神來之筆的好幫手，但不像從當地農夫市場買來的當季蔬菜那麼好。我是個實在論者，深信天然食品才能幫助人們步上正軌。我所講的加工食品，就是指那些精製穀類、蔬菜油，以及糖分所製成、佔飲食百分之六十的食物。我們不要再去碰那些添加了廉價化學物質，而且還缺乏天然食物成分的產品了（對商人來說，天然成分沒啥利潤可圖）——換句話說，我們吃下肚的多數都是加工食品。

讀到這個部分，我想請你拿個垃圾袋來，檢查廚房和冰箱裡的食品，然後把這些東西直接丟掉。有時你會看到一些有關飲食的文章說：把叉叉食物清出來，然後捐給慈善單位或是流浪之家。不！什麼人都不應該吃這些食物，為什麼窮人應該吃些你不吃的亂七八糟的食物？

我希望，在心理上你要把這些食品想成是毒藥，對身體很不好。是的，你可能已經花錢買了，但是你要設定自己的停損點，並防止其他人拿這些東西來荼毒自己，現在就把它們給扔了！

1號抗營養物質 氫化脂肪會讓你得心臟病、搞壞新陳代謝

若世上有什麼邪惡的食物，其中一定包括了氫化脂肪（hydrogenated

fats）。為了方便食品加工業而創造出來的氫化脂肪，讓洋芋片、蘇打餅乾、餅乾、派、麵包等食物就算長期放在貨品架上仍可以保持「新鮮」。我不知道答案為何，但你不覺得一個食品在完成很多年後還是可以吃，實在是有點怪怪的嗎？以常理來說，這個問題的答案可能會是「Yes」！

當一般油脂（例如玉米油或棕櫚油）混入氫氣，在室溫之下從液體變固體後，就會產生氫化脂肪。與其他各式的脂肪相比，氫化脂肪會使體內「不好的」低密度脂蛋白和三酸甘油脂增加，並且讓「好的」高密度脂蛋白減少，比飽和脂肪還嚴重。它們還會使低密度脂蛋白的分子變小，增加其凝結的機會，讓你心臟病發的機率大大提高：**只要在飲食中增加百分之二的反式脂肪酸，就會讓人心臟病發的機率增加百分之二十三**。吃下過量的油炸食物，其中也會有反式脂肪，會讓你出現新陳代謝症候群的機率增加百分之二十五。

反式脂肪也會使身體發炎的情形增加，吃較多反式脂肪的人，血液中的介白素-6**1**的水準會比較高。

經動物實驗發現，介白素-6引起的發炎症狀也會造成肝臟對生長荷爾蒙停止產生任何反應，讓肌肉退化，隨之而來的就是讓新陳代謝停頓下來。這絕對不是我們想要的結果。

如果你的飲食中持續有反式脂肪的話，罹患心臟病是遲早的事。《新英格蘭醫學期刊》刊載了一篇重新探討與反式脂肪有關的八十幾個研究報告，結果發現即使僅佔所有卡路里攝取量的百分之一到三，反式脂肪還是比任何受到污染的食物更危險。該研究的作者們發現，**你只要每天吃進二十到六十卡的反式脂肪，就會對健康造成影響**。

---

1 Interleukin-6，是一種與造成動脈硬化、骨質疏鬆、第二型糖尿病，以及阿茲海默氏症有關的荷爾蒙類似物。

荷爾蒙學的回家功課

這些東西沒有安全界限可言！把所有含「酥油」或是「部分氫化脂肪」的棕櫚油、玉米油、大豆油全都給扔了，因為它們全都含有反式脂肪。

然而，這些洋芋片和蘇打餅乾公司卻在包裝上面宣稱無反式脂肪？只要內容物所含的反式脂肪不到五百毫克，製造商就能如此宣稱——若再抹一點零反式脂肪的植物性奶油，加幾片零反式脂肪的蘇打餅乾，就會讓你一下子就跨過有害的二十卡的門檻。

導正omega平衡

我們所攝取到會導致發炎的omega-6脂肪酸（如來自玉米、大豆和葵花油）的數量，比會減少發炎症狀的omega-3脂肪酸多出10倍，那麼，omega-3脂肪酸與omega-6脂肪酸的最佳比例，也就是2：1到4：1，完完全全是遙不可及！我們現在的比例是14：1到25：1！本飲食計畫幫助你降低發炎的症狀，並藉著一面消除omega-6脂肪酸，另一面恢復omega-3脂肪酸的攝取，來導正omega的平衡。

在牛、綿羊和山羊的肚子裡也會發現少量的反式脂肪，但不用擔心這些反式脂肪——它們絕大多數都是好咖。這些反芻動物的反式脂肪不如工業製造的反式脂肪般危險，而且可能對健康很有幫助。研究顯示，某種共軛亞麻油酸（conjugated linoleic acid，CLA），可能減少罹患乳癌、前列腺癌、大腸癌、肺癌，還有皮膚癌的風險，還可以降低體脂肪並促進肌肉生成。

重點：共軛亞麻油酸並沒有被證實可當健康食品用，事實上，一些研究已經發現共軛亞麻油酸的營養補充品，可能與胰島素抗阻風險增高有關，所以請不要擅自補充共軛亞麻油酸。

荷爾蒙學的回家功課

只吃有機肉類和乳製品，並且挑選草飼肉品。只吃草的牛每日所生產出的牛乳和肉中的共軛亞麻油酸，比吃穀物的牛多5倍！

大師的脂肪攝取指南

想把身體的肥油都甩掉嗎？那就多吃些脂肪，真的！減少飲食中的脂肪攝取，來降低體脂肪的這種路線，最終還是沒有立足之地，而且低脂、高碳水化合物的飲食方式，很快就會把我們的荷爾蒙搞得一團糟。

種類	作用／益處
單元不飽和脂肪酸	這些脂肪會增加高密度脂蛋白膽固醇（HDL）這種好膽固醇的水準，當你的高密度脂蛋白膽固醇的水準升高時，罹患心臟病的風險就會降低。不飽合脂肪酸也會降低不好的膽固醇——低密度脂蛋白膽固醇（LDL）的水準，不好的膽固醇會增加人罹患心臟病的風險。
多元不飽和脂肪酸：omega-6s	這些脂肪會降低高密度脂蛋白膽固醇和低密度脂蛋白膽固醇的水準，雖然一直以來，它們一直被認為是有益心臟健康的，但這些脂肪的許多來源（例如玉米）含有大量的omega-6脂肪酸，會產生二十酸，這是一種類似荷爾蒙的化學物質，會造成身體發炎和血管受損。
多元不飽和脂肪酸：omega-3s	這些脂肪會降低高密度脂蛋白膽固醇和低密度脂蛋白膽固醇的水準，omega-3脂肪酸對人非常有益處，而且經過證實可以降低發炎症狀、心臟病，以及心臟病發作的風險，也對減緩糖尿病至精神疾病等所造成的其他症狀很有幫助。
飽和脂肪酸	這種脂肪會讓你的低密度脂蛋白膽固醇的水準升高，但他們也會讓高密度脂蛋白膽固醇的水準升高。有些學者相信飽和脂肪並不如以前所說的那麼危險，因為它對低密度脂蛋白膽固醇和高密度脂蛋白膽固醇的作用剛好相互抵消。
反式脂肪：工業製造	這些脂肪會讓高密度脂蛋白膽固醇降低，升高低密度脂蛋白膽固醇的水準，還會增加人體發炎的症狀。
反式脂肪：來自動物	尚未定論，這些脂肪可能會減少你的體脂肪、低密度脂蛋白膽固醇、總膽固醇，還有三酸甘油脂。但它們也可能增加胰島素抗阻和脂肪肝的風險——可以確定的只有：反芻動物的反式脂肪並不像工業製造的反式脂肪那般危險。

好或壞	類型	來源
主要是好的	室溫下呈糊狀，一旦放進冰箱就會變硬	最佳來源：初榨橄欖油 其他來源：杏仁、牛油果、菜籽油、夏威夷豆、橄欖油、花生油、花生、胡桃、開心果、芝麻、腰果
有好有壞	室溫下是液體	最佳來源：核桃 其他來源：玉米油、亞麻子、美奶滋、南瓜子、葵花油、葵花子、植物性奶油
非常棒，是最好的脂肪	室溫下是液體	最佳來源：魚油健康食品 其他來源：野生太平洋鮭魚、鯷魚、高麗菜、菜籽油、黃花椰菜、丁香、亞麻子、青花魚、奧勒岡、大豆油、豆腐、核桃、蒸熟的花椰菜
適量就好	室溫下是固體	最佳來源：椰子油 其他來源：培根、奶油、起司、雞肉、巧克力奶油、奶油、奶油乳酪、霜淇淋、火雞、全脂牛奶、棕櫚仁油、棕櫚油、豬肉、酥油、優酪乳油
不好，任何時候都是不好的	室溫下是固體，但加熱就會融解	最佳來源：無 其他來源：糕餅、麵包、穀片早餐、洋芋片、蛋糕、餅乾、蘇打餅乾、甜點的淋醬、炸的食物、肉汁、植物性奶油、派、爆米花、沙拉醬汁、酥油
有好有壞	室溫下是固體	最佳來源：有機的草飼牛 其他來源：奶油、起司、羊肉、鹿肉、全脂牛奶

精製穀物，營養都不見啦！

記得我說「不是媽媽生的或不是土裡長出來的東西都不要吃」的名言嗎？一旦穀物經過精製，就不屬於這類的啦！精製可以幫助穀物除去穀皮和細菌，以延長其保存期限，但在精製的過程中，幾乎整個穀物的纖維素、維生素和礦物質都會流失掉，接著維生素B群，如硫胺素、核醣黃素、菸鹼酸、葉酸，還有流失的鐵質就得「增添」進來。整個過程中，最有利可圖的就只有製造商——曲解整個製作過程，加了糖、鹽、脂肪，還有其他化學成分的精製穀物賣給消費者之後，口袋塞得滿滿都是鈔票。

像是純義大利麵、墨西哥薄烙餅麵粉、白米和白麵包等精製穀物，都損失了許多營養成分，而且這些東西還有一個很不好的地方在於：因為它們很容易消化，所以一定會造成血糖和胰島素飆高。長期下來，胰島素反覆升高，會造成胰島素抗阻以及糖尿病。**那些從不吃全穀物的人罹患糖尿病的風險，比每天吃三頓全穀物的人高出百分之三十。**

《美國臨床營養學雜誌》的一項研究發現，與吃全穀的人相比，吃精製穀物的人體內所含的C-反應蛋白（一種血管內長期發炎的指標）幾乎多出百分之四十。毫無疑問，這些精製穀物會讓你變胖，因為這些快速吸收的碳水化合物很容易吃下肚，但卻不容易產生飽足感，我們通常是整碗都吃光光後，才發現自己已經吃太多了。

玉米粉和**小麥**是最惡劣的胰島素干擾物質之一，小麥產品和麥片產品的供應，在過去三十年間幾乎增加了一倍，小麥的產品也增加了百分之二十。另一方面，像大麥這種營養良物的供應量則少了三分之一。不同於營養成分乏善可陳的玉米，一杯大麥含有超過十三克的纖維幫助你穩定血糖，其中還含有豐富的硒，硒是甲狀腺素生成的必須元素。大麥也有豐富的鎂，有助於降低糖尿病患者的三酸甘油脂和血脂水準。燕麥也是，除了對降低膽固醇有很不錯的效果，還能大幅降低血糖並增強免疫系統。

有沒有什麼人可以跟我解釋：為什麼美國人平均可以取得十四公斤的玉米和六十公斤的小麥，但卻只吃進將近兩公斤的燕麥以及不到半公斤的大麥？究竟為什麼我們不能多吃一些已經證實對身體有益處的穀物呢？

荷爾蒙學的回家功課

把你的儲藏櫃和冰箱都檢查一遍，扔掉那些主要成分中沒有註明是「百分之百完整……」的加工穀物產品，我希望你把全部的加工穀物都扔了，但如果你一定得留下加工穀物產品的話，記得每餐至少要攝取兩克的纖維。注意：一般市售產品只要有51％的內容物是全穀，都可以輕易地宣稱全穀（但這樣不是「半穀」嗎）。

3號抗營養物質 高果糖玉米糖漿，最邪惡的精製穀物

七〇年代末，當阿金博士說脂肪並沒讓人肥胖，反而是碳水化合物讓人肥胖時，醫學界對他的論點一笑置之，阿金博士甚至被叫到國會去為自己和所提倡的飲食法辯解。

那時候，美國的肥胖人口不到百分之十五！

然後低脂風潮蔚為流行，之後的十年內，肥胖的人口比例突然增加八個百分點，現在已經過了三十年，肥胖比例是百分之三十二，以累進的比率竄升。在阿金博士發表了令他飽受爭議的論點的三十年後，好奇怪，我們已將碳水化合物會令人變胖的這件事當作一般常識，這是我們的錯。

難過的是，扭轉錯誤觀念並不能讓這些年的嗜糖習慣大翻盤，有些傷害已經造成了。但我們還是可以跟體內的荷爾蒙好好合作，教會身體對那些食物有所反應，恢復到胰島素反應系統還沒垮掉前那樣——唯一的方法就是丟掉所有精製穀物中最邪惡的高果糖玉米糖漿（HFCS）。

聽著：美國在一九六七年時的HFCS生產量是三千噸，二〇〇五年時

則是九百二十二萬七千噸，自從一九八○年起，這項產品的生產量就增加了三點五倍。過去四十年間，我們所食用的精製糖分慢慢減少，但對HFCS的攝取量則是爆增了二十倍。塔芙茲大學的研究人員發現，美國人從HFCS中攝取到的卡路里比其他任何食物來源都多。

身為最廉價的甜味劑之一，HFCS幫食品加工公司賺進大把鈔票，但換來的就是激發我們儲存脂肪的荷爾蒙爆增。佛羅里達州大學最近的一份研究報告發現，高果糖飲食會直接造成實驗室的老鼠發生瘦體素抗阻。賓州大學所進行的另外一份研究發現，果糖並不像葡萄糖那樣會抑制飢餓激素腺體的水準，**吃果糖而不是葡萄糖的女性，會一整天、一整晚而且到隔天時，飢餓激素的水準都會比較高。**

為什麼你的身體會這麼反應呢？好吧，這麼說吧，葡萄糖是由身體所有的細胞所代謝；但果糖則必須由肝臟代謝，HFCS不知怎麼的，會騙身體不要釋放胰島素和瘦體素，而正常來說這兩種荷爾蒙應該要在你吃完東西後被釋放出來。

不同於一般糖類，HFCS可是完全不會抑制飢餓激素，飢餓激素水準升高的時候會命令你的身體吃更多，所以，你如果吃了或是喝了HFCS，你的身體就會繼續想要吸收熱量。即使二十四小時過後，你的反應還是一樣。HFCS 也會讓三酸甘油脂升高，高三酸甘油脂會阻止瘦體素對大腦發揮作用，所以大腦沒辦法告訴你不要再吃了。

你可能看過美國玉米精製廠商協會的廣告，企圖讓人覺得「認為不該吃玉米糖漿」的人太過偏執了。別相信他們的鬼話，更別吃玉米糖漿！

荷爾蒙學的回家功課

我對垃圾的容忍度是零，訓練自己把高果糖玉米糖漿當作是毒物的縮寫，對它說「NO」。

4號抗營養物質 **人工甘味劑，讓新陳代謝系統忘記糖的高熱量**

好消息？美國每個人的汽水平均消費量每年開始減少將近兩公升了，但量仍然很驚人：一年喝掉一百三十二公升，一九九八年時我們最高，一年喝掉一百五十一公升。

壞消息？我們開始用健怡汽水來取代一般汽水——每年以兩公升的速度穩定增加中。

我們想：「如果糖分不好，選擇人工甘味劑就對了吧？」吼，大錯特錯，諷刺的是人工甘味劑比糖或是HFCS更會讓身體的新陳代謝處於危險之中。一項長達九年，針對九千五百人的回顧性研究發現，**吃肉和油炸食品、喝健怡汽水，是引起人們代謝症候群最主要的三個風險因素**。與

躲起來的高果糖玉米糖漿

作為最主要的熱量來源和食物供給中最廉價的成分之一的HFCS，充斥於我們的環境之中。看看標籤！不論多少的HFCS都會把你的正事給搞砸（在看過這份清單後，你可能會想能吃的到底有什麼？先別急，這些食物中有很多可以做成很健康的食物種類，例如全穀的熱狗麵包和漢堡麵包，沒有添加HFCS 的有機優格，還有很多有機午餐肉。你只要知道哪裡有賣以及要找的東西是什麼就可以了——第六章的內容就是有關這些）。

常含有HFCS 的非有機加工食品

蘋果醬	番茄醬	花生醬	烤肉醬
沙拉醬汁	通心粉醬汁	美奶滋	麵包
熱狗麵包和漢堡麵包	營養棒	能量棒	穀片早餐
麵包粉	混好的烘焙粉	雞尾酒調料	果汁
混合果汁	可樂和其他汽水	餅乾	蘇打餅乾
霜淇淋	英式馬芬	糖果	果醬和果凍
午餐肉	燉豆	醃漬食品	罐頭水果
調味品	感冒糖漿	巧克力牛奶	

汽水不是個好東西

五十年來，軟性飲料的消費量增加了整整5倍，一個小孩如果每天喝掉一份玉米糖漿或是加糖的飲料的話，那他／她的肥胖風險就增加了60%。

完全不喝的人相比，一天喝一罐健怡汽水者有代謝症候群的機率高出百分之三十四。

啥？這怎麼可能？健怡汽水不是取代糖分了嗎？

對動物進行的研究，讓周遭發生的事情有了一些線索，普渡大學的研究人員發現，若用加了人工甘味糖精的優格給動物吃，與吃了添加葡萄糖（一種天然糖分，其熱量跟一般砂糖一樣，一茶匙十五卡）的優格的動物相比，這些動物之後會吃得較多、體重較重、體脂肪也較高，這是由於我們能與某些味道產生心理和情緒上的聯結，而身體則能與甜味產生熱量上的聯結。

正常的情況之下，當我們吃下糖時，身體會把這種甜味記錄下來，並開始瞭解到非常甜的東西就代表有很高的卡路里。但是，當我們不斷地喝健怡汽水時，這樣的認知就會瓦解──你的胃口會說：「OK，這裡有甜食，但它們的熱量不高──這就代表我一定得吃很多甜的東西，才能得到所需的熱量。」下次有甜的東西吃時，你的身體不會認知到其中有多少卡路里，所以就吃過頭了。接著，與那些一開始就吃糖的人相比，你下一餐吃少一點也無法抵掉那些多出來的卡路里。

接下來的部分甚至更恐怖，普渡大學的那份研究發現，如果動物持續吃人工甘味劑的話，牠們的新陳代謝系統就會開始「忘記」大多數甜食真的有很多熱量的這件事。

真恐怖！所以很有可能，你的最後防線會在某一天瓦解，身體會在吃下一個巧克力糖霜的甜甜圈的時候想：「這其實也沒什麼！」於是就沒花什麼心思去燃燒那些卡路里，因為**甜食也沒什麼了不起嘛**。

為什麼人工甘味劑會讓我們變胖？

這裡還有一個更加合理的解釋：因為事實上**阿斯巴甜**（aspartame，

糖的別名

甜菜糖	葡萄糖（學名為 Glucose）	麥芽糖漿	紅糖	葡萄糖（俗名為 Grape sugar）
楓葉糖漿	玉米糖味劑	高果糖玉米糖漿	糖蜜	玉米糖漿
蜂蜜	原糖	右旋糖	轉化玉米糖漿	米糖漿
濃縮甘蔗汁	轉化糖	蔗糖	果糖	乳糖
砂糖	濃縮果汁	麥芽	糖漿	半乳糖
麥芽糖				

也就是我們所熟知的NutraSweet），是一種興奮性的神經毒素，這是一種會對大腦的食欲中心造成永久性傷害的化學物質（有關興奮性神經毒素與肥胖之間的說明，請參考6號抗營養物質：穀氨酸），而且這些神經性的改變愈早開始，情況愈是嚴重。

　　加拿大亞伯達大學的一份研究發現，在幼年期吃較多減肥食物的老鼠，之後發生肥胖的機率反而比較高。研究者將稱之為「味覺制約過程」，我們則可以稱它為「健怡汽水的後座力」。

把糖全都扔了吧！

　　不會因為HFCS是不好的東西，就代表其他的糖就是好的。

　　我們的飲食之中還有很多非玉米糖漿的糖類。美國人平均一天吃下超過三十茶匙的糖——這樣一年就會超過五十二公斤！明確的說，差不多是我的重量。

　　糖分無所不在，所以你必須要確保自己是有節制地吃下肚子。WHO建議每人每天的糖分攝取量最好不要超過十二到十五茶匙，或是四十八到六十克。我比較傾向將攝取量控制得愈少愈好，來看看下列糖的各式化名吧！給你一個提示：任何結尾是ose的英文字都是糖。

5號抗營養物質 人工防腐劑和色素，搞壞荷爾蒙又會致癌

除了HFCS和人工甘味劑之外，要你盡量遠離汽水的原因還有一個。

一個大型瓶裝公司剛和一群家長為一場官司達成和解，這群家長們聲稱該公司的幾個產品含有高量的苯，苯是一種廣為人知的致癌物質，而且還與甲狀腺嚴重受損有關。

汽水裡頭都有添加苯甲酸鹽來防止黴菌生長，而消費者報告的一份檢測發現，當加了苯甲酸鹽的汽水裝在塑膠瓶裡，並直接曝露於陽光或是熱源之下，苯甲酸的含量就可達到危險的標準。

荷爾蒙學的回家功課

不要冒險，避免喝含有苯甲酸鹽或是苯甲酸鉀和維生素C（抗壞血酸）的汽水，因為這兩種添加劑混合起來會產生苯，如果非喝不可，那一定要將汽水放在陰涼的地方保存。

可口可樂的幾個產品都不再添加這些添加物了，但是，這些防腐劑（許多還尚未進行適當的檢測）仍然存在於許多架上的汽水之中。

這種為了防止敗壞和食物中毒的好意怎麼會大錯特錯呢？**添加在食物中的人工防腐劑，會讓我們老化並造成各式各樣的自體免疫性疾病，包括癌症和多發性硬化症。**研究人員發現愈來愈多的防腐劑會破壞人體的生化環境、抑制新陳代謝，並且干擾我們減重的能力。

我們來看一個例子：丁基羥基苯甲醚（BHA）是一種常見的防腐劑，大家都知道它被美國食品藥物管理局認定是安全的，但仍合理地懷疑它可能會是致癌物質。這是什麼邏輯啊？這種化學抗氧化物有助於防止食物腐敗，但它也是一種內分泌干擾物質。一份研究報告證實，公老鼠攝取的BHA愈多，體內循環的睪固酮和四碘甲狀腺素（T4）就愈少，這些小傢

伙會沒了性慾，精子數量變少且活動低落，睪丸也縮小。除此之外，牠們的肝臟和和腎上腺會腫脹，甲狀腺會完全走樣。

現在就來瞭解一下我們吃下的上百種含BHA的食物，包括奶油、口香糖、豬油、麥片、糕餅、甜食、啤酒、蔬菜油、洋芋片、零食、堅果、脫水馬鈴薯、香料、臘腸、家禽和豬產品、飲料和甜點的混合材料、糖漬水果、活性乾酵母、甜菜糖和酵母用的消泡劑，以及酥油用的乳化穩定劑。

BHA也有用在食品包裝、口紅、唇蜜、睫毛膏、眼影，以及面霜中，即使每一樣東西的BHA含量是公認安全的，但當我們使用很多種產品，或是吃下很多份含有BHA的產品時會怎樣呢？想想看：在某些食品中BHA可以用維生素E取代或是省去不用，那幹嘛要冒這個風險？

荷爾蒙學的回家功課

檢查一下包裝上是否有標示出BHA，別名包括苯甲醚、二丁基羥基化合物、二叔丁基-4-羥基、叔丁基對甲氧酚、丁基羥基苯甲醚、叔丁基羥基苯甲醚、丁基羥基茴香醚、丁基大茴香醚、酚．叔丁基羥-4-甲氧基、酚．（1,1-二甲基乙基）-4-甲氧基、特丁基4-羥茴香醚、BHA抗氧劑。你可能看著這個清單想：「你在開玩笑嗎？我怎麼記得住這些？」這就是我想說的！遠離這些加工食品比較簡單，不是嗎？

在我們生活中類似這樣的對話還可以更多，因為有好多化學添加劑在威脅我們的健康。兒童的行為問題和人工色素、防腐劑是否有關的爭論，已經沸沸揚揚好幾年了，小兒科醫生對於家長擔心化學添加物的顧慮嗤之以鼻，引用政府的指導方針，認定它們是安全的，並說家長只是在幫行為不良的孩子找藉口。但最近醫學期刊《刺胳針》的一項隨機、雙盲安慰劑對照之實驗（換句話說，是很可靠的一份研究）證實，**學齡前和學齡兒童**

吃了六週無添加劑的飲食後，再給他們吃含有添加劑的飲食，他們的過動程度明顯升高。想想美國注意力不足過動症（ADHD）的盛行程度已經幾乎是每十個小孩就有一個注意力不足過動症，一堆小孩早至四歲就開始要吃藥治療，也許我們應該有所行動了。

荷爾蒙學的回家功課

平時就幫孩子選擇人工化學物質含量最少的食物，並注意人工色素的問題，許多人工色素被證實與甲狀腺、腎上腺、膀胱、腎臟及腦部的癌症有關。最糟糕的就是藍色1號和2號、綠色3號、紅色3號以及黃色6號。

可是，說真的，幹嘛要讓孩子碰到任何一種垃圾呢？選擇沒有色素的食品吧！讓孩子們吃點心時，確認給他們的是一小份真正的食物，例如給他們真的霜淇淋吃，而不要給他們五顏六色的汽水喝。

有一些對新陳代謝非常不好的防腐劑，也用於加工肉品種，美國國家衛生研究院做了一個針對超過九千人的重要指標型研究發現，**一個人若長期不斷地吃漢堡、熱狗和加工肉品的話，罹患代謝症候群的機率是最高的**。培根、火腿、午餐肉，還有熱狗裡頭的硝酸鈉和亞硝酸鈉會讓肉呈現粉紅色，並且防止細菌擴散，但是適當的冷藏也可以達到這些預防性的保護措施，而且對我們的健康一點風險也沒有。

美國癌症研究學院在分析過超過七百份有關飲食及癌症風險的研究後估計，如果每個人每天吃一百公克的加工肉品（差不多是一份熱狗再加上兩片火雞胸燻肉片），罹患大腸癌的風險就會增加百分之四十二。

荷爾蒙學的回家功課

避免吃任何加工肉品，尤其是含有硝酸鈉或亞硝酸鈉的肉片（請店員

幫你切肉片前先看一下肉品上的標籤）。選擇新鮮的肉品，挑有機或是至少不含亞硝酸鹽的肉品。有愈來愈多的連鎖商店在開發自己的低價品牌。

6號抗營養物質 穀氨酸（味精），這是種興奮毒素

現在來談談我們的好朋友穀氨酸，最常見的說法是麩胺酸單鈉，或是味精。許多人都誤會味精是防腐劑，如果是這樣的話，它會存在於食物之中還可能有點道理，但事實不是如此，穀氨酸是增味劑。

穀氨酸確實存在於某一些天然食物當中，例如起司和肉類，但天然食品中少量附著在一起的穀氨酸，跟現在加工食品產業所開發出不受約束的穀氨酸，完全不能類比。你嘴裡嚼的罐裝義大利餃、湯品、罐頭鮪魚和高湯、霜淇淋、沙拉醬，裡面全部都有味精。最近紐約時報的一篇報導提到，多力多滋（Doritos，一種美國玉米片）含有五種穀氨酸。

穀氨酸是由水解蛋白質所產生，這是一種讓穀氨酸從蛋白質裡釋放出來的過程。當穀氨酸加到食物裡頭時，可以加強食物的美味體驗。更確切地說，我們可能有味精的味覺受體，就像有鹹味、甜味、苦味和酸味的受體一樣。

聽起來不錯，是吧？但事實上攝取大量的穀氨酸，也會讓我們腦部的化學反應出問題，而且還是大問題。

穀氨酸是一種興奮毒素，早至一九五〇年代就有證據顯示，穀氨酸可破壞神經系統。興奮毒素可容易地進入大腦，刺激腦細胞，而且還可以迅速造成腦部永久性的傷害，最後導致細胞的死亡。腦部中特別容易受到過量穀氨酸損害的地方就是下視丘，而下視丘就是飢餓荷爾蒙如神經胜肽Y的發源地。

雖然有關味精安全問題的討論依然火熱，但有些研究人員宣稱吃了味精的動物，其下視丘會遭受損害，接著會出現肥胖和內分泌問題。一個可

食品添加之可為與不可為

食品添加劑是魔鬼，但是有時候它們又是身體所需的魔鬼（真的是，誰想來盤好吃的肉毒桿菌啊），其中的祕訣就在於權衡其輕重。

安全 安全，甚至可能對健康有益	有時必須的惡魔 風險不大但要維持少量食用	完全的惡魔 不惜一切代價要避開
α-生育酚（別名維生素E）	鹿角菜膠	阿斯巴甜、糖精、蔗糖素
抗壞血酸（別名維生素C）	吉利丁	丁基羥基苯甲醚
檸檬酸	卵磷脂	味精（穀氨酸）
β 胡蘿蔔素（維生素A先導物）	麥芽糊精	蔗糖聚酯（零卡油）
菊糖	單甘油酯及雙甘油酯	氫化蔬菜油
乳酸	磷酸、鹽磷酸	溴酸鉀
果寡糖	燕麥纖維、小麥纖維	苯甲酸鈉、苯甲酸
植物固醇或甾醇	山梨酸、己二烯酸鉀	硝酸鹽、亞硝酸鹽
單硝酸硫胺素（維生素B1）	香莢蘭醛、乙基香莢蘭醛	亞硫酸鹽（亞硫酸氫鈉、二氧化鈉）

資料來源：美國科學公益中心（Center for Science in the Public Interest，www.cspinet.org/reports/chemcuisine.htm）

能的原因是味精能破壞瘦體素受體，造成身體產生更多瘦體素的同時，卻又引起腦內的瘦體素抵抗。

那最糟糕的是什麼呢？

有些加工食品不只含有一種穀氨酸，它們可能有兩種、三種甚至四種（請參考右頁的「穀氨酸搜索線」）。有這些恐怖的化學物質，誰知道它們加在一起時會有什麼作用呢？食品公司讓自己的產品都沾了各式各樣的穀氨酸，好讓你愛上這些食物，這樣消費者就會一直跑回來買。其實是你的腦袋在吃玉米片，所以就別再吃了吧！

荷爾蒙學的回家功課

在你盡可能避免從飲食中攝取穀氨酸的同時，也要盡可能探索能夠發揮天然風味的食物。發酵的食物、葡萄酒、醬油、帕馬森起司、鯷魚和番茄醬，全是很有天然風味的食物。此外，燒烤、煙燻或慢火烤，都會讓食物濃郁又美味。找那些有機的種類然後安心吃吧！

記住，這些食物吃一點就好

在考慮「是否該吃某一些食物」這類一翻兩瞪眼的問題時，希望任何一丁點的氫化脂肪都不會被你吃下肚，然而，有些食物吃一點點是沒有關係的。

穀氨酸搜索線

政府已經頒布規定，要求任何含有麩胺酸單鈉（穀氨酸）的產品，都必需標示出含有味精的字樣。但如果標示「不含味精」，就代表你的食物裡頭沒有穀氨酸嗎？當然不是——這只是說明其中不含有特定的穀氨酸而已。

不要被「天然風味」或是「香料」的字樣給騙了，事實上，含有天然風味和香料的食品，可能滿滿都是穀氨酸，只是你不知道而已。認真看一下這份可能藏在加工食品裡的自白，穀氨酸暗碼表吧！

穀氨酸的可能來源

自行分解酵母	麩胺酸單鉀	酪酸鈣	麩胺酸鈉
吉利丁	酪酸鈉	穀氨酸	結構性蛋白質
穀氨基酸	酵母萃取	水解玉米麩	酵母食品
酵母營養物	任何一種水解蛋白質（例如：小麥、牛奶、大豆、乳清等）	磷酸二氫鉀谷氨酸	

澱粉蔬菜不要過量

我都是鼓勵大家多吃蔬菜的，但下列的蔬菜可別吃太多：

- 橡實形南瓜
- 冬南瓜
- 玉米
- 菊芋
- 豌豆
- 芭蕉
- 馬鈴薯

我們來看看食品中哪些東西可以少吃一點，並設定可以吃多少的上限標準。少量對你的荷爾蒙沒有影響，但多吃的話，可就會搞垮荷爾蒙！

No.1 澱粉根莖類蔬菜

你會在第六章發現我有多麼愛吃蔬菜，但是有一種蔬菜並沒有排在我的名單上面：澱粉蔬菜。

就像我們會將能量以肝醣的形式儲存起來一樣，**植物將能量以澱粉的形式儲存起來，因此，澱粉蔬菜的熱量比非澱粉蔬菜更高**。非澱粉蔬菜，例如花椰菜、菠菜，還有青椒，煮熟之後，每半杯含有二十五卡熱量和五克的碳水化合物，對你的血糖造成不了什麼波動。然而，澱粉蔬菜煮熟後，每半杯含有八十卡熱量和十五克的碳水化合物，而且大多都會對你的血糖和胰島素造成立即且嚴重的影響。你想自己可以狂嗑哪種蔬菜呢？馬鈴薯？還是菠菜？

根莖類蔬菜和其他澱粉蔬菜，如馬鈴薯、甜菜、玉米和豌豆，都具有扳回一成的營養成分，比方說，馬鈴薯是鉀的最佳來源，但它們卻缺少很多存在於非澱粉蔬菜中的強效抗氧化因數和其他光化物質。所以若你把兩件事情擺在一起看：這類蔬菜的熱量多一點、營養少一點，我想你很清楚我的立場在哪一邊了。

荷爾蒙學的回家功課

一天不要攝取超過兩份以上的澱粉蔬菜，如果你要吃的話，試試看不錯的種類，例如美國防風草根，它是一種已被證實可以抗癌的蔬菜；甜

菜也不錯，甜菜有豐富的葉酸能降低血液中引發心臟病的同半胱胺酸（編按：一種與心臟疾病及中風有關的胺基酸）的濃度。我本身是蕃薯的愛好者，蕃薯中含有豐富的 β 胡蘿蔔素和維生素C來抵抗自由基。

除了玉米、豌豆和馬鈴薯以外的東西都好──天啊，你真的不需要再吃玉米了。

No.2 **熱帶水果、水果乾、罐頭水果**

西瓜、鳳梨、香蕉，還有芒果，基本上所有的熱帶水果都含有高糖分，食用的份量要有所限制才好。我所說的限制是指一個星期大約五份（差不多一天一份沒有問題）。水果乾跟罐頭水果應該要當成加工食品來看待，它們對你不是很好的，沒必要就不要碰了吧！許多水果乾都有用亞硫酸鹽當防腐劑，亞硫酸鹽可能會對某些人造成過敏反應，蕁麻疹、噁心、腹瀉、呼吸急促、甚至休克致死。這些東西不是很好，甚至葡萄在運送過程中也有可能使用許多亞硫酸鹽。

罐頭水果所含的糖分比從樹上摘下來的新鮮水果高出許多，即使罐頭裡的果汁是水果本身的果汁，還有那麼甜的糖漿──話先說在前頭，這就像一杯玉米糖漿中浸了一叉子的水果在裡面，我覺得好噁心。

荷爾蒙學的回家功課

有沒有例外的水果乾呢？有，梅子乾。它是可溶性和不可溶性纖維的優良來源，對消化非常好，同時還可以幫助你控制血糖。注意你的份量就好──每一顆梅子乾的熱量是25卡。

No.3 **黃豆別吃太多**

多年來，我們都聽說黃豆是一種超級食物──這種精益蛋白質能幫助

人體降低膽固醇、保護骨骼、改善血液循環、減少發炎症狀、降低癌症，以及糖尿病的風險，聽起來好像黃豆可以拯救世界。

這是食品業者無可避免的反應嗎？如果少量的某種東西是好的（而且又便宜），那麼這種東西一定就是多多益善。幾乎是一夜之間，每種加工食品裡頭都加了黃豆或是大豆異黃酮素（黃豆中的類黃酮，證實對健康有很好的效果）。停經前婦女若補充黃豆就可以避免熱潮紅的問題；有心臟病的患者更是天天都吃下為數不少的黃豆呢！

只有一個問題：大豆異黃酮素是內分泌干擾物質，能夠模仿雌激素的作用。**我們從天然的產品中攝取到的大豆異黃酮素，身體不會產生問題，它知道該怎麼處理半杯豆腐裡來的三十八克大豆異黃酮素，但面對來自黃豆營養棒的一百六十克濃縮大豆異黃酮素，身體可是一點辦法也沒有。**

一開始，我們把大豆異黃酮素當作乳癌的保護傘一樣。但愈來愈多的研究顯示，大豆異黃酮素對已經罹患乳癌或是有乳癌風險的婦女來說，可能是具有危險性的，如果有異常細胞生長的情形時，類似雌激素的大豆異黃酮素的活動，會鼓勵異常的細胞生長。你想想，那麼多的加工食品都利用便宜的黃豆做為蛋白質來源，而人們還讓環境荷爾蒙的問題更上一層樓，於是現在你就知道，我們最不需要的東西就是雌激素的補充劑了吧！

不只如此，許多黃豆產品都是使用基因改造（GMO）的黃豆而製成的——事實上，在美國所種植的黃豆，百分之八十五都是基因改造的黃豆。雖然我們懷疑基因改造的黃豆，會威脅到土地的生物多樣性以及長期土壤的良好性，但我們對於這些產品對人的長期性健康會造成什麼影響卻是一無所知，所以我寧願大家都不碰基因改造的黃豆！

荷爾蒙學的回家功課

我非常贊成在炒菜時丟下豆腐或天貝（編按：印尼傳統的黃豆發酵食品）—

起炒，味噌湯也不錯——這些較為天然的發酵黃豆製品，可能是日本女性的乳癌發病率較為低的部分原因之一。但我們要離那些含大豆分離蛋白以及（或）大量大豆異黃酮素的加工食品遠遠的，例如烘焙黃豆、營養強化大豆營養棒和飲料、黃豆粉、黃豆起司、豆漿和素肉。若你有小孩，在給你的小寶貝吃黃豆配方乳前一定要做功課。小小的身體卻攝取如此高濃度的雌激素，甚至可能導致有些小孩的胸部提早發育！黃豆配方乳可能破壞嬰兒的免疫系統，並造成往後使用過敏和哮喘藥物的機率增加90%。

少量的黃豆是有益的，黃豆含有豐富的精益蛋白質、omega-3脂肪酸、鐵質、鎂和其他抗癌物質，例如皂素和植物固醇。有些植物雌激素的活動尤其對年輕女性具保護性，但考慮到黃豆可能會造成甲狀腺問題（黃豆是已知的致甲狀腺腫物），而且可能會對有乳癌風險的人（大部分美國婦女都是）造成問題，建議你限制自己從完整的天然黃豆中攝取大豆異黃酮素，當中所含的大豆異黃酮素才是天然的，而且一個星期只攝取兩份。

No.4 小心喝酒

最近你可能已經聽了不少葡萄酒的好處，「喝葡萄酒可以延長壽命，對付糖尿病和心臟病，還可以預防認知退化！」全都因為白藜蘆醇（resveratrol）的神奇功效，白藜蘆醇是一種能抗發炎的強力植物性化學物質，但神奇的白藜蘆醇也是植物雌激素。

酒精能將雌性激素釋放至血液中，使脂肪儲存，並且減少肌肉生長。**一旦你喝了酒，身體就會緊抓著肝臟裡的肝醣，讓你感到飢餓，並減低抑制力，所以你可能就會很開心地吃下雞翅或是烤馬鈴薯皮。**你也會燃燒較少的脂肪，就算燃燒時也比正常時緩慢，《美國預防雜誌》估計，只要喝了兩杯酒，就能讓人燃燒脂肪的能力下降百分之七十三。

來一杯，有機的

有機葡萄酒的生產過程不會使用殺蟲劑或防腐劑，例如亞硫酸鹽。每二十個人之中大概有一個人對亞硫酸鹽過敏，有氣喘的人尤其敏感。許多人認為亞硫酸鹽是廉價葡萄酒造成宿醉的幕後黑手。

所有的葡萄酒都含有亞硫酸鹽，但添加的亞硫酸鹽可能是一般天然含量的10至20倍，紅酒根本不需要亞硫酸鹽，玫瑰紅酒跟白酒含的較多，甜酒最多。檢查一下酒瓶標籤上的亞硫酸鹽添加劑。一旦你開始喝不含亞硫酸鹽的葡萄酒，就不會想喝含有亞硫酸鹽的葡萄酒了，因為你馬上就能分辨出其中的差別。

雖然有些人會反駁說，白藜蘆醇的植物雌激素本質具有預防癌症的效果，但酒精卻是導致乳癌的風險因素。一份研究發現，酒精會幫忙形成最常見的乳癌腫塊，而這些腫塊上面都有雌激素和黃體素受體。根據超過十八萬四千名女性的資料分析結果，科學家推論，每天喝一到二杯酒會讓這些惡性腫瘤發生的機率增加百分之三十二；喝三杯以上的話則是變成百分之五十一。

另一方面，如果你是男性，我們無法否認葡萄酒的益處：它能保護你的心臟、幫助減低發炎的症狀、對抗病毒、甚至可能會降低糖尿病患者的血糖。最近加州大學聖地亞哥分校醫學院的研究人員發現，每天喝一杯酒，可以使非酒精性脂肪肝發生的機率減少將近百分之四十，非酒精性脂肪肝是一種與胰島素抗阻和心臟病有關的症狀。結果就是，**每天喝一杯酒就能有最大的效益出來，所以不要喝過頭喔！**

荷爾蒙學的回家功課

如果你要喝酒，就喝葡萄酒吧（請參考上面的「來一杯，有機的」），女性每天喝一杯或更少的葡萄酒，會讓乳癌的風險增加7%，這或許會抵掉這杯酒中其他對健康有益的好處——如果你沒有其他導致乳癌的風險因素。請醫生幫你評估一下個人的乳癌風險吧！

No.5　全脂乳製品和肥肉

脂肪再也不像以前一樣是惡魔食物了，現在我們知道某些脂肪有益健康，像是亞麻子和野生鮭魚中發現的omega-3s，還有有機飼養的草飼牛肉品和乳品中所含的共軛亞麻油酸，但是這些好處並不代表著所有的全脂和乳製品都是好的。沒錯，當你試圖降低心臟疾病的風險時，飽和脂肪不是最好的選擇。

雖然有一些阿金博士的死忠粉絲堅持飽和脂肪可以幫助減肥，但要讓科學家證實這個疑問，還要努力好長一段時間才能知道結果，兩邊的說法都有具爭議的論點和具說服力的實例，然而，**全脂肉品和乳製品最危險的地方，在於這些牲畜吞下肚的垃圾使牠們具有強大的內分泌干擾能力。**

食用動物性產品是攝取戴奧辛的最主要途徑，家畜吸收了來自焚化爐的工業污染物，用在工業化農業上的殺蟲劑、荷爾蒙及其他化學物質——無論是否真有讓肉多長些、提高乳汁產量或除去穀物上的蟲子和黴菌——這些物質都有辦法滲入非有機的肉品和乳品中並殘留下來。農業上使用的許多化學物質會「生物累積」，或是聚集在動物的脂肪組織中，一旦你把肉吃下肚子，這些毒素就會在你的脂肪組織裡定居下來，而且一待就是好幾十年。

〈美國消費者報告〉引用美國環保署EPA的估計，如果你的飲食過於油膩，那麼因戴奧辛而導致癌症的機率便會高出十倍，差不多是每一百人之中就有一個人因戴奧辛而罹患癌症，這正是因為肉品跟乳製品中含有高量的戴奧辛。

傷心的事是，即使是有機肉品，也會含有微量的殺蟲劑和化學物質，就像這個國家每一秒鐘都有人出生一樣。我們的身體就像一個巨大的毒物廢棄垃圾場，把食品供應上所有的化學垃圾全都收集起來，而且還把它們留下來。

動手減少食物裡頭的毒素

不吃某幾種食物，其實只做了一半——你也得動手以某些特定的方式來準備食物，以降低內分泌干擾物質滲進你的食物之中。這裡有二十個小撇步：

1. 把肉類的肥肉、雞皮、魚皮去掉。

2. 不要吃非有機的全脂動物產品；盡可能選擇低脂或是少脂的乳製品。

3. 把蔬菜和水果的皮剝掉，以避免攝取到殺蟲劑。

4. 把高麗菜和萵苣最外面的一層剝下來並扔掉。

5. 把水果例如蘋果和梨子的頂部切掉，因為殺蟲劑可能殘留在頂部的地方。

6. 手洗塑膠製的裝水容器，不要用洗碗機洗。如果它們裂開或已有紋路痕跡就資源回收，買一個不鏽鋼容器來裝水。

7. 燒、烘，或是炙烤肉類，不要煎肉。

8. 避免所有的一切肉製加工品，像是熱狗、波隆那臘腸，還有香腸——即使是有機產品，它們內臟的部分也可能含有毒素。

9. 使用不含有香味或磷酸鹽的溫和洗潔精洗蔬果。

10. 不要用塑膠容器來保存食物，把塑膠容器丟了改用玻璃容器。

11. 儘量避免吃罐頭食物，改吃當令時蔬。

12. 向EDEN伊甸園買有機罐頭食品，他們的有機豆子罐頭沒有含雙酚A。

13. 買紙盒裝的高湯、果汁、牛奶，或是其他液態食品，不要買鐵鋁罐裝的。

14. 不要用保鮮膜，如果一定要用，使用不含雙酚A的賽綸保鮮膜（Saran）。

15. 不要把保鮮膜或其他塑膠容器拿去微波；微波時用非氯漂白的餐巾紙或是其他盤子，倒扣在食器上面。

16. 不要買隔水或是微波加熱即可食用的蔬菜或是米飯。

17. 燒烤時要選擇不會讓油花四濺、火舌猛竄的瘦肉或是魚肉，這些火焰含有已知的致癌物質——雜環狀胺化合物（HCAs）以及多環芳香族碳氫化合物（PAHs），會沈澱在肉上面（燒烤的蔬果則不會有）。

18. 烤肉、烤魚，或是烤雞上滴出來的湯汁都不要吃。

19. 使用玻璃製的嬰兒瓶或是有天然內襯塗料的瓶子。

20. 儘量在當地的有機農夫市場買蔬菜、水果、肉品還有乳製品。

在我們煩死自己之前，先回頭看看控制體重的基本原則一下。減肥時不吃全脂乳品和肉品的主要原因在這裡變成了簡單的數學原理：一公升一公升的比較，這些食物所含的熱量遠比低脂食物高出了許多。

荷爾蒙學的回家功課

隨時隨地都選擇有機肉品和乳製品。同時，儘量選擇脂肪含量最少的產品，如瘦肉（找腰脊肉或是後腿肉，例如後腰脊肉或是後腿眼肉）、把看得到的肥肉切掉，並且選擇低脂或少脂的乳製品。儘量從不飽和脂肪和omega-3s來攝取大多數的脂肪。

No.6 罐頭食品

我們吃的食物中有百分之二十是罐頭食品，這代表我們是住在避難所中嗎？我是一個現實主義者，我知道當你忙碌時，開一罐豆子罐頭然後把它嗑乾淨，是比殺去溫蒂漢堡買外帶快很多，但我仍希望你**不要吃罐頭蔬菜，而是吃農夫市場買來的新鮮蔬菜，因為——它們是不一樣的東西。**

首先的問題是，你花了銀子但卻未能攝取到該有的營養，許多蔬菜在製成罐頭的過程中損失高達百分之九十的營養！第二，罐頭食品通常鈉含量非常高，有些罐頭湯的鈉含量甚至高達兩千毫克！但是最糟糕的地方在於，罐頭裡的塑膠塗料含有雙酚A。

環境工作小組進行了一項研究，發現大約每十個食品罐頭中就有一個罐頭（三罐嬰兒配方食品中就有一罐）所含的雙酚A，超過美國食品及藥物管理局為其他化學物質所訂的雙酚A安全高標值的兩百倍！問題是，我們的政府目前對於罐頭中所含的雙酚A含量，並沒有一套安全規範——就算含量像天一樣高也沒問題。英國的一份研究報告發現，從超市買來的六十二個罐頭中，百分之四十含有雙酚A，如果你還記得我在第三章中提

到的，雙酚A與胰島素抗阻、青春期提早報到、前列腺癌，以及其他很多與荷爾蒙失調引起的疾病大有相關。

荷爾蒙學的回家功課

這是第七百九十四個遠離加工食品的原因，若你非吃罐頭食物不可，請買有機、少鹽的。盡可能降低吃下雙酚A的機會，罐頭湯、通心粉、嬰兒配方食品中的雙酚A含量最多。到這本書出版（原書2009年出版）為止，Eden伊甸園有機豆子罐頭（編按：一種美國的有機品牌產品）是唯一不含雙酚A，並且包裝上採用天然樹脂為罐頭內層塗料的特殊罐頭品牌，美國的每種罐頭幾乎內層中的塗料都含有雙酚A——你的食物裡也都是雙酚A！

No.7 咖啡因

現在已經到了攸關生死的關頭了，我想自己不是唯一的，超過一半的美國人每天喝三到四杯咖啡！也許你是為了提神而這麼做，也許是因為看了某些研究報告說，咖啡因能夠提高工作表現以及燃燒脂肪而這麼做，但請先別高興得太早。

適量的純咖啡因（一天兩百到四百毫克），真的可以提高新陳代謝率百分之六、改善認知功能，甚至抑制胰島素抗阻問題。

陷阱來了，非有機咖啡（或紅牛、健怡可樂）不會帶給你任何燃燒脂肪的效果，這些咖啡因研究都是在嚴格控制的實驗環境下，將咖啡因隔離成為唯一的添加劑，然後與特定的物質一起進行，這些結果並不包含當咖啡因與興奮毒素、砂糖或是牛奶固形物，和其他潛藏在咖啡杯或是罐頭裡的物質攪和在一起時，所可能發生的狀況。

更糟的是，當攝取的咖啡因過量時，它會破壞你的新陳代謝和荷爾蒙平衡。咖啡因會刺激你的中樞神經系統，讓內分泌系統以為你正遭受威

脅。因此每天中當你的桌子上擺了第三杯咖啡要喝時，你讓身體處於「非你死即我亡」的緊張狀態，而你卻只是正在看電子郵件而已。

攝取的咖啡因過量時，你的腎上腺會分泌腎上腺素和正腎上腺素，這兩種壓力型荷爾蒙會讓一系列的肥胖荷爾蒙活動開始運作：肝臟為了讓身體立刻有能量可用便釋放出血糖，而胰腺則分泌胰島素來對抗血糖，你的血糖降了下來，就是因為胰島素的作用。

此時血管還會收縮，讓你覺得血糖似乎降得更低了，所以就找上販賣機。**有沒有注意到在兩杯咖啡之間，你有多麼想吃甜食？這是你的身體因為突然感到血糖不足而出現的反應。**

咖啡因中的酸性物質會持續十四個小時讓體內皮質醇偏高，現在想想，若你一整天都在喝咖啡，等於讓自己一直處於緊張狀態——一時能量耗盡就再喝一杯，讓荷爾蒙週期再來一次，成功地讓你對咖啡因上癮。

咖啡因過量會過度刺激，並最後耗盡你的腎上腺素，它也會對身體造成真正長期壓力過大的影響：流到腦部的氧氣變慢、免疫系統受損。而過多的皮質醇會讓你食欲大增，並且讓肥油堆在肚皮上，而且到最後，持續不斷地胰島素高峰會助你一臂之力，讓你出現胰島素抗阻的問題。

火上加油的還有，當你該休息時，白天喝的咖啡因會影響你夜晚的睡眠品質——你早就知道的，當人睡不夠時就會造成胰島素抗阻了。

可樂和咖啡中的磷酸會干擾鈣質的吸收，鈣質不足了，除了對骨頭不好之外，再加上咖啡因本身，都會讓經前症候群的症狀變得更糟糕，包括胸部漲痛、易怒，還有緊張。

荷爾蒙學的回家功課

利用這個機會改喝綠茶吧，綠茶也有咖啡因，但有證據顯示，綠茶能在你休息時促進脂肪氧化，被認為有防止肥胖跟改善胰島素敏感度的效

果。綠茶也有降低乳癌和前列腺癌的風險，但是各位：綠茶為什麼有這些效果的部分原因在於，綠茶會降低體內循環的性激素數量，換句話說，當它在幫助我們降低雌激素的危險水準的同時，它也在降低你的睪固酮水準。所以淺酌即可，一天不要喝超過一杯。

限制自己一天喝含有咖啡因的飲料一到兩杯就好，而且每喝一杯含有咖啡因的飲料，就要多喝一杯水，記得要在中午前就喝完咖啡因飲料還有水，我希望晚上睡覺時，你的體內已經沒有咖啡因了。

美國國家科學院發表一篇文章宣稱，含有咖啡因的飲料能納入每日所攝取的水分中計算。如果你問我的意見，我會說那是胡扯！咖啡利尿，每當你試著排出體內的毒素時，咖啡因會把你體內珍貴的水分也排掉。當你脫水時，送到肌肉的氧氣也會減少，使得肌肉燃燒脂肪的效果減弱。因此別懷疑：當水分不足就補充真正的「水分」吧。

接下來，看看好東西吧！

現在你已經邁出第一步，把阻礙體內荷爾蒙功能正常運作的食物和產品都排除掉了，接下來我們要討論的是，如何選擇那些長久以來對荷爾蒙最有益、讓你的新陳代謝更有力、燃燒熱量更有勁的食物。在第六章中，你會沉迷於這些可以加入每日飲食中的美味好料，你也可以在我的網站上找到許多這些食物的食譜以及個人飲食計畫。

就像我之前所說的，我希望你吃，但我希望你吃下去的食物是幫助你、而不是和你唱反調的食物。

餵飽你的瘦身荷爾蒙，燃燒脂肪不費力

步驟2—還原Restore

我們已經消除了那些刺激荷爾蒙儲存脂肪的抗營養物質了，現在就來關心一下有哪些食物能促進荷爾蒙燃燒脂肪！

「步驟2」的主要目的，是要介紹十種能修補你的新陳代謝並重新恢復天然荷爾蒙平衡的超級營養食物。你將會知道哪些完整天然的食物有助於肌肉組織的形成，並且可修補細胞；你也會學習到幫助身體支援腺體和荷爾蒙分泌的特定食物及飲食習慣。釋放出減重所需的荷爾蒙，關掉破壞你減肥成效的荷爾蒙吧！

最重要的一件事是，我喜歡設計一份可持續進行的飲食計畫，也許你不再能把一包食物送進微波爐裡熱一熱就當一頓飯，但我會儘量讓這個飲食計畫是容易達成的。你可能要付出一些努力，但代價是一定值得的。

掌握新陳代謝的10大營養物質

我最喜歡談論選擇力這件事了，若我告訴你，你有能力把所有與肥胖

10大營養食物

1.豆類植物
2.蔥類
3.莓果
4.肉類和蛋類
5.顏色鮮艷的蔬菜水果
6.十字花科蔬菜
7.深綠色葉類蔬菜
8.堅果和雜糧
9.有機乳製品
10.全穀物

相關的疾病如心臟病、癌症、糖尿病和中風的風險降低百分之五十，你覺得如何？當你決定要把什麼樣的食物吃下肚時，這是生還是死的選擇，有賴你自己決定。基因無法決定我們壽命的長短，有基因密碼告訴我們如何成長、如何呼吸、如何睡覺，但沒教我們怎麼死。為什麼人會死呢？因為身體真的從裡到外會因為不好的食物和不良生活習慣而枯萎老化。

上帝／大自然／或是什麼萬能的天神，已經提供了治癒自己所需的所有東西，希波克拉底（編按：Hippocrates，醫學之父，是一位古希臘的內科醫生）曾說：「讓食物成為你的良藥。」哦，他說得真對！有些食物對我們一點副作用也沒有，百分之百純天然，而且在不遠的市場裡就有得買。我稱它們為超級營養食物，是能夠顯著改善生活品質和壽命的食物，已經有科學證據顯示，這些食物能夠預防某些疾病，甚至有治療的效果；而且這些食物也可以使荷爾蒙平衡並加速新陳代謝——這是藥物無法提供給你的，多多益善的「副作用」。

以下是你應該盡可能多吃的超級營養食物清單——我是真的覺得很營養，所以儘量吃！接著，我們來看看每一種食物對身體有什麼幫助，以及它們是如何幫助你恢復身體的新陳代謝。同時，你也會讀到更多觸動荷爾蒙的花邊新聞，也就是那些經證實會引發或抑制特定荷爾蒙的食物種類。所有對荷爾蒙有益的食物，都彙整到這份飲食計畫書的食物清單和食譜之中（有關超級營養食物的簡易版清單，請見第278頁以後的購物清單）。

超級營養食物第1類 豆類植物——**最好的碳水化合物**

豆類和其他豆類植物（最佳選擇：紅豆），也含有碳水化合物，而且是最好的碳水化合物。舉例來說，豆類是可溶性纖維最豐富的來源之一，也含有抗性澱粉，所謂的抗性是指「能夠不被小腸消化，直到進入大腸」。在大腸裡，抗性澱粉發酵形成腸道裡的壁膜，並且產生短鏈脂肪酸，可以對抗全身性的發炎、癌症，還有腸道裡頭的壞菌（如大腸桿菌和念珠菌）。抗性澱粉也會降低胰島素水準，可能是因為要花很久的時間才能消化抗性澱粉，血糖的釋放因此減少。

一份研究發現，**在飲食中添加百分之五的抗性澱粉，有助於促進餐後的脂肪燃燒——這些脂肪百分之八十是來自於腹部和臀部，百分之二十來自食物**。你一定會很喜歡下面的這個理由：當你吃了來自豆子的抗性澱粉後，會感到較為飽足，儲存下來的脂肪較少，因此可降低你的膽固醇和三酸甘油脂，並且改善全身的胰島素敏感度。

許多豆類都含有植物性雌激素，但卻不同於含有大豆異黃酮素的加工黃豆食品，這些植物性雌激素經證實會降低體內循環的雌激素水準。

荷爾蒙學的回家功課

- 乾燥的豆子比罐頭的好；把乾燥的豆子浸泡在水裡6到8個小時，或是在室溫之下浸泡一夜，烹煮前要瀝乾水分。

- 不必避免罐頭豆子，如果罐頭的便利性能鼓勵你多吃豆類植物——豆子和扁豆有許多對健康有益的好處，這些好處遠比罐頭食品所潛在的危險更重要（別忘了伊甸有機食品有不含雙酚A的罐頭）。

- 挑選無鹽的種類並沖洗乾淨。

- 不，絕對不吃酥油炸的炸豆泥。若你喜歡這個口味，找那些含有豆子、鹽分、水分的油炸食品（參考第278頁中我最喜歡的品牌）。

激發雌激素和黃體素的食物

影響你的雌激素水準可能是一件很冒風險的事，含有豐富植物雌激素的食物可能幫助女性改善停經的不適症狀，例如熱潮紅。而一旦女性停經或她們有乳癌或子宮癌的風險時，這些多餘的雌激素可能帶來風險。對於男性也是一樣，一些植物雌激素可以對心臟有益；但太多時可能會抑制你的睪固酮並且提高前列腺癌的風險。

降低雌激素的物質	原因	來源及解決方案
膳食纖維	正常情況下，雌激素被肝臟從血液中拉出來，然後被送到膽管的小通道後進入腸道中。在腸道裡，纖維如海綿般吸收著雌激素，然後將雌激素與其他廢物一起排除體外。飲食中的纖維愈多，「天然雌激素排放系統」愈是能夠發揮。	水果、蔬菜，還有全穀物，尤其是那些含有豐富水溶纖維者，例如蘋果、大麥、豆子、印度車前子、扁豆，以及燕麥麩。
黃酮	可以防止腎上腺激素如睪固酮轉換成雌激素。	洋蔥、紅茶、綠茶、蘋果。
綠茶	綠茶可以降低對健康不利的雌激素，而紅茶卻會讓雌激素水準升高。	所有類型的綠茶（散裝、茶包、冰涼的）。
靛基質-3-甲醇	這種抗氧化劑有助於刺激解毒酵素，讓細胞膜裡的靛基質-3-雌激素受體能降低乳癌和子宮頸癌的風險。	十字花科蔬菜，例如：花椰菜、高麗菜、羽葉甘藍，還有抱子甘藍。
石榴	一項研究發現，石榴的果汁、萃取物和油脂，能夠降低80%的雌激素活動，並且防止多種不同的乳癌細胞複製。另外一份研究發現，石榴對前列腺細胞也有類似的效果。	石榴汁是很好的醬汁，試著將石榴子加入你的沙拉或是甜點中。石榴的酸味可以增加香草優格的美味。

增加雌激素的物質	原因	來源和解決方案
酒精	停經的女性如果每天喝一杯酒，雌激素會升高7%。每天喝兩杯會升高22%。	最多一天喝一杯，若你已有乳癌風險，那就不要喝酒。
咖啡因	每天喝兩杯（含）以上的咖啡或四罐汽水就會讓雌激素水準升高。	限制自己每天只喝一到二杯咖啡，同時也要少喝汽水。

脂肪	在苗條的女性之中，膳食脂肪會提高雌激素水準，但其機制仍不明確。反式脂肪會促進內臟脂肪的囤積，進而使過量的雌激素分泌。	避免吃薯條、蘇打餅乾、餅乾，或是採用部分氫化油製成的油炸食物。
亞麻籽	是SDG（亞麻籽特有的木酚素成分）的最佳來源，會在體內轉換成木酚素，與植物性雌激素中的木酚素類似，兩者都有助於維持健康的雌激素水準，並且透過爭奪雌激素受體的空間，降低體內循環的雌激素水準（癌症相關疑問請詢問醫師）。	採買亞麻籽時，一次只研磨一點點，然後放在冰箱裡保存。可加入麥片、優格及思慕昔中食用。亞麻籽也是omega-3脂肪酸ALA的豐富來源。
啤酒花	啤酒花的雌花是用來製作啤酒的，含有植物性雌激素，有助於對降低熱潮紅。	啤酒中的啤酒花起不了什麼作用，除非喝很多。但血液中的酒精會讓雌激素水準升高，一天只能喝一杯。
紅花苜蓿	含有天然植物性雌激素，以及對新陳代謝很有幫助的鈣、鉻，以及鎂。	大多數以健康補給品的形式出現，但也可以從豆芽裡找到紅花苜蓿。
黃豆	含有異黃酮，這些化合物能模仿雌激素，所以會使雌激素增加。但天然黃豆產品含的是較弱的雌激素，會阻擋比較強烈的雌激素（像是雌激素酮）的受體，因而減少在體內循環的雌激素水準，它們也不會累積在身體裡而會迅速被代謝掉。對男性和尚未絕經且無其他疾病風險的女性來說，黃豆及其他植物性雌激素有助於降低前列腺癌、乳癌、子宮癌的罹患風險。但若你已高度具有上述疾病的風險時，多餘的雌激素可能會提高你的風險（跟醫生討論你的癌症風險，這與過量的雌激素有關）。	發酵的黃豆產品，例如豆腐、味噌、天貝、毛豆（遠離富含異黃酮的產品，如豆漿、黃豆仁，或是黃豆粉）。其他植物性雌激素來源包括茴香、大茴香，還有芝麻。
蕃薯	不明確，但蕃薯似乎會降低雌激素的代謝，使其升高。有研究發現一個月內每天都吃兩次蕃薯，可增加雌激素水準。	為了要有任何荷爾蒙的效果出來，得吃不少蕃薯，一天至少吃兩個或以上的蕃薯才夠。

除此之外，豆類也含有豐富的鋅和維生素B，這兩者都能提高睪固酮水準。

超級營養食物第2類　蔥類，超級抗氧化

大蒜（最佳選擇）和其他蔥類植物如洋蔥、韭蔥、細香蔥、蝦蔥、青蔥等，都是對身體很好的解毒物，它們會刺激身體製造穀胱甘肽（編按：一種存在於細胞之中的抗氧化劑），它在身體各處都準備好要對抗自由基。穀胱甘肽的活動對於肝臟來說尤其重要，因為它能幫忙清除人體內的藥物和其他干擾內分泌的化學物質。

洋蔥中所含的一種被稱為花青素的類黃酮，是非常棒的抗自由基因數，新興科學顯示，它們可能能幫助對抗肥胖和糖尿病。大蒜和它的同類植物能幫助我們降低總膽固醇量（藉由降低肝臟的膽固醇合成而減少總膽固醇形成），而且還會提高高密度脂蛋白（每天吃兩辦大蒜也許就像吃降低膽固醇的藥物一樣有效）。雖然對老鼠進行的研究顯示，大蒜的大蒜素可能會提高睪固酮水準，但現在下結論還太早——如果真能提高睪固酮水準，那就愈多愈好了。**韭菜特別棒，它們兼具大蒜和洋蔥的最佳好處**，尤其是含有錳，這是一種血糖穩定劑，而且和纖維質結合在一起時，會成為保持胰島素水準穩定的最佳選擇。

荷爾蒙學的回家功課

- 壓碎、剁碎或嚼碎的大蒜，幫助釋放大蒜酶酵素，它會啟動許多對身體很有幫助的活動。在烤大蒜前，至少要把大蒜頭剁掉，才能讓酵素開始活動。
- 在烹調剁碎或壓碎的食物前，先擺個10分鐘，讓酵素將它的有益化合物發揮出來。

- 如果你受得了，儘量生吃蔥類，因為大蒜酶可能會因加熱而被破壞掉，在漢堡裡加些紅洋蔥或是甜洋蔥切片；在沙拉醬汁裡加些青蔥末或是蒜末。
- 把大蒜跟橄欖油加在一起，會釋放更多有益的有機硫化合物，把韭蔥白色的部分跟大蒜一起嫩煎一下，會讓蔥蒜的威力加倍。
- 對付大蒜的口臭味（可能持續18小時，噁），飯後嚼一小枝荷蘭芹或是薄荷，一定要刷牙和用牙線，並定時用刮舌器和（或）漱口水。

超級營養食物第3類 莓果——花青素阻止脂肪細胞增大

　　莓果（最佳選擇）含有大量的多酚，這跟葡萄酒和巧克力中含有大量的有益健康之植物化學物質一樣。但是**不同於葡萄酒和巧克力，莓果沒有脂肪也沒有咖啡因，花青素讓它擁有美麗的顏色，其中的類黃酮會讓肥胖基因找不到地方長肥油**。日本一位研究學者發現，花青素會阻擋脂肪細胞增大，並鼓勵脂肪細胞釋放脂聯素。脂聯素是一種能幫助減輕身體發炎症狀、降低血糖，並能扭轉瘦體素和胰島素抗阻情形的荷爾蒙。另一份研究發現，花青素可以在吃完澱粉類食物後降低血中的葡萄糖水準，防止造成糖尿病的胰島素飆高。小紅莓跟草莓中所含的某些多酚，可以阻絕特定澱粉和脂肪的消化酵素活動，減少被身體所吸收掉。多酚與莓果中的可溶纖維一起作用時，使你可以在享受甜蜜滋味的同時，幫助身體減肥並使血糖維持在低的狀態。

每天至少吃1份，能吃得起多少就吃多少！

荷爾蒙學的回家功課

- 一定要吃有機的！莓果是殺蟲劑殘留物最多的水果。
- 新鮮或冷凍的最好，加工食品裡頭的莓果幾乎是吃不到花青素的。

激發睪固酮的食物

除非有多囊性卵巢症，不然不論男女，《掌握代謝，90%的肥肉會消失》的飲食計劃都是在教你如何衝高睪固酮水準。睪固酮賦予我們能量，幫助肌肉形成，讓我們變得性致勃勃，並保護我們的骨頭和大腦——似乎全部都是好事。如果我們充分利用食物所帶來的多種方法來激發睪固酮，可能永遠都不需要補充健康食品。

降低睪固酮的物質	原因	來源及解決方案
酒精	一份研究發現，酒精會降低男性的睪固酮水準。	酗酒者在戒酒六個星期後，睪固酮水準就會提高，這是另外一個勸你少喝一點的好理由。
甘草	甘草會阻擋負責製造睪固酮的酵素（雖然有些研究發現其作用並不是很明顯）。	偶爾吃根黑甘草條，不會毀了你的性慾，但不要讓這變成固定習慣。
低脂食物	低脂食物會讓你在運動後使睪固酮水準的上昇減慢（別忘了睪固酮是由膽固醇所製造的，膽固醇是一種脂肪）。	確保你在運動之後吃的點心，其中所含的脂肪和蛋白質比例要均衡。
低蛋白質食物	一項針對年長男性的研究發現，低蛋白食物能提高性激素結合球蛋白（SHBG）的水準，SHBG會與其他荷爾蒙結合，並使其無法發生作用，增加的SHBG便會減少可利用的睪固酮。	請維持飲食中蛋白質的比例為30%（請參考第七章）。
植物雌激素，尤其是木酚素	減少的幅度很少，但一份研究發現吃含有植物雌激素的食物，會減少體內睪固酮水準。另一份針對女性的研究發現，木酚素會降低睪固酮水準。	亞麻籽中含有豐富的木酚素，因此儘量從魚油中取得omega-3s，而不是透過植物來源。

增加睪固酮的物質	原因	來源和解決方案
大蒜素	以老鼠為對象的研究發現，大蒜與高蛋白食物結合在一起時會提高睪固酮。大蒜素還能抑制皮質醇的分泌，而皮質醇會和睪固酮相互競爭並干擾其正常功能。	在你的漢堡上加些大蒜和洋蔥切片，來增加提升睪固酮的效果。
維生素B	攝取維生素B，被證實與睪固酮水準上升有關。	你可以從強化穀物、豆子、肉類、家禽肉，還有魚肉中獲得豐富的維生素B。
咖啡因	一份研究發現，高劑量的咖啡因搭配運動，有助於提高睪固酮的水準。	儘管把這個當作每日多喝一杯咖啡的藉口挺不錯的，但因為每天固定攝取咖啡因對睪固酮的影響，相關資料仍然不足，因此一天還是喝一、兩杯就好，而且儘量中午前喝完。
菸鹼酸	菸鹼酸被證實會增加高密度脂蛋白，而高密度脂蛋白水準高與造成高睪固酮水準有關。	許多食品都含有菸鹼酸，包括乳製品、瘦肉、家禽肉、魚肉、堅果，以及蛋類。除此之外，許多麵包和穀物都添加了菸鹼酸，可適當選擇。
植物脂肪	攝取植物脂肪證實會增加二氫睪固酮——一種負責身體毛髮生長的睪固酮。	不要吃太多的黃豆油、玉米油、紅花油以及葵花油，最好從油菜籽油和橄欖油來獲取植物脂肪。
鋅	一份研究發現，對健康的男性限制鋅的攝取時，會造成他們體內的睪固酮減少75%，但缺乏鋅的年長男性，只要服用鋅補給品就可以讓睪固酮量加倍。	你可以從很多優良蛋白質食物中得到鋅，像是牡蠣、唐金蟹、牛肉、豬肉、烏骨雞肉和火雞肉、優格、巧達起司、腰果、杏仁、烤豆子，還有鷹嘴豆。

- 黑莓含有極為豐富的花青素和鞣花酸，在野外很容易找到！
- 仔細看包裝盒上有沒有沾到果實的汁液，有的話代表莓果已過熟。把軟掉或是被碰撞到的莓果丟掉，讓剩下的莓果排放在鋪有餐巾紙的大碗後，放進冰箱裡，儘量在購買後的48個小時之內吃完。
- 趁莓果盛產時，在農產品市場一次買一大箱回來，回家後，輕輕地清洗乾淨後晾乾，接著把莓果放在餅乾薄片上冷凍，再用冷凍專用保存袋裝起來，這樣至少可以保存兩年。

超級營養食物第4類　肉類和蛋類，請選有機的吃

當我說要吃土裡長出來的或媽媽生出來的食物時，你是不是有點想打退堂鼓？這個部分是有關有爸媽生出來的食物部分，按照這本書的飲食計畫，你要吃肉。所有的肉都吃，但主要是那些含有豐富的有益脂肪，像是含有共軛亞麻油酸或是omega-3s的優質肉類。

肉類是肌肉形成所需胺基酸的最佳來源（**最佳選擇：阿拉斯加野生鮭魚**）。肉類和蛋類都含有L-精胺酸，對體內蛋白質的產生和生長荷爾蒙的釋放極具關鍵。L-精胺酸也是一氧化氮的前驅物質，它是血管壁的內層，可以減少阻塞、加強血液的流動（一氧化氮就是威而剛的那股力道，所以你懂我的意思吧）。

胺基酸中的酪胺酸不但能控制食欲並減少體脂肪，還能協助維持甲狀腺、腦垂體以及腎上腺的正常功能運作。白胺酸——肉類、蛋類和魚肉中含有的另一種胺基酸，能幫助身體產生生長荷爾蒙，調節身體的血糖指數，並促進肌肉生長，有助於體內所有的荷爾蒙發揮得更好，尤其是胰島素和睪固酮。

你認識那些二十五年來試圖在飲食上減少膽固醇攝取，來降低血液中膽固醇水準的人嗎？

是呀，別傻了。性類固醇是由膽固醇產生的，你的身體需要來自肉類和蛋類的膽固醇，來製造那珍貴的性類固醇，事實上，現在許多專家相信飲食中的膽固醇跟血液中不健康的膽固醇之間，沒有太大關係（哇，是他們的錯），讓完整的一顆蛋變成一種近乎完美的食物，因為它幾乎擁有我們身體所需的所有維生素及礦物質（把一顆蛋跟一粒柳丁配在一起，就補足蛋唯一缺乏的東西——維生素C）。

蛋白質會增加新陳代謝的速度，因為燃燒蛋白質所需的熱量比燃燒碳水化合物或脂肪還要多，當你吃下蛋白質和脂肪時，尤其是吃下有機放養的雞蛋、肉類以及肥美的深海魚中所含的omega-3s時，飢餓激素的水準會下降，胃部會釋放更多的膽囊收縮素，減緩消化速度並降低你的食慾。鮭魚含有豐富的omega-3s，也是硒和維生素D 的來源，硒對你的甲狀腺來說非常重要，而維生素D則是有益於保護肌肉。

鮭魚是你經前症候群來襲時的最佳食物：一份鮭魚可以提供大量的色胺酸，它是一種血清素的前驅物，也是一種維持平靜正面情緒的大腦化學物質。此外，吃魚還可以幫助身體減少分泌前列腺素，前列腺素在身體裡頭的作用就像荷爾蒙，但它們不是隨著血液流動傳遞訊息，而是就只待在細胞裡。你可以把發炎、疼痛、發燒，還有經痛都怪罪到前列腺素的頭上，雖然omega-6脂肪酸會分泌前列腺素，但鮭魚所含的omega-3會減弱omega-6脂肪酸的作用。

鮭魚、有機放養肉類和蛋類也可以幫助穩定血糖，並且對抗肥胖問題。一天攝取一點八克的二十碳五烯酸（eicosapentaenoic acid, EPA）最容易的方法，就是吃魚油膠囊，證實可以提高脂聯素水準，增加胰島素的敏感度。另外，有研究顯示，魚肉可能會幫助身體對瘦體素變得更加敏感，讓身體較不會對瘦體素變得有抗阻性。

許多素食者很可能會反駁：「我們可以從蔬菜來源攝取到omega-

引發皮質醇的食物

如果你生活在文明社會裡，不需要試圖增加皮質醇——因為你每天可能都在增加皮質醇水準。相反的，要注意的地方是想辦法讓這種儲存脂肪的荷爾蒙維持在少量的水準。對某些人來說，用食物來對抗壓力是一件再自然不過的事情，但我們可不是在說德芙巧克力棒和洋芋片——許多健康的食物可以幫助你降低皮質醇，如此一來，你可以瘦下來而不發胖。

降低皮質醇的物質	原因	來源及解決方案
高纖食物	膳食纖維會降低皮質醇。高纖的碳水化合物不會造成胰島素升高，所以腎上腺素也不會升高。	含豐富可溶性纖維的食物包括燕麥麩、燕麥、豆類、豌豆、米糠、大麥、柑橘類水果、草莓和蘋果果肉。含豐富不可溶性纖維的食物包括全麥麵包、小麥片、麥麩、高麗菜、甜菜、胡蘿蔔、孢子甘藍、蕪菁、白花椰菜和蘋果皮。
磷脂質絲胺酸（BSE）	一種天然的化學物質，能緩和皮質醇過度分泌。	青花魚、鯡魚、鰻魚、鮪魚、雞肉、豆類、牛肉、豬肉、全穀、綠葉蔬菜，還有白米。
植物固醇	一份雙盲研究（編按：進行試驗時，受試者與施測人員雙方皆不知道受試者屬於實驗組或是對照組，直到資料蒐集完成後核對受測者代碼才知道分組）顯示，讓馬拉松賽跑選手選擇在比賽前攝取植物固醇後，他們的皮質醇不會上升（不同於安慰劑組，他們的皮質醇的確會升高），顯示腎上腺壓力的反應在下降。	你可以從強化營養的抹醬和沙拉醬中獲得植物固醇，例如Smart Balance這個牌子的產品，但它們不是必需品，它們終究只是加工食品。
維生素C	維生素C可以防止動物皮質醇升高以及防止動物身體出現有壓力時的徵兆。未補充維生素C的動物身上，其皮質醇是有補充維生素C的動物的3倍。因為在壓力之下腎上腺會分泌出皮質醇，因此多補充維生素C對腎上腺這條重要腺體很有幫助。	所有蔬菜水果都含有維生素C，含量最豐富的來源包括青椒、柑橘類水果、果汁、草莓、番茄、花椰菜、蕪菁，以及其他綠葉蔬菜，還有蕃薯和哈蜜瓜。

乳清蛋白	乳清蛋白的色胺酸會增加血清素，降低皮質醇並且強化身體面對壓力的能力。	試看看在奶昔中加乳清蛋白粉。
降低皮質醇的物質	原因	來源
酒精	酒精會啟動下丘腦-垂體-腎上腺軸（HPA軸），造成腎上腺分泌更多的皮質醇。	研究顯示喝很多酒會讓皮質醇水準升高。但一份研究卻發現，一天一杯白葡萄酒能降低皮質醇。底線是：一天飲酒不超過一杯。
咖啡因	咖啡因會藉由增加腦垂體上的促腎上腺皮質激素生成（皮質醇的前驅物），讓皮質醇分泌增加。	重點是適量，一天不要超過200毫克。
辣椒素	辣椒素會造成腎上腺分泌腎上腺素、正腎上腺素，以及皮質醇，但作用只會持續15分鐘。短暫升高1小時後，你的腎上腺激素會比一開始還低，可能是因為釋放腦內啡的緣故。	許多研究已經發現，辣椒素含量豐富的辣椒可以降低疼痛、發炎，以及心臟病、癌症、胃潰瘍的風險，所以要小心攝取這個會造成皮質醇升高的辣椒素。
麩質	麩質不耐症會造成皮質醇水準升高，許多人有麩質不耐症但卻渾然不知。	如果你很擔心，那就選擇不含麩質的產品，有愈來愈多的公司在他們的產品標示上註明，或是乾脆少吃一些小麥產品吧！
甘草精	甘草精中的甘草酸能抑制一種酵素，這種酵素會停滯腎臟中的皮質醇，所以吃甘草精一定會延長皮質醇在腎臟中的壽命。	不要碰甘草精，絕對不要碰紅色的Twizzer橡皮軟糖——它完全由玉米膠所構成。
鹽	攝取鈉會改變將皮質酮轉換成皮質醇的酵素。	因為我們攝取的鈉中有77%來自於吃下肚的現成或是加工食品，改吃新鮮食物可以幫助你控制每日的鈉攝取量在1,500毫克到2,400毫克。

美國版的海鮮食品安全

許多魚類都是omega-3脂肪酸的良好來源，但你得注意魚類中的重金屬及其他毒素。在匹茲堡附近的河流中所抓到的魚含有非常高的外源性雌激素，讓細胞的萃取物在實驗環境下能造成癌細胞生長，其1公克的脂肪裡所含有的多氯聯苯（PCBs）和戴奧辛是其他動物脂肪的5到20倍。PCBs與智商較低、記憶力和專注力差以及甲狀腺功能異常有關。注意安全，蒙特利灣水族館的海鮮把關人員製作了一份很棒的區域性海鮮指南www.mbayaq.org（編按：這是一個針對美國消費者的網站，但你也可從此網站中瞭解一下遠洋海鮮的安全度及建議）看看你所居住的地區，以環保和健康為考量的最佳選擇為何，以下是我的建議：

吃這個	不要吃這個
鮑魚	大西洋鱈魚
阿拉斯加野生鮭魚（新鮮、冷凍或罐頭）	大西洋牙鮃／鰯
鯷魚	藍蟹和國王蟹
大西洋紅點鮭	黑鮪魚
大西洋鯡魚	鰱魚
大西洋鯖魚	智利鱸魚
金目鱸魚（美國養殖，非進口）	黃花魚
黑鱸魚	鰻魚
蛤蜊	石斑魚
大比目魚	青花魚
牡蠣（養殖）	藍鱈
太平洋鱈魚	馬林魚
太平洋比目魚	橘棘鯛
太平洋狹鱈魚	太平洋長尾鱈
太平洋岩礁魚	鰦魚
彩虹鱒魚（養殖）	鯊魚
銀鱈	夏天和冬天的比目魚
沙丁魚	劍旗魚
紅鯛	石喬魚
石蟹、柯納蟹、唐金蟹	白鱸魚
馬頭魚	野生線條鱸魚
鮪魚（來自美國和加拿大的海底雞或長鰭鮪罐頭）	野生鱘魚

3s。」但植物性來源是絕對沒有辦法提供你足夠的omega-3s，我們的身體只能把百分之五的亞麻酸omega-3s（來自亞麻籽、核桃，以及其他堅果）轉換成EPA，轉換成DHA的甚至更少。

無論如何，一定要吃這些東西，但不要奢望它們可以給你足夠的健康脂肪。

因此，千萬別亂吃——要吃有機肉類、蛋類、脂肪豐富的魚類，而且，保險一點，服用不含汞的魚油，因為我們一定得面對魚類中無法避免的爛東西——毒素。如果沒有毒素，我們可以一週七天都吃魚，而我也會很開心的（你的荷爾蒙也是），但事實上沒辦法。

荷爾蒙學的回家功課 每週要吃3～5份

- 永遠買野生鮭魚——農場飼養的鮭魚飼料會讓omega-6脂肪酸增加，而非omega-3脂肪酸。而飼養的魚類中PCBs和其他有機氯的含量比野生魚類高，且飼養場會造成海蝨，進而導致野生鮭魚死亡。

- 魚類購買後的兩天內要食用。如果你住的地方地買不到野生鮭魚的話，可以考慮線上購物——這種投資既值得又能換來安心。

- 罐頭鮭魚，通常是野生的，撒在沙拉上、加在墨西哥捲，或加在蛋餅裡。試看看燻魚——煙燻鯡本身味道就不錯，沙丁魚也不錯。

- 放養的草飼牛風味比吃玉米的牛更有風味，有些人愛死了，但有些人需要時間習慣這股味道。

- 如果你實在是很擔心魚類中的環境毒素，你可以（而且應該）改成每天吃一顆魚油健康補給品。

■ Omega-3脂肪酸包括：EPA（二十碳五烯酸）、DHA（二十二碳六烯酸）及ALA（亞麻酸）。

鮮艷的蔬菜水果，每種顏色都有保健功效

　　嘗試各種顏色的蔬菜（最佳選擇：番茄），你自然能攝取到各式植物性營養物質，每種都有其特殊的保健效果。這些顏色鮮艷的植物性食物，也剛好是可溶性和不可溶性纖維的最佳來源，兩者都是維持荷爾蒙平衡所必須且無法自動物產品身上取得的。

　　當人們想到蔬菜時，聯想到的是綠色蔬菜。有些最具營養價值的葉菜蔬菜和十字花科都是綠色，但我喜愛的蔬菜中有些色彩鮮明：橘色、黃色、紅色，還有紫色。加州大學洛杉磯分校人類營養中心的顏色編碼系統，將蔬菜按照不同的顏色來區分：我也採用了他們的系統。

- **橘色**：含有 β 胡蘿蔔素的食物，包括許多橘色蔬菜，例如胡蘿蔔、甜蕃薯、哈蜜瓜以及芒果。研究人員相信 β 胡蘿蔔素可能有助於細胞之間的交流，增加身體避免罹患癌症的能力。在懷孕期間， β 胡蘿蔔素對黃體素的分泌扮演著重要角色。

- **黃色**：大多數的柑橘類食物都屬於黃色蔬菜，而且柑橘類食物中的維生素C還可以幫助我們處理壓力問題。德國的一份研究讓實驗對象站在一大群人面前做數學問題，有服用一公克維生素C的人，其體內的皮質醇和血壓比沒有服用維生素C的人較低。

- **紫色**：我們在莓果的章節討論過幾種超級紫色食物，還有其他的紫色水果和蔬菜，包括葡萄和橄欖，它們含有大量的白藜蘆醇（一種具有強大的抗老化、抗發炎、降低血糖效果的植物性抗生素）。給飲食中含有大量氫化反式脂肪的老鼠餵食白藜蘆醇，甚至可使這些老鼠的死亡風險降低百分之三十。

- **紅色**：所有的紅色水果和蔬菜都有植物性化學物質——茄紅素，茄紅素是一種抗癌效果極佳的抗氧化劑。一些研究發現，血液中茄紅素含量較

高的男性，罹患前列腺癌症的機會最低。茄紅素還可對抗氧化壓力：氧化壓力是一種氧化過程，過程中低密度脂蛋白會變硬造成動脈硬化；**當健康的成年男性不再攝取茄紅素達兩個星期後，他們的脂肪氧化提高了百分之二十五**。茄紅素最佳來源的鮮艷蔬菜事實上也是水果：番茄。一杯番茄幾乎可以給你一日所需維生素C的百分之六十，而且熱量只有三十七卡。你可能很難想像，番茄也是很好的纖維素來源：一杯番茄可以提供百分之八的一日所需的的纖維素，並且可以幫助你降低血糖。

荷爾蒙學的回家功課 每天要吃5份

- 試著每天都吃各種顏色的食物一份，均衡不同的植物性營養物質。
- 水果沙拉、莎莎醬、史慕思、涼拌沙拉，任何一種五顏六色的菜色都有助於每日鮮艷蔬果的搭配。
- 烹調番茄會集中其效果：番茄加熱2分鐘，會讓茄紅素和抗氧化劑的活性增加50%；加熱30分鐘則會增加1.5倍。選擇有機番茄醬汁、有機番茄泥、有機番茄醬，這些產品含有比較優的茄紅素而且不含高果糖玉米糖漿。

檢識水果的標籤

注意數字：水果標籤上的這些編碼事實上是有意義的，不僅讓我們知道這些水果是在哪裡栽種，也告訴我們是如何栽種的。這是一個能幫助你解釋標籤的便利表，讓你避免任何干擾內分泌的垃圾。

標籤上的數字	意義	例子
四位數字	水果是以傳統的方式栽種	4011-傳統栽種的黃色香蕉
五位數字，以9開頭	水果是以有機的方式栽種	94011-有機香蕉
五位數字，以8開頭	水果是基因工程改造而來	84011-基因工程改造的香蕉

- 相比之下，其他許多鮮艷的蔬菜會在烹調過程中失去其功效，混著生菜和煮過的菜一起吃，好面面俱到。

- 如果不確定該生吃還是煮來吃，那就連皮一起吃。許多水溶性纖維都是存於胡蘿蔔、蘋果，或是梨子的皮上面。

- 採購當季的蔬菜，並且先挑選有機的。如果你擔心花費驚人的話，請參考第184、185頁所列出必備的有機選擇。

- 愛上喝低鈉的番茄汁，熱量非常低而且非常有營養——一份0.17公升的番茄汁含有33毫克的維生素C，而熱量卻只有30卡。

- 如果沒時間煮飯，直接在超市生鮮區買一些現成的莎莎醬——要不含防腐劑的，午餐時吃一杯就能同時吃到番茄、青椒還有洋蔥了。

超級營養食物第6類 十字花科蔬菜，抗癌又有助瘦身

當你咀嚼十字花科蔬菜時（最佳選擇：花椰菜），身體會釋放酵素，啟動化學反應好，讓這些蔬菜具有無懈可擊的抗癌特質。這個過程的副產品——異硫氰酸鹽（isothiocyanates），就像身體裡的小刺客一樣，會在致癌物質造成基因損害之前，把這些壞份子消滅掉。

異硫氰酸鹽並可幫助預防膀胱癌、子宮頸癌、結腸癌、子宮內膜癌、肺癌，以及前列腺癌。它們甚至有助於解決新陳代謝的問題，例如防止雌激素刺激乳癌細胞。

除此之外，十字花科蔬菜之中例如花椰菜、高麗菜，以及白花椰菜中所含的異硫氰酸鹽，證實可以幫助身體修補因為糖尿病而帶來的傷害，比方說有助於血管預防低血糖所造成的血管損害。研究人員相信，這些物質還能夠幫助防止伴隨糖尿病而來的心臟病。

不要忘了我們營養密度的最高原則（編按：營養密度是指營養成分【公克】和能量【卡路里】的比值）——這些珍貴的食物含有豐富的營養但是熱量卻很

不適合吃十字花科蔬菜的狀況

如果你的甲狀腺功能完全不行，那就要少吃一些十字花科蔬菜。可能是因為異硫氰酸鹽具有使甲狀腺腫大的特性，已經有以動物為對象的研究結果確定，攝取大量的十字花科蔬菜會導致甲狀腺機能變差的風險增加。這樣的風險對於甲狀腺沒有問題的人來說是微乎其微，但若你有甲狀腺敏感的問題，煮十字花科蔬菜時記得在上面撒一些加碘鹽，以對抗那些可能在甲狀腺中和碘競爭空間的離子。

少，這是因為它們含有大量的水分以及纖維。**纖維讓你有飽足感，而且還可以使身體燃燒脂肪的能力提高百分之三十！**

　　不斷地有研究顯示，攝取最多纖維的人胖得最少。

荷爾蒙學的回家功課 每天要吃2~3份

- 不要把花椰菜拿到爐子上煮，最好改用微波爐。這樣可以保留90%的維生素C，如果是水煮或蒸的話，只能保留66%的維生素C。

- 不要把十字花科蔬菜煮過頭——不但比較沒有營養，而且還會容易有臭味（硫的味道），軟糊糊又噁心。改用沸水燙看看，把它們扔進沸水鍋裡頭2分鐘，迅速瀝乾，然後用冰水沖洗。

- 從農產品市場買回十字花科蔬菜時，洗乾淨後切好，將它們放進裝了水的碗裡，然後放在冰箱裡當速食點心吃。

- 從店裡買現成切好的花椰菜、白花椰菜和高麗菜，把它們加到沙拉裡，跟鷹嘴豆泥一起吃，或把它們加在墨西哥捲餅裡頭一起吃。

- 即使是偶爾打開罐頭湯（健康的）當晚餐來吃時，加些先切好的十字花科蔬菜：如高麗菜、甘藍菜還有大頭菜，你可能嚐不到它們的味道，但會吃得更飽足但卻沒什麼熱量，而身體又攝取到了優良的植物性化學物質。

- 烤過的白花椰菜很棒！把切好的白花椰菜鋪在烤盤上，撒一點橄欖

可溶性纖維和不可溶性纖維有什麼不同？

不可溶性纖讓我們的糞便有份量，並且能幫助維持消化正常。沒錯，它有很多的好處，但可溶性纖維可能對維持荷爾蒙平衡更加重要。可溶性纖維可以牽制碳水化合物，而使得消化的速度變慢、阻止血糖在飯後上升，並且讓胰島素水準維持在低水準的狀態。可溶性纖維的黏稠特性也有助於把膽固醇帶離開消化道，降低低密度脂蛋白。

密西根州大學癌症中心的專家表示，區分可溶性纖維和不可溶性纖維的最好辦法，就是把食物浸泡到水裡去。不可溶性纖維，如蘋果皮或是芹菜梗會保有原來的形狀；而可溶性纖維，如燕麥片和豆類中所含有的，放進水裡就會變得黏呼呼、一坨坨的。

可溶性纖維的來源

杏仁	哈蜜瓜	梨子	蘋果
胡蘿蔔	豌豆	杏子	磨碎的車前子
梅子	朝鮮薊	Metamucil牌纖維粉	馬鈴薯
酪梨	無花果	李子	香蕉
葡萄柚	覆盆子	大麥	磨碎的亞麻籽
米糠	豆類（黑豆、鷹嘴豆、大紅豆、白豆、花豆）	奇異果	黑麥
扁豆	草莓	黑莓	芒果
葵花子	覆盆莓子	油桃	蕃薯
花椰菜	燕麥麩	番茄	孢子甘藍菜
燕麥片	小麥胚芽	小麥片	洋蔥
高麗菜	柳丁		

油，還有少量的鹽和胡椒，用450度的溫度烤45分鐘，過程中翻面一兩次，讓它們受熱平均，很好吃哦。

超級營養食物第7類　深綠色葉菜，高纖又營養

生活中有超過一千種的有葉植物可以吃，但是真的在吃的有幾種？一天吃五份蔬菜，出現糖尿病的機率就減少百分之二十。有些研究發現，**跟其他蔬菜相比，菠菜在降低糖尿病風險的這件事上具有舉足輕重的角色，可能是因為它含有纖維和鎂，能促進甲狀腺素的分泌、新陳代謝以及人體神經和肌肉的功能**。綠葉中的鎂也是正常糖分代謝時所必須的物質。

綠葉蔬菜裡頭的維生素C對腎上腺素也很有幫助，當人體感到壓力時，腎上腺素會釋放維生素C，但是大量地攝取也可能會增加罹患糖尿病的風險。

攝取維生素C的最佳來源就是來自天然的食物，例如蘿蔓萵苣、大頭菜的葉子，兩者都是很好的選擇。

菠菜和瑞士甜菜中大量的鐵質對於將氧氣帶入肌肉非常有益處，因為**如果沒有足夠的氧氣，你的新陳代謝就會停滯不動**。綠葉蔬菜藉阻止前列腺素的形成，也可以防止全身性發炎、減輕關節炎所造成的疼痛以及血管阻塞。深綠色葉菜中的水溶性纖維被認為是益生源，意思就是能給腸道吃好的益生菌，經證實這個也能防止發炎現象。

信不信由你，綠葉蔬菜甚至還含有少量的omega-3脂肪酸。雖然單憑它們仍不夠供給你的所需，但一份菠菜中的omega-3s相當於一份鮪魚罐頭中所含的一半，甚至還有一公克的蛋白質。

超級營養食物第8類　堅果和雜糧，好脂肪的主要來源

當我的客戶努力戒掉反式脂肪零食時，我會向他們推薦吃生堅果，像是杏仁、胡桃，或是核桃。堅果和雜糧符合好零食所需的要求（最佳選擇：杏仁和核桃），不只如此，堅果和雜糧還有助於防止心臟病、糖尿病和發炎的問題。

「基督復活安息日會健康研究」發現，定期食用堅果可以讓心臟病發的風險降低百分之六十，許多長期研究結果都證實omega-3s、抗氧化劑、纖維、精氨酸，還有鎂都對減輕發炎症狀有其作用（而這些全都可以在堅果之中找到）。當人們在吃堅果的時候，他們的C-反應蛋白以及介白素-6的水準會比較低，而這兩者都是發炎標記物質。

許多人都擔心堅果的脂肪而對它有所顧忌，而我比較擔心的則是熱量，不過，這兩種擔心可能都是毫無根據的：有研究顯示，一週吃兩次堅果的人，比完全不吃堅果的人還不容易發胖。其中，松子尤其可以防止飢餓，因為松子會刺激腸子分泌飽足荷爾蒙。

就像豆類一樣，雜糧可以幫助降低糖尿病的風險，因為它們是抗性澱粉的來源之一，抗性澱粉能幫助降低血糖並且抑制餐後胰島素飆高。尤其是亞麻籽，它是植物性omega-3s、α-亞麻酸（ALA）的優良來源之一，而且也可以防止發炎問題。南瓜子也是omega-3s和鋅的優質來源，是產生睪固酮以及維持前列腺健康的重要關鍵。

荷爾蒙學的回家功課 每天要吃3~4份

- 吃亞麻籽前要磨碎，不然它們會在被吸收前從消化系統排出人體外。將磨碎的亞麻籽放在冰箱保存以防止氧化。
- 儘量吃生的堅果，烘烤的過程中可能會造成珍貴的脂肪流失。一旦你習慣生的味道，可能會覺得它們比烘烤過的更好吃、更有風味。
- 撒一些碎杏仁在優格上，口感更好。
- 注意食用的份量，堅果有益健康，但它們的熱量很高（請參考第171頁的一份堅果或雜糧該吃多少）。

注意！

大量的亞麻籽和亞麻仁油可以降低血管阻塞，並促進出血，而且可能與藥物結合時，也會有類似的效用產生，例如與阿斯匹林。

- 找個舊式核桃鉗並準備一袋帶殼的混合堅果，軋碎堅果很好玩，而且這個過程會讓你吃得慢一些，這麼一來，不經意就塞進嘴裡吃下去的堅果就會減少些。

超級營養食物第9類　有機乳製品，讓脂肪更容易燃燒

愈來愈多研究顯示，乳製品中的鈣質對體重控制扮演極具關鍵的角色（**最佳選擇：有機低脂原味優格**），**鈣質只要稍微不足，就會改變細胞內燃燒脂肪的信號，並抑制人的新陳代謝**。但鈣質不只影響體重，《循環期刊》一項針對九千人的研究顯示，鈣質還能預防代謝症候群的發生。

草飼動物的乳製品中含有飽和脂肪和反式脂肪，但也含有最棒的共軛亞麻油酸。共軛亞麻油酸會改善體內組織成分，把脂肪趕出脂肪組織外，讓脂肪更容易被燃燒掉。健康的脂肪與乳製品中的高蛋白質結合在一起時，也會刺激降低食欲的荷爾蒙——膽囊收縮素分泌。放養動物的乳製品風味較好，也沒有抗生素或荷爾蒙，而且omega-3脂肪酸更多。另外，乳製品中的鋅也有助維持抑制食欲的瘦體素水準。

一份堅果或雜糧該吃多少？

你一定在想：「等等！吃堅果不是讓人很容易發胖嗎？」一點都沒錯，堅果熱量很高；但適量食用堅果可以幫助你對抗過食和飢餓，因為它們含有纖維和蛋白質，只要注意份量就行了。

堅果或雜糧的種類	食用份量
杏仁	20~24顆
巴西堅果	6~8顆
腰果	16~18顆
亞麻籽	2湯匙
榛果	18~20顆
夏威夷豆	10~12顆
花生	28顆
胡桃	18~20顆
松子	150~157顆
開心果	45~47顆
南瓜子	85顆或½杯
芝麻	¼杯
核桃	4~5顆半

來源：www.nuthealth.org以及www.calorieking.com

引發瘦體素的食物

人體進食之後，瘦體素會由脂肪細胞釋放出來，好讓身體停止感到飢餓，並開始燃燒熱量，所以瘦體素愈多愈好。但當你的身體脂肪愈多，所產生的瘦體素也愈多，身體反而會開始出現瘦體素抗阻的情形。

我們的目標是透過選擇可以增加體內瘦體素的食物，來強化你的瘦體素水準，身體有需要時，再策略性地提高體內的瘦體素含量，並且選擇能和其他荷爾蒙一起使瘦體素功能正常運作的食物，接下來看看這些食物吧！

增加瘦體素效率的物質	原因	來源和解決方案
所有omega-3脂肪酸	長時間高瘦體素水準會讓你的新陳代謝處於亢奮狀態，攝取omega-3脂肪酸可能會讓瘦體素水準短暫下降，因此讓新陳代謝動了起來。	脂肪豐富的魚類如鮭魚，核桃、橄欖油、omega-3s強化的蛋類，還有亞麻籽。
EPA（omega-3脂肪酸中的一種）	二十碳五烯酸（EPA）就像胰島素一樣，會藉著增加葡萄糖代謝來刺激瘦體素分泌。	存在於寒帶魚類中，例如：野生鮭魚（非養殖）、青花魚、沙丁魚、鯡魚。
蛋白質	一項研究發現，增加蛋白質攝取可以改善瘦體素敏感度，讓整體的卡路里攝取降下來。	每日攝取熱量中，將蛋白質的比例增加至30%，良好來源包括優格、太平洋野生鮭魚、火雞肉、蛋類，以及花生醬。
鋅	與EPA類似，可以提高瘦體素水準。	每份牡蠣中所含的鋅比任何食物都多，但多數的鋅來自一般飲食中的紅肉和家禽肉類，其他的良好來源包括豆類、堅果、某些海鮮、全穀物、強化早餐麥片以及乳製品。
降低瘦體素效率的物質	原因	來源和解決方案
高脂、讓三酸甘油脂升高的食物	防止瘦體素被傳送越過至腦血管障壁。	減少飲食中的飽和脂肪、反式脂肪、膽固醇，以及減少碳水化合物的份量。

一頓大餐	一份研究發現，在晚餐時攝取一整天的熱量會讓瘦體素延遲至餐後2個小時才會釋放出來。	不要在晚餐時把一天所需要的熱量吃進肚子，要一天均衡地吃三餐和一次點心，有助於強化瘦體素的水準。
酒精	人體可能會在清除酒精的同時，把酒精和瘦體素都移到肝臟和腎臟裡處理掉。	如果想喝酒，限制自己一天只喝一杯對心臟有益的紅酒。
咖啡因	一份研究發現，攝取大量咖啡因的人瘦體素水準很低。一旦他們體重下降，他們的瘦體素水準就會升高，但他們復胖的體重比一開始就少量攝取咖啡因的人多。	如果你想保持體重不變胖，就避免一天喝三到四杯咖啡。就像研究結果所說的，保持一天只喝一到兩杯咖啡。
果糖	胰島素告訴你的身體要製造瘦體素，而果糖不同於其他糖類，它不會刺激胰島素，所以身體不會分泌瘦體素。最近一項以動物為對象的研究顯示，大量的攝取果糖會造成瘦體素抗阻。	碳酸飲料和糖果當然含有果糖，但請注意標籤上是否有最糟糕的果糖：高果糖玉米糖漿——動物研究結果顯示，高果糖玉米糖漿與糖尿病和高膽固醇有關。

　　在美國，大多數的乳製品都有添加維生素D的強化成分，幫助人體吸收鈣質。適量的維生素D不只幫助防止骨質疏鬆，經證實還能降低癌症、第一型和第二型糖尿病、高血壓、葡萄糖不耐症的風險，甚至降低更年期症候群。近期的研究證實，美國人的維生素D嚴重不足。乳製品很重要，如果你住在緯度高的地方而且在秋冬和春季日照不多，乳製品尤其重要。

　　目前為止，最好的乳製品是優格，因為它含有益生菌。記住**你的身體構成是十分之一的人類細胞，十分之九的細菌**。大多數的好菌都住在你的腸道中，理論來說大約有上萬億個。原味優格中的益生菌會和腸道中原本

激發荷爾蒙的食物：DHEA

許多研究發現，DHEA可以幫助身體保持年輕、苗條和美麗，因為DHEA是類固醇激素睾固酮和雌激素的前驅物，讓體內的這些荷爾蒙保持高水準，對你好處多多。

增加DHEA的物質	原因	來源和解決方案
鉻	鉻甲基可能會提高血液中的DHEA水準。	良好的鉻來源包括胡蘿蔔、馬鈴薯、花椰菜、全穀物，還有糖蜜。
膳食脂肪	一份針對停經女性的研究發現，飲食中卡路里來源來自於脂肪的愈多，DHEA水準就愈高。	確定要從魚類中攝取大量的omega-3s，以及從有機肉類和乳製品中攝取大量的共軛亞麻油酸。
葡萄糖	會刺激腦垂體分泌促腎上腺皮質激素（ACTH），結果就會刺激腎上腺皮質類固醇分泌，例如DHEA。	所有的碳水化合物都含有葡萄糖，可能獨自存在（澱粉或是肝醣）或是與其他物質一同存在（蔗糖或是乳糖）。堅持吃全穀物、低糖的水果，像是藍莓，以及其他不會造成胰島素飆高的碳水化合物。
鎂	鎂和DHEA水準有關，雖然具體的關係為何仍不是很明確。	綠色蔬菜中如菠菜就是鎂的良好來源，一些豆科植物（豆類和甜豆）、堅果和雜糧以及未精製的穀物，也是鎂的良好來源。
硒	一份以動物為對象的研究發現，硒不足時腎上腺的DHEA水準會明顯下降。	良好的來源包括巴西堅果、鮭魚、全麥麵包、蟹肉以及豬肉。
維生素E	DHEA可以防止體內的維生素E瓦解，但一份以動物為對象的研究則發現，服用維生素E其實可以幫助提高DHEA水準。	植物油、堅果、綠葉蔬菜以及強化成分的麥片，都是維生素E的優良來源。

減少DHEA的物質	原因	來源和解決方案
高纖低脂的飲食	這種飲食方法會降低男性的DHEA水準，一旦恢復高脂飲食後，DHEA水準就會立刻恢復。可能是由於纖維會降低從肝臟分泌出來後的DHEA再次被吸收。	因為纖維對維持健康非常重要，與其降低纖維的攝取，不如多多注意omega-3s和共軛亞麻油酸的攝取，增加攝取健康的好脂肪。
大豆異黃酮	讓患有前列腺癌的男性注射異黃酮後，DHEA水準下降32%。	不要吃含濃縮異黃酮的產品，選擇少量的發酵黃豆食品食用，例如豆腐、天貝和味噌。

的好菌結合，幫助對抗感染並且保護你不受酵母過度生長之苦。益生菌也能消化我們所吃的食物，產生重要的維生素，包括那些能代謝膽固醇和膽汁酸的酵素。沒有這些微生物，我們的消化系統會秀逗！

荷爾蒙學的回家功課

- 喝純鮮奶，一杯230毫升的有機低脂牛奶含有290毫克的鈣質，幾乎是一日所需的三分之一，還有超過8克的蛋白質。

- 不要喝巧克力口味或是其他口味的調味乳，也不要碰豆漿，雖然它含有大量的鈣質，但也含有許多具潛在危險性的植物雌激素。

- 找找看沒有人工添加劑、色素、糖分，或是其他甜味劑的優格（偶爾可選霜淇淋），有機是最棒的。

- 慢慢戒掉加糖的優格（噢，拜託禁止添加人工甘味劑吧），一開始加14杯原味優格到你平常吃的優格中，接著12杯，然後34杯。一旦你習慣了百分之百的純原味優格後，就可以加些草莓、小紅莓、黑莓來增加優格的甜味。

- 不要碰添加了增稠劑和植物膠的低脂乳製品，我寧可你吃一小塊真正的優酪乳油（編按：在奶油中加入乳酸菌使其發酵而成的製品），或適量的全脂鄉村起司，也別吃這些合成的垃圾來混淆你的荷爾蒙。

- 嘗試其他種類的發酵乳製品如酪奶、克菲爾發酵乳（kefir），或法式優酪乳油（creme fraîche）。這些乳製品都有其特殊的發酵氣味，腸道裡的細菌會很感激你的。

- 試看看高蛋白質的希臘起司，口感較為濃厚，這是因為使用棉布將水分濾掉的緣故。

- 少吃點全脂起司。沒錯，全脂起司很美味，但別忘了積少成多的熱量可是很嚇人的。

你喝下了一大杯荷爾蒙

生產有機牛奶的乳牛要用有機穀物，並且讓乳牛在牧場上跑，但最重要的是，不可以讓牠們被注射「重組牛類生長荷爾蒙」（recombinant bovine growth hormone，簡稱rBGH，或recombinant bovine somatotropin，簡稱rBST）。真謝謝上帝，傳統酪農都用這種恐怖的合成荷爾蒙給他們的牛吃來增加牛乳的產量，而且到目前為止，美國食品藥物管理局仍將這些東西核准為安全的（但在加拿大、日本、澳洲、紐西蘭和歐盟等二十七個國家的管理機關，rBGH是被禁止的）。

研究顯示，rBGH會增加牛乳中的第一型類胰島素生長因數（IGF-1），如果連續十二週每天都喝一杯的話，血液中的IGF-1水準就會增加10%。正常值之下，IGF-1對人體有些益處；它負責細胞的生長、分裂和分化。但也有上百份研究指出，IGF-1會增加人類乳癌、前列腺癌、子宮癌、大腸癌、肺癌以及其他部位癌症的機會（注意一下有多少癌是在生殖器官上）。有愈來愈多的研究甚至顯示，高水準的IGF-1會造成自閉症。巴斯德殺菌法並不會消滅IGF-1，反而會增加其水準，因為牛類和人類的IGF-1很類似，大量的荷爾蒙急忙被消化、進入到腸道和血管中，這麼一來就可以在身體的不同部位產生反應。

真是好極了。

研究顯示，高水準的IGF-1能促進排卵，事實上一份研究發現，喝牛奶的媽媽懷雙胞胎的機率增加80%，雖然其中的關連尚未完全確認，但很多人相信rBGH是發育提早到來的原因之一。

反對者？美國食物藥物管理局一直拒絕規範酪農要警告消費者，其乳製品中含有rBGH，而且很多州的乳製品委員會甚至試圖禁止在標籤上標示出rBGH。

雖然如此，還是有振奮人心的消息——星巴克、Safeway超市、Kroger百貨，還有其他許多地方都開始採用不含rBGH的牛奶。卡夫食品公司甚至計劃要推出一種不含rBGH的起司。有一天，美國或許有機會禁用rBGH，但就現在來說，還是買有機的比較安心。不同於生產非有機不含荷爾蒙的農場，有機農場是有協力廠商認證的農場。

超級營養食物第10類 全穀物，真正改善荷爾蒙

穀物佔我們飲食比例中的百分之二十五，但其中有百分之九十五是精製穀物，這樣是不對的。因為全穀物才能夠真正改善我們的荷爾蒙水準、

整體的健康，並且在生活的各個方面幫助我們（**最佳選擇：燕麥和大麥不分軒輊**）。

　　大多數的人並不瞭解，許多全穀物甚至比某些蔬菜更棒，它們的植物性化學物質和抗氧化劑，在對抗心臟病和一大串的癌症更加有效。全穀的功效部分源自於其所含的三種碳水化合物——纖維、抗性澱粉R1和寡糖，它們都不會被人體的小腸所吸收，而留在胃中發酵。這些益生源會在發酵過程中產生有益的短鏈脂肪酸，例如丁酸。丁酸在預防大腸癌的同時，還可以同時提供養分給大腸中的健康細胞，當大腸細胞很強健時，它們會幫忙身體排出藥物以及其他環境化學毒素，就像肝臟的功能一樣。

　　來自全穀物的短鏈脂肪酸，可能也會幫助我們吃少一點。因為它們會刺激胃部中的脂肪細胞，釋放瘦體素，而瘦體素是讓人有飽足感的荷爾蒙。全穀物中的大量纖維，也會讓我們有飽足感，減緩血糖的釋放，並穩定胰島素水準，因此，吃全穀物可以幫助我們扭轉胰島素抗阻的問題。

　　流行病學研究證實，**大量攝取全穀物食物，對降低第二型糖尿病的血糖問題很有幫助。你只需要每天三餐吃全穀物，就可以將糖尿病風險降低至百分之三十。**

你有乳糜瀉問題嗎？

如果你有反覆腹瀉、脹氣或是腹痛的症狀，又或者常常因為吃了某些食物放臭屁而苦惱不已，那麼你可能就患有一種愈來愈普遍的疾病，叫做「乳糜瀉」（celiac disease）。乳糜瀉的症狀很容易和腸躁症混淆在一起，它是一種自體免疫性的消化疾病，造成原因是由於麩質過敏所引起，麩質是小麥、黑麥或燕麥中的一種蛋白質。這種痛苦又傷身的疾病，會導致營養吸收有問題，在美國，每一百三十三個人中就有一個人深受其擾。很多人對麩質過敏但自己卻不知道，麻煩的是，麩質是一種很便宜的添加劑兼蛋白質來源，所以數千種加工食品一直以來都暗地裡使用，若需要更多資料，請參考乳糜瀉聯盟（Celiac Disease Alliance）網站www.americanceliac.org，或是口炎性腹瀉協會網站www.csaceliacs.org

祕訣在於，你得吃真的全穀物，因為即使只不過是研磨穀物，就會改變它們的細胞結構並變得更好消化。下定決心去做，你就不會想再回頭去吃那些精製的碳水化合物。

荷爾蒙學的回家功課

- 燕麥片有時是最完美的早餐——一份研究發現，燕麥片能保持血糖穩定的時間，比其他任何食物都來得久。放棄即食麥片改吃燕麥粒吧，即使只有週末這樣吃也好。

- 嘗試穀粒莧（amaranth）、藜麥（quinoa）及斯佩爾特小麥（spelt）等，嘗試參考這些穀物的食譜，體驗這些原始穀物的風味有多棒。

- 如果你買了加工過的全穀產品，檢查一下成分——全穀物應該要寫在成分欄中第一項的地方。

- 將杜蘭小麥製成的通心粉，換成百分之百全麥、斯佩爾特小麥，或藜麥的通心粉，試個幾次（來做看看啦），讓你的味蕾適應較為豐厚的堅果味。

- 在燉鍋或焗烤菜，還有優格和麥片上面撒一些小麥胚芽或麥麩吧！

- 早餐吃全穀麥片——這是讓你每天攝取到大量水溶性和不可溶性纖維的最快方法，有些牌子不錯，但有些會使用高果糖漿或是人工甘味劑，來彌補高纖維的不佳口感，別上當了！

過有機生活吧！

　　確保自己避開食物中百分之九十的荷爾蒙干擾物質的最佳辦法是什麼？那就是過有機生活。有機這個名詞是指不使用殺蟲劑或是其他化學物質的耕作方法。這個方法是藉由自然地過程及生物多樣性來使土壤變得肥

激發甲狀腺的食物

有些食物有利於甲狀腺功能，有些則不然。如果你的甲狀腺有問題，醫生可能會建議你遠離致甲狀腺腫物（goitrogens），也就是那些阻擾甲狀腺正常功能運作的天然食物（致甲狀腺腫物的名詞是從甲狀腺腫這個醫學名詞而來，當甲狀腺體腫大時，甲狀腺會努力分泌出足夠的荷爾蒙），其他食物也可能加重甲狀腺功能減退的問題，例如體重增加和疲勞。雖然《掌握代謝，90%的肥肉會消失》的飲食方法對大多數人來說很好，但若你的甲狀腺不太對勁，就得多留意這些食物。

支援甲狀腺的物質	原因	來源和解決方案
深海魚	是omega-3s以及碘的良好來源，兩者可維持良好的甲狀腺功能。	太平洋鮭魚、鯡魚、沙丁魚、鯷魚
單元不飽和脂肪	甲狀腺需要這些脂肪以維持正常功能。	橄欖油、酪梨、榛果、杏仁、巴西堅果、腰果、芝麻、南瓜子
含豐富硒的食品	幫助甲狀腺激素（T）轉換成活躍的形態（T3）。	巴西堅果、啤酒酵母、小麥胚芽、全穀物
含豐富鋅的食品	幫助刺激腦下垂體分泌促甲狀腺激素（TSH）。	牛肉、羊肉、芝麻、南瓜子、優格、青豆、菠菜

破壞甲狀腺的物質	原因	來源和解決方案
咖啡因	讓腎上腺過度興奮，這可能會加重甲狀腺問題。	咖啡、茶、巧克力、含咖啡因的蘇打水
致甲狀腺腫物	干擾甲狀腺攝取構成甲狀腺激素的基本成分——碘。	小米、桃子、花生、蘿蔔、草莓、松子、竹筍
生的十字花科蔬菜（煮熟可以減輕副作用）	異硫氰酸鹽可能會干擾甲狀腺中正常的細胞相互傳遞訊息。	孢子甘藍、高麗菜、白花椰菜、芥菜、大頭菜、蕪菁、撇藍、羽衣甘藍、油菜子、甘藍葉菜、白菜、辣根
單一碳水化合物	導致血糖失衡後加重因甲狀腺異常所產生的精神不濟症狀。	白通心粉、白麵包、精製穀物、糖、馬鈴薯、糕餅、烘烤食品、玉米
黃豆	異黃酮可能會藉著阻擋關鍵酵素的活動，而減少甲狀腺激素的分泌量。	毛豆、豆腐、天貝、植物性蛋白質、分離黃豆濃縮物、素熱狗以及其他人造肉製品

沃，而非依賴合成的化學物質或基因改良的種子來保護農作物免於蟲害，有機讓我們吃得更健康，而且，想像一下——我們的環境也會更健康。

- **有機食品幫助你保持苗條並且預防糖尿病。**超過百分之九十的內分泌干擾性殺蟲劑，被吃進人體組織內——尤其是從動物性的產品。
- **有機食品幫助你避開恐怖的荷爾蒙。**美國食品藥物管理局允許六種類固醇激素，用於繁殖牛跟羊身上，美國百分之八十的飼養家畜，都有被餵食或是注射類固醇激素，這些牛每天最多可增加一公斤多。
- **有機食品幫助你避開殺蟲劑和其他化學物質。**華盛頓大學的一份研究發現，吃傳統飲食（即滿是殺蟲劑的食物）的兒童，其尿液中所含的有機磷殺蟲劑濃度是吃有機食品兒童的九倍。
- **有機食品幫助你預防抗生素抗藥性。**肉品和乳製品中大量使用的抗生素，導致抗生素抗藥性問題氾濫，使我們接觸到可能會導致死亡的細菌，例如抗藥性金黃色葡萄球菌。
- **有機食品讓你的食物更美味。**有機食品一定永遠都比非有機食品來得新鮮——沒有殺蟲劑和化學防腐劑，有機食品得快快吃掉以免壞掉了。
- **當季的有機食品讓你的飲食更具多樣性。**你可以調整家裡的蔬菜水果清單——春天吃蘆筍、整個夏天都吃番茄、秋天吃羽衣甘藍和蕃薯（編按：這是美國當季的食物）——這樣可自然多攝取些植物化學物質。
- **有機食品讓你的食物更營養。**有機的蔬菜水果無法依賴殺蟲劑來抵擋蟲害，它們得靠自身的免疫系統來抵擋，自然就會提升其抗氧化的能力。
- **有機食品幫助你拯救地球。**美國所生產的商品在賣出去前，整個運送過程平均約有二千四百公里！但有機耕種只消耗百分之三十的石油能源，而且它還節省用水、減少土壤侵蝕、保持土壤品質，並且清除掉空氣中的一氧化碳。

這裡有個簡單例子——以超級營養食物番茄為例，上帝創造番茄，而且番茄擁有上述所有的抗癌優點——最好的藥而且沒有任何副作用。

現在，就讓我們以這顆小番茄為例，看看資本主義對它做了些什麼。

按傳統方式種植的番茄，一共噴灑了七種殺蟲劑，這樣的番茄老早就提前採收，因為它們要橫跨大陸或是遠渡重洋，才能從原本的產地送到你那邊的超市去。沒錯，現在你正在用運送這番茄時所需的汽油來污染環境，但還不只是這樣，因為太早採收所以番茄還是綠的，所以上面噴灑了氫氣（這也是用來幫狗兒安樂死的玩意兒），讓它尚未成熟就變成紅色。

天啊，我們就這樣把上帝賜予的天然良藥變成毒藥——變成身體和環境的毒藥了！這就是為什麼我們得盡力過有機生活的主要原因！

大家愈是選擇購買沒使用毒素製造的產品，就愈快能糾正我們所犯下的錯誤，讓地球早日恢復它原本的樣子。**愈多人吃有機食品，有機食品就會變得便宜了！**

沒錯，我知道得談錢的問題了。

有機的數學問題

好吧，我承認，有機食品是不便宜。根據《紐約時報》的報導，有機食品比一般傳統方式生產出來的食品貴了二成到一倍，但食品安全的問題乃至於對環境造成的影響，這是不能以價錢來衡量的。而且愈來愈多恐怖的研究報告結果出來，因此換個角度想：**你每次多花一點錢買有機的食物，其實是在省下以後用於化療或是治糖尿病的藥錢。**

而且，隨著需求的增加，供給會增加，價格就會下降。多數超市連鎖店擁有自有的有機品牌，舉例來說，價格合理的Nature＇s Promise品牌（在Giant超市、Stop & Shop超市、Tops Markets超市和Martin＇s food markets超市）有愈來愈多的天然及有機肉品、乳製品、蛋類、冷凍以及

激發飢餓激素的食物

飢餓激素是飢餓激素的基本成分，想吃東西時你的身體會釋放飢餓激素，無論是按日常生活進食的習慣而想吃，還是因為聞到隔壁在烤肉的香味（飢餓激素的英文發音很類似燒烤（grill-en）這個英文字，想到這個應該就會讓我的飢餓激素爆表了）。

減少飢餓素的物質	原因	來源和解決方案
豐盛的早餐	早餐攝取較高熱量者，整體所分泌的飢餓激素減少33%，而且可以維持比較久的飽足感。	來一份大份量的早餐，像是一碗燕麥片，加上半根切片的香蕉和一小份低脂優格。
纖維、複合碳水化合物	胰島素和飢餓激素關係密切，胰島素增加，飢餓激素就會減少。	一份研究發現，降低飢餓激素最好用的食物就是麵包。
按時吃	研究發現，飢餓激素水準會在用餐時間先升高然後下降；因此按時吃就可以防止飢餓激素飆高。	隨身帶一些杏仁或是其他堅果，當你忙碌時可以在正常的用餐時間吃點東西墊肚子。
份量多熱量低的食物	飢餓激素水準會維持在較高的狀態，直到食物把胃壁撐開，使你感到飽足為止。份量多熱量低的食物會在你吃過頭前，早就將你的飢餓激素給降下來。	所有的綠色蔬菜以及水分高的食物都屬於份量多熱量低。在吃正餐前吃沙拉或是喝湯，可以降低飢餓激素水準。
蛋白質	雖然效果不如碳水化合物那樣有效且立即，但蛋白質可以抑制飢餓激素的分泌。	如果你沒有麩質過敏的問題，試著在思慕昔飲料裡頭加一些乳清蛋白吧！一份研究發現，乳清有長時間抑制飢餓激素的效果。

增加飢餓素的物質	原因	來源和解決方案
酒精	一份研究發現，酗酒者的飢餓激素比較高。	啤酒、葡萄酒和烈酒——你知道老規矩是怎樣吧！

宵夜	一份研究發現，夜晚進食會讓飢餓激素水準升高，由於飢餓激素水準較低時會想睡覺，故吃東西會讓飢餓激素升高，不讓你睡。	這是避免在晚上進食的原因之一，切記九點以後就不要再吃零食了。
脂肪	脂肪的作用與上述碳水化合物完全相反——胰島素不增加就代表飢餓激素增加。	蛋白質加上複合碳水化合物，會立刻讓你的飢餓激素下降，雖然說脂肪可以帶給你較持久的飽足感——試試一根起司條加上半顆蘋果。
熱量非常低的食物	一項研究發現，你的體重每減少1%，飢餓激素就會增加24%。	別想用代餐飲料或營養棒來快速減重，大幅減少熱量的攝取，會讓你隨時感到飢餓。
果糖	不同於葡萄糖，果糖不會讓胰島素增加，這代表你吃了果糖後飢餓激素還是會增加。	檢查食品標籤，避免吃進高果糖玉米糖漿。
油膩的低蛋白食物	碳水化合物抑制飢餓激素最迅速也最有效；蛋白質會讓抑制速度變慢，不過效用會較久些。然而，脂肪是最糟糕的——它們不會抑制飢餓激素，跟碳水化合物或是蛋白質完全沒得比，這可能就是高脂飲食會導致體重增加的另一個原因。	炸墨西哥辣椒加奶油起司——整個都是脂肪，沒有蛋白質，你知道什麼不該吃吧！
經過麵包店	大腦會在你看到或是聞到食物的一瞬間，分泌飢餓激素，並且通知你的肚子，你的胃就開始分泌胃酸來應付甜食，並預期糖分的到來，好讓你的身體為胰島素飆高做好準備。	任何會誘惑你的高糖高熱量食物，例如蛋糕、糖果、剛出爐的餅乾；任何會激發荷爾蒙的食物都常會造成你吃太多。

生鮮食品。甚至沃瑪和Target百貨也有自己的有機品牌了（編按：在臺灣，則可在有機商店或較高級的超市購得天然和有機商品，最近某些便利超商也有少量引入較天然的商品）。

一開始請先選擇當地的食材——當地的農產品市場、當地的有機乳製品，還有食品合作社。如果你必須用較低的價格或到大型零售商店購買的話，請儘量挑選有機的產品而不要挑傳統產品（有關更多的如何減少有機食品花費的小祕訣，請參考第274頁以後的「買菜的購物清單」）。環境工作小組做了一份最需要選擇有機商品的分析（有關完整的有毒蔬果清單，可以參考www.foodnews.org），下面是有關完整的蔬菜和水果方面的建議，以及我所推薦的有機產品。

我其實建議你什麼都挑有機的，可是如果你的荷包有點緊，那麼就參考這份清單作為採買的依據。

這些食物一定要買有機的！

即使洗過或採取其他方法來減少殺蟲劑殘留，但這些食物上還是會留有最多的毒素，最好把買有機食品的預算花在這裡：

1. 肉類、乳製品及蛋類　　　　2. 咖啡

3. 水蜜桃和桃子　　　　　　　4. 蘋果

5. 甜椒　　　　　　　　　　　6. 西洋芹

7. 莓果　　　　　　　　　　　8. 萵苣

9. 葡萄　　　　　　　　　　　10. 你常吃的食物

這些食物，有預算時可以買有機的！

我稱這種作「有閒錢幹嘛不買」的項目，安心總比遺憾好。

1. 加工食品   2. 洋蔥

3. 酪梨   4. 鳳梨

5. 高麗菜   6. 花葉菜

7. 香蕉   8. 蘆筍

9. 玉米   10. 芒果

這些食物，不用白費功夫去買有機的！

不用被騙去浪費錢在這些有機產品上。

1. 水   2. 海鮮

3. 你不常吃的食品

你已經去除了生活上的毒素，也已經恢復補充了營養素，照著《掌握代謝，90%的肥肉會消失》來做，什麼時候你要吃這些食物？該如何來搭配這些食物？接下來我們會討論、學習如何重新平衡人體所攝取熱量的一些方法，這會改善我們整體的荷爾蒙水準，引發燃燒脂肪的荷爾蒙運作，並且停止儲存脂肪的荷爾蒙動起來。

Chapter 7

看時間吃好料，讓荷爾蒙好好發威一下

步驟3—再平衡Rebalance

到目前為止，我們都專注於什麼食物能清除毒素，以及什麼食物可以還原我們的身體狀態，強化身體裡的荷爾蒙。在這一章中，我們要專注於「如何」以及「何時」重新平衡我們的荷爾蒙。

用餐的時機、份量和食物的種類，對你的荷爾蒙和新陳代謝有很重大的影響。在這一章中，我們會針對什麼時候該吃什麼食物、什麼時候不該吃，以利用荷爾蒙的運作來達到減重的效果。再平衡有三個重要技巧：每四小時吃一次、吃到飽為止，但不要吃撐、正確地搭配食物。讓我們逐一來瞭解吧！

技巧1 每4小時進食一次

按照本書所述，**你必須一天吃三餐還有一份點心：早餐、午餐、下午茶，還有晚餐。每天都要，決不妥協。**

我知道每個人用餐時間的安排不盡相同，而且我希望你按照自己的方

式（你永遠都比我更加瞭解自己的身體），但對於進食的時間，我有三條鐵的紀律，請你一定要遵守，否則你可能會讓一直以來的努力付諸流水：

1. 一定要吃早餐。
2. 必須每四小時就吃一次。
3. 晚上九點過後一定不可以吃東西，尤其睡前不可以吃碳水化合物，**絕對不可以。**

這三條紀律會幫助你恢復身體原本的荷爾蒙規律，還有本能的熱量燃燒模式。將這些技巧與計畫中的消除（Remove）和還原（Restore）部分結合在一起，保證你會瘦下來。

紀律1 拼死也要上早餐桌，快速啟動你的新陳代謝

我知道有些人心裡在想什麼，但是很抱歉，我不想聽諸如此類的理由：「茱莉安，我早上沒有時間吃早餐！」、「茱莉安，除了咖啡以外的東西都會讓我想吐。」不要再這樣了！只有不到一半的美國人早上會吃早餐，但研究顯示，吃早餐是取得健康體重、維持葡萄糖和胰島素穩定的最有效方法之一。事實上，**不吃早餐的女性肥胖的機率比吃早餐的女性多出四點五倍，而且一直都不吃早餐的人最有可能罹患第二型糖尿病。**

有一份針對兩千位青少年進行的五年追蹤研究，追蹤期間從他們十五歲一直到二十歲為止。研究人員發現，男孩和女孩們愈是常吃早餐，BMI值就愈低。這項結果不受其他任何因素左右，包括年齡、性別、人種、社會經濟狀況、是否吸菸，甚至包括對自身的體重（和飲食）關心重視與否。這份研究最具衝擊性的發現是什麼？**每天吃早餐的孩子們事實上所攝取的熱量比不常吃早餐的人更多——但他們的體重仍然比較輕。**

吃早餐可以快速啟動人體的新陳代謝，並預防在接下來的一天中感到精神萎靡。如果你是男性，你的睪固酮水準達到高峰期差不多是早上的八點，最低的時候則是晚間。藉由設定早上來頓大餐，就能有效利用你的新陳代謝高峰。荷蘭的一份研究發現，早餐時吃了含有豐富複合碳水化合物（例如吃燕麥片、高纖維穀物麥片、蔬菜蛋捲配上全麥吐司），會讓你感到滿意和飽足的時間更久，部分原因是因為早餐能降低百分之三十三的飢餓激素。

　　如果沒什麼特別原因的話，答應我一件事——在早上運動前要吃些東西。到了夜晚的時候，身體儲存的糖分（經消化等著轉換為能量的碳水化合物）百分之八十左右都已經被消耗掉了，如果你空腹運動，身體會幾乎用盡那剩下的百分之二十的糖，接著就會開始消耗肌肉——這絕對不是你想要做的事。

荷爾蒙學的回家功課

　　盡可能早點吃，別起床1小時後才用餐。運動前來碗高纖穀物麥片，或是一顆蘋果配一把杏仁。起床1小時內一定要吃早餐，唯一例外的對象就是在服用甲狀腺藥物的人——有些藥物一定要空腹時服用，其他的藥物則是在早餐過後服用。請跟醫生確認一下用餐和服藥的最佳時機為何。

紀律2 每4小時吃一次，身體就不會覺得有這餐沒下頓

　　你必須每四個小時就進食一次。這樣的建議並不只是因為我愛吃，也因為我知道這會讓體內的新陳代謝也很開心！你不需要隨時肚子餓得咕嚕咕嚕叫，真的不應該這樣！

　　當你每隔四小時進食一次，身體將沒有機會惦記著食物，所以不會有吃不夠的感覺。**如果你每四小時餵身體吃一次，就可以避免身體因「有這**

餐就沒下頓」的吃法而造成大量脂肪囤積（記得第一章所提到的節儉基因嗎？我們可不想叫醒它）。進食和消化佔了每天新陳代謝量的十分之一，在每天的任何時間餓肚子，絕對會讓自己在下一頓大吃大喝回來。規律飲食中最重要的一點在於：可以穩定體內的血糖和荷爾蒙，你的血糖會一整天都保持穩定，因為進食的份量較少，胰島素不會劇烈升高，你的身體相信還有食物會來補給，所以它會開心地幫你燃燒熱量，相信你晚點還有食物可吃。

除此之外，每四小時吃一次可讓你將飢餓激素控制得很好，並讓瘦體素保持穩定，這兩種激素是導致你在錯過用餐機會後變得飢腸轆轆、接下來容易吃過頭的元兇。事實上，當飢餓激素在你的血管裡頭奔騰流竄認真工作時，它讓食物的美味度增加百分之二十。另一方面，一般每六小時用餐的概念也不太理想，你也不需要靠一直不停地吃來抑制胰島素飆高。有在健身的人常會透過這種方式，每天將成千上萬的卡路里吞進肚裡（我完全搞不懂為何這會成為減肥的一種潮流），這些人中有許多人後來都罹患了第二型糖尿病！碰巧嗎？我不覺得。每四小時進食一次的做法對荷爾蒙最好，它讓胰島素穩定，但不讓飢餓激素升高。

荷爾蒙學的回家功課

當你開始練習每4小時進食一次時，信不信由你，一開始4小時到了該吃東西時，你不會覺得太餓，我們就是為此而這麼做的——不要你狼吞虎嚥，你希望擺脫餓昏頭，餓昏頭代表著血糖太低，這樣勢必燃起你對食物的渴望並且大吃一頓。

紀律3 晚上9點後絕對不吃東西，避免熱量直接變脂肪

尤其不要吃碳水化合物。白天該吃飯時卻沒吃所造成的最大問題之

一，就是會使你在晚上的時候吃過頭。身體一整天都在消耗熱量，但多出來的熱量會被當成脂肪儲存起來，《新陳代謝期刊》的一份研究報告發現，白天沒吃而在晚上四點到八點之間吃大餐的人，最後會有些不太吉祥的身體檢查數據：

1. 造成空腹時血糖較高
2. 整體血壓較高
3. 飢餓激素較高
4. 胰島素反應受損（顯示胰島素有抗阻情形）

恐怖吧？但是許多我所接觸到的人都這麼做──辛苦工作一整天，太忙沒時間理會身體要吃東西的需要，等到一天結束時，再以讓人放鬆、能引發糖尿病的一頓大餐來犒賞自己。

體內負責儲存脂肪的荷爾蒙皮質醇會在早餐以及午餐過後下降，但卻不會在晚餐過後下降。**在夜晚的時間攝取較多的熱量，會讓肚皮上多幾塊肥肉，因為肚皮上的皮質醇受體比身體其他部位都要來得多**。晚上攝取大量的熱量也會讓不好的低密度脂蛋白增加，使好的高密度脂蛋白下降。

食物離開胃的速度，也就是「胃的出空（gastric emptying）」速度，會在夜晚時變慢下來，不只如此，過了一整天，身體處理葡萄糖的速度也會漸漸變弱，如果你在晚上八點吃了一份含有大量碳水化合物的餐點，身體對此所產生的反應跟早上八點吃的時候，大大不同。

有一句老話：早餐要吃得像國王，午餐要吃得像王子，晚餐要吃得像乞丐──以金錢的角度來看是對的，只是我還會在一天中的另外一個時間再來個貧民餐。

最重要的就是睡覺前不要吃東西，肌肉肝醣儲存體會在白天進食時補

充所需，所以一天下來，肌肉肝醣儲存體都滿了，而且睡覺時將有七到八個小時都不會再燃燒任何額外的熱量，或是動用到這些肌肉肝醣儲存體裡的東西，所以晚上時所攝取的熱量會直接轉換成脂肪。

這是最重要的部分：當你睡著大約一小時後（對大多數人而言大約是午夜的時間），身體會釋放一次量最多的生長荷爾蒙，因為胰島素會抑制生長荷爾蒙的分泌，所以你最好不要吃任何碳水化合物，以免造成胰島素上昇並且干擾到生長荷爾蒙的供應情形，這是非常珍貴的。

荷爾蒙學的回家功課

你一旦吃過晚餐後，就把廚房給收了，不要再進去。儘量多吃些蛋白質而不是碳水化合物的晚餐，讓胰島素保持在低水準的狀態，並且讓最大量的生長荷爾蒙在晚上釋放出來。

技巧2 吃到飽就好，不要吃到撐

這個飲食計畫不只是單純考慮熱量，當你的飲食恢復攝取身體所需的營養後，營養會幫你控制好份量的問題，但若你還在適應這樣子的做法，就要考慮到再一次平衡「攝取熱量」的優點。

吃到飽為止，新陳代謝才會動起來

你需要吃得夠，才能刺激新陳代謝動起來，如同第三章所談論到，若攝取的熱量太少，會讓自己的甲狀腺負擔過度，並強迫身體吃得愈少且做得更多，以經濟的角度來考量，這對你的財務健全是挺不錯的策略，但如果用在飲食策略，這麼做糟糕透了。

雖然話是這麼說，但吃速食吃到飽是不行的，當你吃健康、新鮮、完

整不加工的食物吃到飽時，你會發現所攝取的熱量是在一個完美的範圍之內，不會太多也不會太少。對女孩子來說，一千二百到一千八百卡都是合理的範圍，男生的話則是一千八百到三千卡。熱量允許範圍的差異與每個人的年齡和活動量有關。（請參考第195頁的「估算你的卡路里」）

極端的節食會讓身體開始吃自己的肌肉，急遽地減少熱量攝取大約四天後，血液中的瘦體素減少了將近百分之四十；一個月會減少百分之五十四。當你以減少熱量攝取來減肥，瘦體素愈降愈低，然後你會變得愈餓——溜溜球節食就是這麼一回事。

吃營養豐富、含高纖／大量水分的超級營養食物，也可以幫助你不用擔心吃過頭就可以吃得飽。若你大量吃這一類的食物，你的胃開始會撐大一點，這種膨脹感會引起飽足縮氨酸的釋放。意思是：你會飽得比較快，熱量少了些，而且纖維會使你的飽足感維持得更久一點。當你吃進身體認得出來的食物時，身體會熱切地吸收其中可以強化荷爾蒙的重要營養物質，使體內的荷爾蒙正常運作。

荷爾蒙學的回家功課

根據你的身高、體重和活動量，來查看一下建議攝取的熱量範圍是多少。若建議的量是1,200到1,400卡，請不要降到800卡，否則你會傷害到新陳代謝並且抑制甲狀腺功能。另外，不要像我的一些客戶一樣，聽到吃東西會讓新陳代謝提高10%，就直接去訂個披薩！10%對大多數的人來說大約200卡，可不是3,000卡！弄清楚你的熱量攝取範圍就嚴格地遵守喔！

不要吃到撐，避免把胃撐大

壞消息：如果你總是一天吃一頓大餐的話，很可能已經把胃撐大了，所以不容易覺得飽，也不容易引起飽足激素的分泌。你甚至可能已經有瘦

不含「垃圾」的垃圾食物

我知道你是人，要吃糖、要吃巧克力（有些人主張巧克力是健康食物）。事情是這樣的，與其吃加工、人工調味且都是反式脂肪和高果糖玉米糖漿的花生巧克力杯，你可以吃Newman牌（編按：一種美國品牌）自有的有機花生巧克力杯。與其吃無糖、零脂、上面淋滿化學和人工甘味劑的優格，不如來半杯有機的全脂霜淇淋。如果你真的打算吃不太健康的食物，那就請吃無加工的真食物，而不是化學食物。

體素抗阻的問題——身體一直在釋放瘦體素，好告訴你已經飽了，但你不理會一直繼續吃。

好消息：你可以回復平衡的狀態並隨時掌握自己的食欲，但是必須遵守這些規矩，一天吃四小餐可以幫助你把胃縮回原來的大小，如此一來，你就會吃得比較少也會比較快就感到飽足。

要訓練自己吃少一點時，可以用沙拉盤或是一個小碗，來取代比較大的晚餐盤，許多節食研究已經證實這種方法是有效的，可能是因為如同華盛頓大學的行銷學研究學者所稱的分配效應（partitioning effect），當人們收到一百塊時，分成十個十塊錢信封領的人會花掉五十塊；一次就領到放有一百塊錢信封的人，則會將一百塊全部花光。同樣的作用也會發生在食物上，因為當你分到一小份時，吃完較小盤子裡的食物後得做個謹慎的決定，才會再出手拿更多食物。

這種情形與毫無顧忌掃光大晚餐盤裡食物的情形不太一樣，我們知道這些大餐會讓胰島素飆高，並使負責消化的系統負擔過度。當你把從一頓大餐所攝取到的熱量分成一整天來攝取，身體所有的細胞、器官、內分泌腺體、荷爾蒙都能較輕鬆完成工作。

如果你一直都是過度進食的話，那麼每天減少攝取百分之十五的熱量可能會對你有所幫助（例如從兩千卡減到一千七百卡），可以降低罹患癌

症的風險。德州大學的研究人員發現，將老鼠所攝取的熱量減少百分之十五到三十，就能抑制IGF-1類胰島素生長因數訊號的強度，能抑制多餘的細胞成長和乳頭狀瘤的形成——這是皮膚癌的前兆。研究人員相信，相同的機制可能對百分之八十的其他種癌症都適用。

是的，雖然荷爾蒙和減肥的全貌是如此複雜，但減重原則仍然不變：卡路里很重要。根據「美國國家體重控制註冊中心」中，成功減肥至少十三公斤的五千位人士裡，百分之九十九的人都減少了熱量的攝取。所以，我不得不再提醒大家一次，但這是我最後一次提到這件事了。

荷爾蒙學的回家功課

真正需要考慮份量大小的是動物產品、加工食品、澱粉類蔬菜，以及高糖分的水果（參考196頁的「運用你的經驗法則」）。

我真的不太介意你吃多少非澱粉類的蔬菜，如果你整盤滿滿地吞下去，我會更高興。每餐都先吃蔬菜，這樣就能讓腸道裡的飽足激素有更多的時間可以發揮作用。

技巧3 正確的食物搭配

我不知道你的想法是怎麼樣，但我很不喜歡開口閉口都是零碳水化合物、低碳水化合物、零脂、高脂的話題，均衡才是我們所需要的，我們的身體是為了平衡才建立起來的。

從現在開始，你每一餐和點心中都要有一點蛋白質、脂肪和碳水化合物，除了夜晚的點心之外，夜晚的點心要注重在蛋白質上。就如我們在超級營養食物的章節所討論的那樣，每種營養素對身體的荷爾蒙分泌都有其特殊的功能，缺少任何一種營養素都會造成新陳代謝變慢。

我們需要脂肪，適當的脂肪有助於減重

脂肪成為必須的脂肪酸是有原因的，我們必須從飲食中攝取脂肪以避免營養不良。**動物和植物脂肪能提供珍貴的濃縮能量，它們也能為細胞膜、各種荷爾蒙還有類荷爾蒙的物質，提供形成時必須的原料。**

脂肪會減緩營養物質被吸收的速度，如此一來你就不會很快感到飢餓，而且它們還有助於糖分和胰島素的代謝，進而幫助你減肥。沒有了脂肪，碳水化合物會讓血糖和胰島素水準像雲霄飛車一樣上上下下。

估算你的卡路里

我再重申一次：這個計畫書的關鍵不在於計算熱量，而是在於當你變健康的時候，體重就自然減下來了。但知道你所適合攝取的熱量範圍也是很有幫助的，所以我們就來看看依美國糖尿病協會的指示所提出的建議吧！

性別	如果你是……	每天應攝取的卡路里數
女	想減肥的一般身材女性	1,200~1,400
	對身材還滿意的嬌小女性	1,200~1,400
	對身材還滿意且常久坐的一般身材女性	1,200~1,400
	想減肥的較高大女性	1,400~1,600
	對身材還滿意且常久坐的較高大女性	1,400~1,600
	活動量算大且對自己身材還滿意的身材中等偏壯的女性	1,600~1,900
	活動量大且對自己身材滿意的女性	1,900~2,300
	青少女	1,900~2,300
男	年紀較大對自己身材滿意的男性	1,600~1,900
	身材嬌小偏中等想減肥的男性	1,600~1,900
	身材嬌小偏中等而且對自己身材滿意的男性	1,900~2,300
	身材中等偏壯、活動量大而且對自己身材滿意的男性	2,300~2,800
	青少年	2,300~2,800

運用你的經驗法則

一份研究發現，只有1%的人能夠正確估算「一份」的量。多用量杯來抓住一份的感覺，不需要很久，你就知道一杯牛奶看起來是多少，或是一塊小雞胸肉有多少公克了。

份量	看起來像……
88公克的肉	1個小孩的手掌或是1張名片大小
147公克的肉	1個成人的手掌或是2張名片大小
½杯通心粉或是穀物	½個棒球大（不是壘球！）
1茶匙奶油	1個指尖大小（或是1個骰子）
1茶匙油	1個指尖大小（或是1個骰子）
1湯匙花生醬	½個乒乓球大
1個中等大小的水果	1個拳頭或是棒球大
29公克的起司	4個骰子
1湯匙醬汁	½個拇指
1杯蔬菜	1個拳頭或是棒球大
1個貝果	1個曲棍球大小
1片麵包	1個錄音帶大
1杯麥片	1個拳頭或是棒球大
1片鬆餅	1片CD大小

此外，脂肪也充當重要的脂溶性維生素A、D、E、K以及所有類胡蘿蔔素的載體（編按：協助搬運維生素到身體其他地方）。對心臟有益的omega-3脂肪酸可以幫助身體維持三酸甘油脂的正常，並且可能改善胰島素抗阻的問題。而且事實上，有些脂肪（像是共軛亞麻油酸）還能幫助我們燃燒更多的體脂肪：有胰島素抗阻的人往往需要從膳食中攝取百分之三十的脂肪，好幫助他們減肥；有些研究已經證實，如果這些人利用低脂飲食的方法來減肥，他們不是一開始就失敗，不然就是減肥的成果無法長久持續。有些研究人員甚至認為長期以來，飽和脂肪被認為是造成心臟疾病和肥胖的主要原因，但實際上並太不正確，而且飽和脂肪可能有助於減輕體重。

OK，你明白了脂肪是好東西，就這樣。

好的蛋白質，有助於長期維持減肥效果

我很肯定你不會想跟我爭論這一條：**你需要蛋白質來保持和形成肌肉。單單吃蛋白質這個動作，就可以幫**

助你在消化時多燃燒百分之三十五的熱量。蛋白質能刺激飽足荷爾蒙膽囊收縮素的分泌，並降低飢餓激素的水準。當你沒有連同蛋白質而單獨吃下碳水化合物時，胰島素就會爆表。

一直以來外界評論都說高蛋白質飲食無法長久，最後有可能會回頭嗑碳水化合物，但是研究結果並非如此，事實上，完全不是這樣。許多研究顯示，飲食中吃較多蛋白質的人，比較能長時間維持減肥的成效，他們身體的組成比較好，膽固醇、三酸甘油脂、血糖，還有胰島素水準都比較低，新陳代謝也比以前快。維持飲食中含有百分之三十的蛋白質時間愈久，**餐後燃燒脂肪的效果就愈好**。研究人員還發現，固定午餐有百分之三十是蛋白質的人，與固定午餐中蛋白質不到百分之二十的人相比，每分鐘能多燃燒十卡的熱量（這樣的效果能在進食結束後維持三個小時以上，剛好就是吃下一餐的時間）。

每個人都擔心飲食中蛋白質含量較多，會增加罹患心臟病的風險。瑞士一份歷時四年的研究發現，吃一般飲食的人當中，百分之六十六的人有中風或是心臟病，而飲食中蛋白質較高的人，卻只有百分之八會罹患上述疾病。

我想我還是喜歡飲食中有較多的蛋白質吧！

蛋白質是好東西，就這樣。

要吃碳水化合物才能活下去，關鍵是選好料！

不管怎麼樣，人類不能沒有碳水化合物。碳水化合物給予我們能量，沒有它，我們沒辦法思考、行走、舞動、駕馭或是做任何事，我們需要碳水化合物才能活下去。一份研究發現，嚴格限制攝取碳水化合物達三天的女性，在第四天攝取碳水化合物時，會比她們當初攝取碳水化合物時多吃了百分之四十四。

碳水化合物賦予我們食物的口感和嚼勁、種類和色彩，它還能提供神經傳導物質所需，讓我們感到愉快。每天食用三次全穀物，罹患第二型糖尿病的機會就少百分之三十。

碳水化合物也是打擊許多天然疾病的手段，植物化學物質只能從植物中獲得——你沒辦法從漢堡肉上獲得維生素C。沒有碳水化合物，我們就只能眼睜睜地讓癌症、心臟病、代謝症候群、慢性發炎和消化問題等等迎面而來。

雖然我們已經荼毒這個國家的蔬菜許多年，對著它們噴灑各種有毒化學物質，但是它們依然能幫我們從自己的魔爪中拯救出來。纖維這種碳水化合物的唯一來源就是植物，它可以幫身體排出累積在身體組織裡、多年來一直惡搞我們內分泌系統的毒素。

荷爾蒙學的回家功課

40%的碳水化合物、30%的蛋白質，以及30%的脂肪，就是及格的午餐營養比例。現在，你可以稍微動動手腳，微調比例。有些人覺得多吃一點碳水化合物比較好，有些人覺得碳水化合物少一點比較好。最終的正確比例，取決於你的身體將食物轉換成熱量的速度。

精心調整你的多量營養元素能夠為你提供更多的能量，並且讓飽足感延續的時間更長。底線就是：你的每一餐都要有脂肪、蛋白質以及碳水化合物，就這樣。

記住，關鍵在於好碳水化合物，蔬菜、水果、全穀物。你有認真留意這些內容吧？那我就不需要再重複這個重點了，但我又再講了一次——以防萬一你忘了。

所以，沒錯，我們需要碳水化合物，碳水化合物是好東西，就這樣。

飲食概略

只要你專心堅持這三個主要原則，並且攝取乾淨、完整不加工、均衡的食物，就一定沒問題。

1.乾淨：首先，你要挑選含最少添加劑和干擾荷爾蒙等化學物質的菜餚。

不要這些食物	儘量避開下列這些食物
• 氫化脂肪	• 澱粉類蔬菜
• 精製穀物	• 熱帶水果、水果乾，還有罐頭水果
• 高果糖玉米糖漿	• 過多的黃豆
• 人工甘味劑	• 過多的酒精
• 人工色素和防腐劑	• 全脂乳製品以及肥肉
• 穀氨酸	• 罐頭食品
	• 咖啡因

2.完整不加工：接著你要找的食物是從土地裡長出來的，或有父有母的食物。

請補充這些食物

• 豆類植物	• 深綠葉菜	• 堅果和雜糧	• 十字花科蔬菜
• 乳製品	• 肉類和蛋類	• 全穀物	• 顏色鮮艷的蔬菜水果
• 莓果	• 蔥類		

3.均衡：最後，要蛋白質、脂肪、碳水化合物和熱量都健康又平衡地過每一天。

重新平衡你的能量

• 吃早餐	• 吃到飽
• 每4小時吃一次	• 不要吃到撐
• 晚上九點後不要進食	

• 飲食裡頭要有40%的碳水化合物、30%的脂肪，以及30%的蛋白質

使你的餐盤發揮食物的協同作用

科學家現正開始認識到某些荷爾蒙、殺蟲劑和化學物質是如何通過相互作用，使得其副作用的危險程度呈指數般成長，很幸運的是，優質的營養物質也可以呈指數般成長。

大自然有強大的方式可以反擊，稱為「食物的協同作用」的健康奇蹟亦是如此，讓結合的相互作用強過單一的影響，這個營養學新領域，已經在研究特定的食物和飲食方式相互作用時，似乎比起單一營養物質的效用更強而有力，能擊退如癌症、心臟病以及其他慢性疾病。但我要告訴你一個小祕密——食物的協同作用只是「要吃完整不加工的食物」的另一個漂亮說法而已，不要專注在碳水化合物、蛋白質或脂肪的議題上，要專注在食物上，完整不加工的食物能相互作用，引導出各類營養素各自的優點。多吃一點完整不加工的食物，就如同讓體內有更多食物的協同作用發生，它們會和你的身體一起強化荷爾蒙，將毒素排出身體。

這個步驟的特殊組合法——清除掉傳統食品中的荷爾蒙、殺蟲劑和化學物質；補充失去的營養物質；再平衡吸收和消耗掉的熱量，讓你每天都能得到這些食物的協同作用。本飲食計畫的每一個琢磨，都是為了引導出這些強化荷爾蒙食物所含的強大療癒特質。現在，你要學習將飲食中所有點點滴滴套入這個計畫中。

3 加速代謝平衡
的窈窕生活

Chapter 8

健身女王的大師級生活排毒策略

環境排毒、營養保健和紓壓

如你所見，我們的身體正遭受文明世界的摧殘，有些毒素是我們吃下去的，例如精製糖、人工甘味劑、添加物，還有處方藥物；有些則是來自環境：空氣和水污染、化妝品、石油化學廢料、工業廢料還有重金屬；有些則是我們自己找來的麻煩：工作過度、過量飲食，以及缺乏睡眠。

　　所有的這些化學物質和生活習慣，都會破壞我們體內的生物化學狀態以及細胞的健康。而且我們愈是持有這些毒素和習慣，身體的生物負擔量——也就是所有內分泌干擾因數聯合起來所造成的影響，也就更重了。

　　現在我已經打理好你的飲食了，接下來也必須要打理其他的事情。我們得把家裡的毒素清除掉，補充仍顯不足的營養素，並且重新平衡你的能量——讓你打敗緊迫逼人的壓力，這些壓力可是會讓荷爾蒙亂成一團的。當你都做到時，就除掉了許多殘留的荷爾蒙威脅，並且重新啟動整個新陳代謝的運作了。

　　但是，不要把這一章裡頭的建議當成計畫來看待——這樣會變成一項困難的任務而且難以達成，把它們當作是累積起來會很有用的小手段。本

章中的建議象徵為「減少生物負擔量時的最佳方案」，如果你能做到一半，狀態就會非常好。

讓我們開始吧！

除掉環境裡頭的毒素

選擇乾淨的東西不但能幫助你減肥，還讓你看起來神采奕奕，乾淨的東西也比較環保。你在廚房裡、家裡，或是院子裡所做的每一項改變，都會對你的新陳代謝、活力、壽命、健康和快樂產生更深的影響。

家裡的有毒塑膠

製造業者使用塑膠的情形，遠比使用其他材料多，有些塑膠比其他材質更可能會釋放出內分泌干擾物和其他危險化學物質。只要透過容器底部的數字，你就能分辨出不同類型的塑膠。我們現在就來仔細瞭解這份完整的清單，這樣你就知道哪種塑膠的毒素最少，以及哪種塑膠現在就要需要立刻停止使用。

不安全的塑膠製品——不要使用

下列三種塑膠製品是引發環境荷爾蒙干擾的三個主要嫌疑犯，請盡全力避免。

不要用 3號：聚氯乙烯（V或PVC），小心戴奧辛的滲漏

在食用沙拉油瓶、保鮮塑膠薄膜（cling wrap）、包肉品、起司、火腿肉及其他食物的透明塑膠膜、泵管、玩具中可以找到。

・**為什麼不好**：當聚氯乙烯與熱能、食物（尤其是起司以及肉類）、水

分、空氣或人體接觸時，荷爾蒙干擾物質鄰苯二甲酸酯和能造成癌症的戴奧辛物質會滲漏出來。

- **改用這些**：glad牌保鮮膜；Saran牌強力保鮮膜（Saran premium wrap）和Saran牌保鮮塑膠加強薄膜（Saran Cling Plus wrap）使用不含PVC或是雙酚A的保鮮膜（編按：在臺灣建議用安全度較高的PE保鮮膜，但仍不宜直接接觸食物與加熱）。**將食物放在玻璃製品裡保存，購買用玻璃瓶裝的食用油，絕對不要把塑膠容器放進微波爐裡**──而是改用羊皮紙或蠟紙。

不要用 6號：聚苯乙烯，材料多是致癌物質

壓出發泡成型的聚苯乙烯（PS：壓出發泡成型的即為保麗龍）存在於免洗咖啡杯、外帶餐盒、裝蛋的盒子、裝肉的拖盤、包裝好的花生，以及發泡保溫材料中。非壓出發泡成型的則是用於CD盒、免洗餐具以及透明的外帶餐盒裡。

- **為什麼不好**：加熱後，內分泌干擾物質聚苯乙烯中會有化學物質滲透到食物裡。用來製造聚苯乙烯的材料：苯、丁二烯、苯乙烯，全部都是已知或疑似致癌的物質。

- **改用這些**：買用硬紙板容器裝的雞蛋；盡快將用聚苯乙烯容器裝的食物，移到玻璃或陶瓷容器裡；不要喝裝在保麗龍杯裡頭的熱飲，或是吃裝在保麗龍餐盒裡的食物；到使用紙製外帶餐盒，以及玉米和蔗糖製的生物分解餐具的餐廳吃飯。

不要用 7號：其他類（PC，代表聚碳酸脂），干擾內分泌

在奶瓶、微波廚具、防漬的食物保存容器、藥罐子、餐具、所有食品容器以及飲料罐內的塑膠、Lexan材質容器、舊式的Nalgene水壺或是其他硬塑膠材質的水壺、十九公升的水桶以及建築材料。

- **為什麼不好**：上百份針對動物和人體的研究證實，雙酚A——聚碳酸酯塑膠（polycarbonate plastic）中的一種化學物質，與有害的內分泌干擾作用有關，會造成女孩提早發育、乳房組織和前列腺異常生長，以及精蟲數較少。

- **改用這些**：把罐頭食物沖洗乾淨後再吃；使用玻璃嬰兒瓶，但假使你還是要用聚碳酸酯塑膠瓶的話，記得不要把瓶子放到溫奶器裡頭——加熱會造成化學物質滲透的情形；改成使用不鏽鋼或是陶瓷內裡的水壺，不要把聚碳酸酯塑膠的水壺放到洗碗機裡頭去清洗；**要是水壺開始變得模糊、霧霧的，就扔掉不要用了**；如果你已經可以聞到水或是飲料裡面的味道了，千萬不要喝。

安全（較為安全）的塑膠製品

這些塑膠製品的安全記錄比前面三種好些，但如果你問我建議，我會說生活中還是愈少塑膠愈好。

可以用 1號：聚乙烯對苯二甲酸酯 （PET或PETE）

用來裝感冒糖漿、番茄醬、沙拉醬、飲料、運動飲料還有水的容器裡，有聚乙烯對苯二甲酸酯，醃黃瓜、果凍、果醬、法式芥末醬、美奶滋以及花生醬的塑膠罐裡也有。

7號PLA——唯一的好塑膠

任何有標記「PLA」（聚乳酸）的七號塑膠，就是由玉米、馬鈴薯、甘蔗，或是其他植物性澱粉所製造而成，好處在於它們可以完全被分解！

請注意看一下容器底部的代碼——PC不好，但PLA則是沒問題。

可以用 2號：高密度聚乙烯（HDPE）

存在於玩具、洗髮精的瓶子、牛奶瓶、裝優格的容器、乳瑪琳的盒

子、環保購物袋、垃圾袋、洗衣精瓶、混合木材、Tyvek®特衛強材料、特百惠產品、清潔用品、舊式呼啦圈，以及一些收縮薄膜的包材中。

可以用 4號：低密度聚乙烯（LDPE）

低密度聚乙烯存在於垃圾袋、碗、蓋子、玩具、罐裝塑膠環、電纜、內層、某些保鮮塑膠薄膜、三明治袋、食用色素，以及其他可擠壓的瓶子還有瓶蓋之中。

可以用 5號：聚丙烯（PP）

聚丙烯存在於餐具、杯子、保暖內衣（例如Under Armour牌內衣）、透明的袋子、尿布、安全嬰兒瓶、美國Stonyfield農場優格的容器，還有調味料的瓶子。

清掉廚房裡的毒素

生活中有超過十萬種化學物質，而且其中只有很少的一部分被研究過，所以我們很快就會看到有愈來愈多關於有害物質的研究，這時也要注意來自廚房的毒素，以保護好自己。

不用 氯漂白的廚房紙巾

美國環境保護署發現，**氯氣的副產品──戴奧辛的致癌物質比「滴滴涕」（DDT）多了出三十萬倍；它們對雌激素的影響也非常強。**

使用 不含氯的紙製品

使用不含氯（PCF）的紙製品包含廁用衛生紙。

關好洗碗機的門

當洗碗機運轉時，不要把洗碗機的門打開，其中冒出來的蒸汽會釋放清潔劑和自來水混合之後所揮發出來的有毒氯氣。

不用 漂白咖啡濾紙

漂白的咖啡濾紙會讓氯流到你的咖啡裡頭，每滴一滴，就會釋放出戴奧辛。

使用 無漂白或氧化漂白的咖啡濾紙

通常是使用二氧化氯，這是一種不會產生戴奧辛殘留物的漂白劑。

不用 抗菌洗碗精（或任何抗菌的洗潔劑）

除了會助長抗生素的抗藥性之外，當三氯生（triclosan）與添加了氯的自來水結合後，會產生致癌物質——三氯甲烷和氯化戴奧辛；氯化戴奧辛是非常毒的一種戴奧辛。

使用 天然清潔劑

選擇不含氯或磷的洗碗精。

不用 不用鐵氟龍鍋

鐵氟龍中的化學物質很可能會傷害到人體的肝臟和甲狀腺，並且導致免疫系統受損。

使用 鐵製、陶瓷塗層，或玻璃製的鍋子

在避免內分泌系統和免疫系統受損的同時，也能夠多攝取到鐵質。

清除浴室櫃子裡的毒素

事實上，化妝品和個人保養品是化學毒素和內分泌干擾物質的主要來源，但美國食品藥物管理局只檢測了生產化妝品時用的一萬五百種成分中

的百分之十一。幸運的是，由六十個環境和消費者健康團體聯合發起的「安全化妝品運動聯盟」，找出了化妝品和個人保養品中某幾種最危險的物質。

　　在你挑選商品時，建議可以找有和安全化妝品運動聯盟簽約的公司，因為在合約中，這些公司已經承諾產品更安全、成分更透明，在www.safecosmetics.org上都有條列。

　　以下全都是可疑的荷爾蒙干擾物質。

不用 汞（在成分標籤上常被標示成硫柳汞）

　　存在於某些唇線筆、唇蜜、臉部乳液、睫毛膏、眼藥水、軟膏，以及除臭劑中。

- **為什麼不好**：汞會永久地留在身體組織中，破壞我們的神經、免疫系統還有其他細胞。它也是可疑的內分泌干擾物質，而且是一種已知會防礙人類生殖和發育的毒素。

不用 鉛

　　百分之六十的品牌唇膏中都含有鉛，但標籤上沒標示出來。

- **為什麼不好**：鉛不但可能會造成人的學習和行為問題，而且證實與其他中樞神經系統受損、流產、受孕能力降低、荷爾蒙改變以及月經不規律有關。

不用 甲苯

　　存在於指甲油以及其他角質層和指甲的保養品之中。

- **為什麼不好**：甲苯不但可以損傷神經、呼吸和心血管系統，它還有可能會造成腎臟損傷、精蟲數減低、先天性疾病，以及月經週期不正常。

不用 甲醛

存在於乳液、洗面乳、洗髮精、潤髮乳、防曬乳、沐浴乳、髮膠、青春痘藥膏、粉底液、眼影、睫毛膏、嬰兒紙巾、護手乳、潤滑油、造型噴霧、眼部卸妝液之中（它曾用來當食物用防腐劑；也有殯儀館使用）。

- **為什麼不好**：甲醛對免疫系統有害，是已為人知的致癌物質，而且證實可能導致白血病、月經異常、氣喘、葛雷克氏症（Lou Gehrig's disease，即俗稱的漸凍人症），以及DNA受損等症狀。

不用 對羥基苯甲酸

存在於洗髮乳、潤髮乳、沐浴乳、牙齒美白劑、牙膏、洗面乳、防曬乳、乳液、化妝水／收斂水之中。

- **為什麼不好**：可能是因為對身體會產生雌性激素干擾效應，而且與造成乳癌和前列腺癌有關。

不用 胎盤

存在於直髮膏、乳液、化妝水之中。

- **為什麼不好**：胎盤可以產生雌激素、雌素酮、雌二醇以及黃體素，並且增加罹患乳癌和其他疾病的風險。

不用 鄰苯二甲酸酯類

存在於指甲油、指甲或角質護理產品、香料、沐浴油、乳液和造型噴霧之中。

- **為什麼不好**：鄰苯二甲酸酯類可能有害於生殖系統，而造成不孕和先天性缺陷。它們未標示在產品成分上，不易察覺 （常隱藏在「香料」當中）。

不用 三氯生

存在於乳液、護手霜、洗髮乳、洗面乳、潤髮乳、止汗劑、去角質霜、沐浴乳還有牙膏之中。

• **為什麼不好**：三氯生被認為會影響甲狀腺荷爾蒙的代謝，造成抗生素抗藥性，並且在與加了氯的水混合後，產生致癌物質。

使用 天然化妝品以及個人保養用品

有些化妝品強調是有機，但不同於食物，沒有明確的政府法令來規範化妝品和個人保養用品。在法令產生前，我們可以參考可靠的「美國環境工作小組」所設的Skin Deep化妝品資料庫www.cosmeticsdatabase.com，裡面有超過兩萬五千筆的產品資料，而且還將它們與五十種毒性與法律資料相比。這很棒——你無需再去其他地方找資料。這裡有我最愛的天然成分化妝品牌子和其資訊。

• 德國世家（www.drhauschka.com） • Aesops（www.aesop.net.au）

• Ren（www.renskincare.com） • Nude（www.nudeskincare.com）

• Jason（www.jasoncosmetics.com）

除掉家裡的毒素

根據美國環境保護局的報告，**家中空氣的污染物可能比外面空氣還多一百倍，主要是由於有毒的清潔劑和其他居家產品所散發出來的揮發性有機化學物。**

試試以下這些小祕訣，來減少家裡的生物負擔。

不用 居家的化學清潔劑

將近百分之九十的毒素來自家裡，大多是來自清潔用品、藥物、化妝

大師的用水指導守則

有許多具內分泌干擾性的化學物質，都尚未受到水利單位的管治，而且傳統的水源處理方式實在是太荒謬了（可以上辛辛那提大學所提供的大都會水源的資料庫，網址是 www.uc.edu/gissa/projects/drinkingwater/，或是上www.epa.gov/safewater/dwinfo/ 來查詢美國各地的水質。臺灣地區水質則可參考環保署環境品質倉儲資料系統edw.epa.gov.tw/topicWater.aspx）。

取得乾淨水源的唯一方法就是堅定不移地使用濾水器，一旦你收到當地水質報告後，就買一個美國國家科學基金會的資料庫裡頭有認證的濾水器www.nsf.org/Certified/dwtu（編按：在臺灣，可購買有經NSF國際認證的濾水器），把污染物給濾乾淨。這個簡易表可以幫你開啟第一個步驟。為保險起見，把兩種濾水器加在一起使用，例如將逆滲透型跟水龍頭型的碳濾水器加在一起。

種類	作用	優點	缺點
逆滲透型	利用半滲透的膜來清除掉非可溶性污染物的塵埃和顆粒。	清除掉所有重金屬、細菌、病毒，而且可能還可以清除掉某些的藥物殘留。	很浪費——每產生3.7公升飲用水的同時，就會產生11到75公升的廢水。會過濾掉所有礦物質，包括那些對健康有益的，例如鎂和鉀。無法清除掉氯、殺蟲劑和除草劑，有些人宣稱這樣會讓水變得「無味」。
蒸餾型	把水燒開之後，維持溫度固定不變。將蒸汽蒐集起來冷卻使之變回水（雜質的沸點比較高，所以可以很容易蒐集跟清除掉）。	可清除掉所有重金屬、細菌還有病毒。	很浪費——每產生3.7公升飲用水的同時會產生19公升的廢水。會過濾掉所有礦物質，包括那些對健康有益的礦物質，例如硒。無法清除掉氯、殺蟲劑和除草劑、藥劑，有些人宣稱這樣會讓水變得「無味」。
活性碳濾水器（通過53號標準認證，有水龍頭型、水槽下型或是水壺型）	水流經過可以吸收並且擋下許多雜質的碳濾器。	每個牌子各有不同，全部都能除氯、改善味道，並且減少沉澱。多數的牌子都能清除掉重金屬和消毒過後的副產品。有一些能清除掉寄生蟲、殺蟲劑、氡以及揮發性有機化合物。	不能濾掉藥物，而且每個牌子不能過濾掉的污染物大有不同。

品和其他個人保養用品。最糟的是水管、爐具、廁所清潔劑，以及含有氯或阿摩尼亞的產品（氯和阿摩尼亞混合在一起會產生有毒的氯胺，這在二次世界大戰中被當作化學武器）。

使用 百分之百天然產品

使用真正的天然產品如白醋、雙氧水、檸檬汁和靜置一陣子的水——沒有內分泌干擾物質的風險，也幫荷包省下一大筆錢。

- **白醋**：與水混合後可以清洗各類地板、窗戶、鏡子或其他光亮表面。醋可以清除掉水槽裡的臭味和淋浴間裡的黴菌、把衣服洗乾淨並使之柔軟；與蘇打粉混合後還能疏通堵住的水管。
- **橄欖油皂**：加熱水就能除垢，可與蘇打粉和／或醋加在一起當清潔劑。
- **蘇打粉**：可以用來清洗餐具、除掉地毯上和狗狗沙發上的臭味、刷馬桶和浴缸、清除冰箱和冷凍庫的臭味。你可以用菜瓜布刷洗的任何地方，都可以使用蘇打粉。
- **檸檬汁**：可以當作漂白水的替代品，因為它具有漂白的作用。
- **雙氧水**：與白醋混合一起時，可作為最棒的消毒廚房清潔劑。蘇珊·桑納（Susan Sumner），是維吉尼亞科技大學和州立大學的食品科學家，發明了這個方法：買兩個噴瓶，一個裝雙氧水，另一個裝醋；先在櫃子上噴上醋，再噴雙氧水（反過來也行）。接著你看看，事實證明清潔的效果是不是比以漂白水為主的清潔劑消毒得更乾淨？而且它不像漂白水，會散發致癌的戴奧辛（噴劑也可用在食物上，當你把食物洗乾淨後，食物上完全不會驗出任何殘留物）。

使用 向可靠店家買來的安全清潔劑

宣稱是天然的家庭清潔用品還是可能有毒，只是我們不知道而已。向

強調環保的公司購買產品，注意看標籤是否有這些字：

- 不含阿摩尼亞
- 不含染色劑或是香料
- 無毒性
- 可生物分解
- 非石油製品

不用 人工室內芳香劑

這些產品只會蓋過愈來愈臭的腐臭味，它們本身就是一個小型揮發性的有機化學物質工廠，使用它就等於是在房間裡猛噴毒氣。

使用 使用HEPA過濾網來清淨你的空氣

一份研究發現，使用HEPA過濾網兩天就可以大幅改善健康、非吸菸者的心血管功能。去買個HEPA過濾網吧！

使用 讓你的四周布滿綠色植物

NASA科學家發現，每三坪放置一個盆栽，就可以從空氣中除去許多有害的污染物，最佳的綠色植物種類包括觀音棕竹、常春藤、非洲菊以及吊蘭。

不用 防汙處理過的傢俱和不容易沾染汙漬的衣服

一種用來製作防汙漬纖維，而且會造成先天性缺陷和癌症的全氟化合物，當累積在人體中時，最多都是累積到哺乳媽媽所分泌的乳汁中。

如何看懂恐怖的標籤

當我搞清楚某些很普遍的居家產品有多毒時，簡直嚇壞了！留意這些標籤，看看這些產品有多危險！這毒性不是只會對嬰兒造成傷害，當中的含量可是能夠擺平一個49公斤重的成年人——好恐怖啊！

- 毒物、危險或有劇毒——如果你吞下一茶匙或是更少，就會死掉。
- 警告或是非常毒——如果你吞下一茶匙到一湯匙，就會死掉。
- 注意或是有毒——如果你吞下30公克到0.5公升的量，就會死掉。

使用 儘量採用有機織品

棉花農用的殺蟲劑最多（而且也最毒），請選擇有機棉的產品，尤其是床單跟嬰兒衣物。

扔掉你的乾洗劑

美國環保組織山嶺俱樂部（Sierra Club）曾經要求美國環境保護局禁止乾洗產品中的雌激素化學物質——壬基酚聚氧乙烯醚（NPEs），每年約有1億8000萬公斤的壬基酚聚氧乙烯醚被製造出來（在歐洲和加拿大則已經禁止使用）。

在美國禁止以前，請避免乾洗衣服，或是選擇使用替代品的洗衣店。如果你一定要把衣服送去乾洗，拿回來的時候，要先把衣服從塑膠袋裡拿出來，並且放在外面透氣至少4個小時。

清除院子裡的毒物

殺蟲劑會增加你罹患癌症的風險達好幾倍之多，更別說肯定會對身體產生內分泌干擾的問題，最後導致胰島素抗阻。 首先要做的就是——把殺蟲劑給扔了。

不用 除草劑

化學草皮保養公司所使用的草脫淨（atrazine），是一種已經被證實會導致極為嚴重的內分泌干擾問題的除草劑。

接觸到草脫淨的雄蛙，雖然外面看起來很正常，但體內卻長出母蛙的器官——這也是為什麼青蛙在全世界各地都快要絕種了。

使用 養出有機的草皮

割草、澆水，還有施肥，大約就佔了全美化石燃料消耗的百分之二，以及空氣污染的百分之十。到www.safelawns.org的網站上來找些有用的注意事項和祕訣。

使用 栽種出一個天然花園

土壤中的益菌可以幫助大腦製造更多的血清素，事實上，有一項研究

發現：牝牛分枝桿菌（Mycobacterium vaccae）能夠啟動類似抗憂鬱藥物效果的作用。

除掉寶貝（寵物和小孩）身上的毒素

照顧小嬰兒和寵物的過程中，你可能給自己的生活帶來了一些全新的化學物質。慎選這些看護產品，讓你保護你的寶貝——也保護你自己。

不用 除蚤洗髮精

最近的一份研究發現，使用含有除蟲菊素的除蚤洗髮精給寵物洗澡的父母，得到自閉症小孩的機率比一般人多了一倍。

使用 天然寵物洗髮精

我的狗狗百特跟我一起輪著使用達芬尼斯（Davines）以及德國世家的產品。

不用 兒童用的去頭蝨洗髮精

你每一次用頭蝨洗髮精幫小朋友洗頭，其實就等於是在他們的頭上倒殺蟲劑。

使用 採用「無卵」策略

在頭蝨孵化出來前，用頭蝨梳把蟲卵給梳下來。每天在他們頭上滴幾滴茶樹精油，可以防止復發。

不用 防火材質的織料

確保孩子們的睡衣、床罩、枕頭，還有床墊都不含多溴二苯醚

（PBDEs）——這種化學物質與甲狀腺干擾、學習和記憶障礙、聽力受損、精蟲數減少，以及先天性缺陷都有關。

使用 有機床罩和織料

你的身體、孩子的身體，還有這個地球都會感到更加開心。

不用 塑膠玩具

許多製造商和店家都說自家玩具不含鄰苯二甲酸酯類，但從回收中國製玩具的事件來看，還是別百分之百相信產品聲明書。

使用 木製和布製的玩具

選擇無塗料的木製以及有機的布製玩具，而且不要買中國大陸製的玩具（抱歉，除非他們先改善做法，不然不如不碰）！

不用 大豆配方

除非小兒科醫生叫你這麼做，不然喝大豆配方奶的嬰兒按體重來算，會攝取到數量驚人的植物雌激素。

使用 餵母乳

試試餵母乳，如果你沒辦法親自餵，那麼請小兒科醫生建議什麼樣的配方奶對你的寶貝最好。不要擔心那些環境毒素可能會滲透到母乳中，專家說餵母乳的好處遠超過任何潛在風險。

不用 雙酚A奶瓶或是用氯漂白過的尿布

不讓內分泌干擾物質直接被寶寶吃下肚或沾在屁股上。

使用 玻璃瓶或未漂白的尿布

用玻璃瓶或未漂白的尿布，如Seventh Generation（編註：台灣有代理商）的無氯尿布或gDiapers（編註：可用代購方式取得）環保尿布。

丟掉藥箱裡的毒素

現在輪到那些不該吃的藥物。

我希望你和醫生一起努力，無論何時何地都儘量不要吃非處方藥以及處方藥，我的意思就是這樣。

聽著，我知道自己的立場很強硬，而且，我也不願意活在沒有現代藥物的世界裡。但除了少數特殊狀況外，許多藥物帶來的麻煩比解決的問題還多。

你真有看過你吃的藥品包裝上的說明書嗎？你應該會覺得這些藥物的副作用比現有的問題更加棘手。

最需要小心留意的藥物就是那些被我稱之為「抗」系列的藥物，像是抗憂鬱藥劑、抗發炎藥、抗生素等等。這些藥物不會跟身體自然地生物化學機制一起配合運作，它們背道而馳，對身體不利。

除了特例之外，這些藥物的副作用可能會比你現有的症狀更糟糕：腎結石、血管異常阻塞、血液疾病、耳聾、黴菌感染、腸漏症、紅疹、呼吸困難、噁心、腹瀉、性功能障礙、焦慮、便祕、變胖、睡眠障礙、掉髮、血壓升高、貧血……老天，還不止這些呢！

我有遇過來參加減肥達人實境秀的參賽者，參加競賽時還得吃十二種不同的藥物。他們都有些與糖尿病相關的疾病：高血壓、第二型糖尿病、關節炎、高膽固醇，你想到的他們都有，而這些治療的藥物全部都有副作用。過了不到一個月，這些參賽者就永遠都不需要再吃那些藥了——這是奇蹟嗎？而奇蹟的解答就是：飲食和運動。

可能是最恐怖的藥物——也就是與本計畫書最相衝突的藥物，就是合成激素，也就是我們所說的內分泌干擾物質！女人有更年期已經好幾千年了，但突然之間我們認為是上帝／大自然／人類演化／（看你信什麼）把這件事搞砸了？製藥公司回過頭來宣傳，這是一種不是疾病的「病」，然後他們生產會害死人的藥物給我們服用。

想想國家衛生研究院所贊助的「婦女健康倡導」在二〇〇二年發表的研究報告吧，一項有關雌激素加黃體素治療的八年研究計畫，在第五年時終止，因為參與研究的女性得了心臟病或是中風而無法繼續參與下去。

研究人員分析資料結果發現，這些合成激素混合在一起時會造成下列結果：

・乳癌發病率增加百分之二十六。
・心血管疾病發病率增加百分之二十二。
・心臟病發病率增加百分之二十九。
・中風的發病率增加百分之四十一。
・肺部血管阻塞發病率增加百分之百。

自從公佈這些結果後，許多婦女退出荷爾蒙替代治療法，但是婦女們仍然大量地服用避孕丸。同樣是在二〇〇二年時「國家毒理研究計畫」所出版的《第十份致癌物質報告書》，將所有的類固醇雌激素——也就是荷爾蒙替代治療法和避孕用的全部，都歸類為致癌物質。「美國國家癌病署」提出一項報告，雖然避孕藥能夠降低卵巢癌和子宮內膜癌的風險，但是它們也會增加乳癌、子宮頸癌以及肝癌的風險。

為什麼美國食品藥物管理局（FDA）不禁止這些東西呢？原因是這樣的：藥廠每年花好幾億美元使它們的產品拿到FDA的批准，公共經費不能

支撐這個機關日益增加的工作負擔，所以FDA超過一半以上的安全以及有效性的審核工作，是由產品被審核的藥廠出資進行的——**利益衝突，你覺得呢？**

在藥品鏈的另一頭，藥廠也想讓醫生替它們做事，藥廠會請醫生以及醫院的所有員工吃飯。而且醫生需要再進修，你覺得這些費用是誰出啊？

沒錯：藥廠。

當然不是所有的醫生都不好，事實上，和我一起工作的許多醫生讓我真的由衷佩服，他們很有良心、又有才華和智慧，但任何工作領域上都會遇到好的跟不好的工作者。

所以最好的防禦手段就是：做身體健康檢查、保養身體，並且積極主動。大多數的時候，靠著飲食和生活習慣的改變，就可以降低甚至治療大多數的疾病。請使用保險套來避孕，以良好的飲食以及正確的生活方式，自然地面對更年期。底線是：**至少在服藥之前，自己先調查一下所要吃的藥並聽聽其他的意見，藥物是有副作用的。**運動、飲食以及適當地服用健康食品，並不會對身體產生副作用，把吃藥當作最後才考慮的手段吧！

還原你之前失去的營養

由於美國農牧方法的改變、土質惡化，以及缺乏生物的多樣性，即使是天然未加工的食物，也不像以前那樣營養了。加上生活環境中不斷有干擾物質，我們的身體需要某些營養物質來對抗這些毒素。把這些問題都考慮進去，就不難理解為什麼百分之八十的美國人都有嚴重的營養不良。

這就是為什麼當你在飲食中恢復攝取營養的天然食物後，還必須恢復攝取用其他方法攝取不到的營養素，因為這些不足的維生素和礦物質是分泌荷爾蒙所必須的。**首先而且最需要的就是綜合維生素、鈣片和魚油。**

不論你選擇什麼牌子，請儘量找包含下列關鍵維生素以及營養物質的綜合維生素，每種都是荷爾蒙正常分泌所必須的。我已經把奧勒崗州大學的萊納斯・鮑林研究所（Linus Pauling Institute）——一所享譽全世界的微量營養素科學研究中心——所建議的每日所需營養物質攝取量都列出來了，有了綜合維生素、鈣片，還有魚肉，再加上這本書的飲食計畫，你應該很容易就達成健康減重的目標。

生物素（維生素H；Biotin）：30微克

罹患第二型糖尿病的人服用維生素H，空腹時的血糖比較低。維生素H會幫助身體消耗較多的血糖來合成脂肪酸；維生素H還會刺激葡萄糖激酶，這是一種肝酵素，能增加肝糖合成並增加胰島素釋放，使血糖下降。

食物來源：一個雞蛋（25微克）；一片全麥麵包（6微克）；一個酪梨（6微克）

葉酸：400微克

有研究發現，葉酸有助於降低促腎上腺皮質激素（ACTH），一種可能讓血壓升高的腎上腺激素。確保從食物中攝取適量的葉酸，對正值懷孕年齡的婦女來說特別重要，即使你沒有計畫要懷孕也是一樣，以免意外懷孕時，預先在體內儲存點葉酸，能預防會導致寶寶腦部和神經系統受損的神經管缺陷。

食物來源：½杯煮熟的扁豆（179微克）；½杯煮熟的菠菜（132微克）；6根蘆筍（134微克）

菸鹼酸（維生素B3）：20毫克

菸鹼酸能增加人體的高密度脂蛋白、降低低密度脂蛋白，並且將危險

的低密度脂蛋白分子轉換成對心臟安全性較高的顆粒，來保護我們的心臟。菸鹼酸可能會增加生長荷爾蒙的分泌，但對有糖尿病風險的人來說，大量的菸鹼酸也可能會引起胰島素和三酸甘油脂飆高。

因為這個理由，攝取綜合維生素時，要注意份量，必須在建議攝取值之內，這樣就不會有事了。

食物來源：85公克的鮪魚（11.3毫克）；85公克的鮭魚（8.5毫克）；85公克的火雞肉（5.8毫克）

泛酸（維生素B5）：5毫克

所有的類固醇激素，包括雌激素和黃體素，還有神經傳導物質乙醯膽鹼（acetylcholine）和退黑激素，都需要仰賴身體有足夠的泛酸或是維生素B5。此外，你的肝臟也需要維生素B5的輔酵素來分解藥物和毒素。

食物來源：1整個酪梨（2毫克）；236.5毫升的優格（1.35毫克）；½杯蕃薯（0.88毫克）

核黃素：1.7毫克

核黃素又稱維生素B2，有助於代謝維生素B6、菸鹼酸以及葉酸。核黃素也參與了正常甲狀腺素的分泌，而且有助於控制同半胱胺酸（homocysteine，編按：一種胺基酸，它是製造一種人體基本胱胺酸——甲硫胺酸——過程所需要的甲烷基的前驅物）的濃度。

食物來源：1杯脫脂牛奶（0.34毫克）；1個雞蛋（0.27毫克）；85公克的牛肉（0.16毫克）

維生素B1（硫胺）：1.5毫克

硫胺有助於代謝葡萄糖，嗜吃碳水化合物的人通常都硫胺不足。一

份研究發現，增加攝取碳水化合物四天之後，體內的硫胺會減少百分之二十。

食物來源：85公克的水煮瘦肉（0.72毫克）；1杯的長糙米（0.21毫克）；28.3公克的巴西堅果（0.18毫克）

維生素A：2,500國際單位（IU）

維生素A、維生素D以及甲狀腺素互相作用，能直接影響你基因轉錄的方式，幫助每種類型的細胞完成其工作。維生素A也有助於保護你的免疫系統和皮膚。

食物來源：½杯水煮奶油瓜（1,907IU）；½杯切碎的胡蘿蔔（1,793IU）；½杯水煮包心菜葉（1,285IU）

維生素B6：2毫克

維生素B6可幫助儲存在體內的糖原釋放出葡萄糖，以及合成神經傳導物質血清素、多巴胺還有正腎上腺素。維生素B6能和雌激素、黃體素、睪固酮以及其他類固醇激素的受體結合，可防止體內湧入過多的荷爾蒙，如此一來就可以降低乳癌和前列腺癌的風險。維生素B6可能也可以幫助緩和因甲狀腺機能不足所引起的經前症候群、憂鬱症，以及腕隧道症候群。

食物來源：85公克的雞肉（0.51毫克）；1根中型香蕉（0.43毫克）；177毫升的綜合果菜汁（0.26毫克）。

銅：900微克

銅和鋅一起作用時，有助於維持甲狀腺功能，但其中的一種過量都會造成另一種的缺乏。銅過量還會刺激前列腺素活動、干擾抗氧化物的活

動，並且降低免疫系統，所以我們應控制好綜合維生素的攝取量。銅也有助於將多巴胺轉換成正腎上腺素。

食物來源：28.3公克的腰果（629微克）；1杯生蘑菇切片（344微克）；2湯匙花生醬（185微克）

鐵：18毫克[1]

你的身體需要鐵，才好適當地運用碘來啟動甲狀腺素。研究人員最近發現一種叫做鐵調素（hepcidin）的荷爾蒙，它負責調節體內鐵質的平衡。如果你有腸子發炎或是其他發炎的症狀，就可能會有鐵調素水準過高而且身體鐵質不足的情況。有腹腔疾病的人，還有那些有潰瘍的人、素食者以及運動員，更容易有鐵質不足的情形。

食物來源：6個中等大小的牡蠣（5.04毫克）；1湯匙赤糖糊（3.5毫克）；85公克的烏骨雞肉（1.13毫克）

鎂：320毫克（女性）～420毫克（男性）

只要缺鎂缺個幾天，就可能會刺激釋放促使發炎前驅物質的白血球細胞生長荷爾蒙（cytokines），它是一種與胰島素抗阻相關的促進發炎的前驅物質分子。**百分之二十五到百分之三十八的糖尿病患者，體內沒有足夠的鎂，但鎂卻對降低血糖很有幫助。**

攝取較多的鎂時，發生代謝綜合症候群的可能性會比一般人低百分之三十左右。

---

[1] 男性和停經女性很少會缺鐵，而且鐵太多會增加心臟病的風險。如果你處於這兩種情況的其中一種，找看看有沒有不含鐵的綜合維生素。不過，更年期的女性、青少年還有兒童都有鐵質不足的風險，需要補充鐵質。

食物來源：23顆杏仁（78毫克）；½杯水煮瑞士甜菜（78毫克）；½杯水煮皇帝豆（63毫克）

維生素B12：30微克

年紀較大的人無法從食物中攝取維生素B12，而需要從健康食品中攝取。吃素的人一定要吃維生素B12的營養補給品，因為維生素B12只能從動物產品中攝取到。

糖尿病患通常都有維生素B12不足的問題，因為胰臟得分泌酵素和鈣質，這是身體從食物中攝取維生素B12時必須要有的。

食物來源：85公克的蒸熟蛤肉（84微克）；85公克的蒸熟淡菜（20.4毫克）；85公克的水煮牛肉（2.1微克）

維生素C：400毫克

人體不能製造維生素C，所以我們一定要從食物中攝取。

維生素C對支持腎上腺激素正常運作也很重要，因為你的身體無法自行製造維生素C，所以，有壓力的時候補充維生素C通常是不錯的好辦法。定期吃維生素C的人，罹患心臟病的風險可能會降低百分之二十五到四十。

大多數的維生素C補給品都是六十毫克，並不足以滿足血液和細胞的需要，試著吃四百毫克的維生素C營養食品。

食物來源：½杯切碎的生甜紅椒（141毫克）；1杯草莓（82毫克）；1個中型大小的番茄（23毫克）

---

[2] 萊納斯‧鮑林研究所也建議一般人，一個禮拜中最好要讓手、腳，或是臉直接在太陽下曝曬三次。

維生素D：2,000國際單位（IU）[2]

維生素D可以幫助身體調節鈣質的水準、提高免疫力、預防自體免疫性疾病（例如發炎）、降低血壓，並且降低骨質疏鬆、乳癌、大腸癌，以及前列腺癌的罹患機率。有第二型糖尿病的患者如果攝取太少的維生素D，會對胰島素和血糖的水準產生不良的影響，需留意。

食物來源：85公克的罐頭紅鮭魚（530IU）；85公克的罐頭沙丁魚（231IU）；236.5毫升加了維生素D的強化牛奶（98IU）

維生素E：200國際單位（IU）[3]

維生素E能幫助延緩細胞和組織的老化，而且可能幫助降低環境污染物對身體所造成的不良影響。實驗結果指出，維生素E在預防以及治療對荷爾蒙治療有反應的癌症特別有效，例如乳癌和前列腺癌。

食物來源：28.3公克的榛果（4.3毫克）；1湯匙的芥花油（2.4毫克）；1湯匙的橄欖油（1.9毫克）

維生素K：10～20微克

維生素K能幫助受傷後的血液凝結，並且預防骨質疏鬆、腎結石、囊腫性纖維化，還有最重要的——體臭。

維生素K在胰臟裡的濃度特別高，而且可能與餐後胰島素的正常釋放有關。

食物來源：1杯切碎的生甘藍菜（547微克）；1杯生菠菜（299微克）；1杯切碎的生花椰菜（220微克）

---

[3] 萊納斯・鮑林研究所建議每天攝取200IU的天然維生素E或是每隔一天攝取400IU天然維生素E。

鋅：15毫克

老年人、厭食者、酗酒者、快速減肥者、注意力不足的過動症兒童、糖尿病患的鋅水準，往往比較低。**鋅水準與瘦體素（使我們感到飽足的荷爾蒙）的釋放有關**；研究顯示補充足夠的鋅，可以幫助人們在保持或減少體脂肪的同時也增加肌肉。

食物來源：6個中等大小的牡蠣（76.3毫克）；85公克的火雞腿肉（3.8毫克）；½杯烤豆子（1.8毫克）

硒：70微克

我們體內多數會幫助燃燒脂肪的三碘甲狀腺原氨酸（T3），是具有硒依賴性的酵素，藉著將四碘甲腺原氨酸（T4，即甲狀腺素），脫掉一個碘原子而衍生出來的。硒也會產生其他酵素，來幫助身體排出來自環境、藥物和輻射所造成的毒素。

食物來源：85公克的螃蟹肉（41微克）；85公克的蝦子（34微克）；2片全麥麵包（23微克）

鉻：60到120微克

大約有百分之九十的人鉻攝取不足，而鉻能幫助胰島素將葡萄糖從血液轉換到細胞內。鉻水準低下會導致胰島素功能障礙及高三酸甘油脂，進而使已患有代謝性症候群和心血管疾病的人增加罹患心臟病的風險。

食物來源：½杯花椰菜（11微克）；1個中等大小的蘋果（1.4微克）；½杯四季豆（1.1微克）

鉀：4.7公克

鉀是礦物質，同時也是電解質，在細胞膜內外跑進跑出，與鈉交換。

這種動態的能量交換佔我們休息代謝率的百分之四十，它能保護細胞膜，而且是確保我們神經、肌肉，以及心臟功能正常的重要關鍵。

　　食物來源：1個中等大小的烤馬鈴薯（926毫克）；½杯梅子乾（637毫克）；177毫升的番茄汁（417毫克）

鈣：1,000～1,200毫克[4]

　　鈣讓酵素得以將糖分解，好釋放能量給肌肉使用，並且防止肌肉抽筋或是痙攣。鈣也會幫助我們的神經系統傳遞訊息，並在胰島素分泌上扮演著重要角色。因為你的身體一次最多只能吸收300毫克的鈣，所以如果你一天中吃不到乳製品三次，那就找兩個不同的時段吃鈣片。

　　食物來源：½杯白豆（113毫克）；1杯優格（300毫克）；½杯水煮白菜（239毫克）

EPA和DHA Omega-3脂肪酸：1公克

　　身體無法製造這些脂肪，但我們需要這些脂肪才能活下來。魚油膠囊能讓你不受魚體內所累積的重金屬和殺蟲劑影響，為你的健康帶來近乎奇蹟般的好處。魚油能降低三酸甘油脂、血壓、低密度脂蛋白、發炎症狀、動脈斑塊，並且增加高密度脂蛋白，這些都有助於杜絕心臟病。魚油也能藉由降低心臟病發、中風、發生心跳異常的機率，大幅降低已經罹患心臟病患者的死亡風險。最新的研究建議，含omega-3的健康食品有助於預防

---

[4] 綜合維生素裡頭很可能含有鈣，但是遠不及你一日所需的1,000到1,200毫克，因為你的喉嚨不夠寬，吞不下這麼多鈣！找看看碳酸鈣或是檸檬酸鈣類的健康食品，因為這兩種鈣容易吸收——碳酸鈣最好跟食物一起吸收，檸檬酸鈣則不要跟食物一起吃最好。

或是治療注意力不足過動症（ADHD）、氣喘、躁鬱症、癌症、癡呆、憂鬱症以及糖尿病。

食物來源：113公克的野生鮭魚（2公克）；¼杯核桃（2.27公克）；2湯匙亞麻籽油（3.5公克）

再平衡消耗掉的能量

你可以逐字按照這本飲食計畫書來做，把家裡的毒素全都清掉，每天都吃完美比例的綜合維生素。但如果你無法學會管理壓力並且再平衡能量，就等於還是在迫害身體裡的荷爾蒙。

在遇到生死關頭時，例如在森林裡遇到獅子，往往會消耗掉我們的壓力荷爾蒙皮質醇和腎上腺素，但如果是老闆刁難我們而又不能對他張牙舞爪來消氣時，就只能忍耐著坐在那裡，任由腎上腺素和皮質醇隨著心臟的脈動流動到血管裡頭去，還要掙扎著保持儀態，當個盡忠職守的好員工。

沒有適當放鬆而且又一直過勞，會讓你的身體長時間一直保持在非生即死的戰鬥狀態，這樣會對器官和腺體造成持續性的損害，直到身體系統整個垮下來。在緊張狀態下分泌最多皮質醇的人，也會在肚皮上存有最多的脂肪，不論體重是輕還是重，他們也較有可能在吃碳水化合物時固定出現皮質醇飆高的情形。

當你過度動腦而且都不動身體時，或當你睡太少而且煩惱太多時，體內的生長荷爾蒙就不能正常地在白天和夜晚大量分泌，無法輕易轉換甲狀腺激素，飢餓激素會衝高，而飽足激素瘦體素則會跌落谷底，然後你的血糖水準破表，而且幾天之內，身體就會對胰島素產生抗阻——即使你沒有過重也會如此。

我相信要勤勞付出才會有所回報，但是**我也相信休息才能走更長遠的**

路。讓我們來看看如何讓身體的內分泌系統休息一下，讓它可以整理一下自己，並讓你的荷爾蒙重新平衡，恢復原來的水準。

第1招 **晚上至少睡足7小時**

睡了一整夜並不奢侈，而是為了有健康的荷爾蒙的基本必需品。一旦你一天睡不到七個小時，罹患糖尿病、癌症、心臟病、中風、憂鬱症，還有多長出好多好多肥肉的風險就會高出許多。

有些研究人員相信，在理想的狀況之下，慢波睡眠（深入且無夢的睡眠）一個晚上應該要有三到四次，這期間可能在調節著你的新陳代謝。事實上，第四期的慢波睡眠，大約是在我們睡著的一個小時後開始，那時是生長荷爾蒙分泌達到高峰的時候，生長荷爾蒙可以促進身體燃燒儲存的脂肪。當我們還年輕的時候，百分之二十的睡眠時間是在第三和第四期的慢波睡眠，但隨著年紀變大，我們只會有百分之十或百分之五的睡眠時間是處在慢波睡眠。

可憐的是，**只要有兩個晚上睡不好，就會讓你的飽足荷爾蒙（瘦體素）減少百分之二十，而你的飢餓激素卻會增加百分之三十**。這兩下的折騰讓你可能會更想吃高碳水化合物的零嘴，如此對你的胰島素水準來說是再糟糕也不過的了。此外，芝加哥大學的一份研究發現，只要三個晚上睡不好，身體對胰島素的敏感度就會減少百分之二十五，相當於體重增加九到十三多公斤時所造成的胰島素抗阻問題。

為了擋住儲存脂肪的荷爾蒙並讓燃燒脂肪的荷爾蒙完全釋放出來，晚上至少必須要睡七個小時才行，不要忘了這條戒律。

睡前絕對不可以吃碳水化合物，飢餓激素必須處於高水準的狀態，才能讓你進入第三或是第四期睡眠。碳水化合物抑制飢餓激素的速度，比任何營養物質都要來得快，所以在睡前吃東西，尤其是吃碳水化合物，會造

成延遲進入熟睡狀態幾個小時。身體只有在半空腹的狀態下才有可能釋放生長荷爾蒙，所以吃過碳水化合物之後產生的胰島素高峰，自然會干擾生長荷爾蒙的釋放。我很堅持睡前不吃碳水化合物——為什麼你明知道某些東西會干擾恢復人體健康的睡眠，並且阻擋一天之中最有用的荷爾蒙分泌，然後還要這麼做？不要這麼做就好了！

第2招 每天動動身子，最棒的肥胖預防良藥

運動是最棒的預防良藥，它可以對荷爾蒙平衡產生巨大的影響。當你真的用心去做時，**運動會幫助你釋放燃燒脂肪的荷爾蒙、降低皮質醇，並且讓細胞對胰島素變得更加敏感。**激烈的運動甚至會在短暫的時間內增加促進新陳代謝的甲狀腺激素，而且任何種類的運動都會增加睪固酮分泌。

運動也會增加DHEA——DHEA會幫已經累壞的腎上腺素再多給你一些能量、增加性慾，並且幫助緩和壓力。運動會讓身體沐浴在腦內啡（一種天然類嗎啡的生化物質），讓你有「衝過終點的亢奮感」。腦內啡會改善身體對壓力的反應、讓你心情愉快，甚至會促進你的腦垂體釋放生長荷爾蒙。

為了透過運動達到荷爾蒙的平衡，請注意下列這七個建議：

1. **一個禮拜運動4到5個小時**：忘掉那些「走路去停車場減肥」和「走樓梯減肥」的健身建議吧，你不可能運動個十分鐘就達到減肥目標，不可能！你得上健身房，在健身房裡拚命健身，這才能減肥。這麼做就能在更短的時間裡燃燒掉更多的熱量，並且給身體帶來更多有益荷爾蒙健康的好處。只要連續三個禮拜都運動四到五個小時，就能開始改變胰島素抗阻的情形。

2. **狠狠地動**：我希望你流汗、伸展筋骨、而且強迫自己拚命動，你應該

要達到最大心跳率的百分之二十五[5]。激烈的運動能讓身體多釋放些腦內啡和生長荷爾蒙。

3. **將健身的重點放在耐力訓練上：**與其他運動相比，女性在做完中量到重量舉重後，會產生較活躍的生長荷爾蒙，而且會維持得比較久。肌肉容量愈大，新陳代謝的速度就越快，而且你的肌肉對胰島素會變得愈是敏感（不僅限於體重過重的人——體重正常的人肌肉愈多，荷爾蒙就愈平衡）。

4. **採用循環訓練法[6]將心肺與重量訓練結合在一起：**一個禮拜該有的五小時運動中，每次的項目應包括了心肺以及耐力訓練。循環訓練能夠兼顧兩者，舉例來說，先做蹲跳，接著立刻做仰臥起坐。重複這樣的模式三次，然後去做做其他兩種能鍛練到身體其他部位的運動，然後再交替這些運動項目。好了，這就是循環訓練，就是這麼簡單。

5. **試著交替做不同的運動：**走路與跑步交替。**開始的時候先走路三十秒後，就換成跑步三十秒，連續這麼做半個小時。**交替做不同的運動，給予你同樣的荷爾蒙益處和高運動後過耗氧量（簡稱EPOC）的效果，也就是大家所知的「事後脂肪繼續燃燒」（after-burn），就跟長時間持續做激烈運動的效果一樣。

6. **一週運動5小時後再加強心肺訓練：**只有在完成循環訓練之後，你才可以加強額外的心肺訓練。在一天兩次的健身時間，試著增加三十分鐘到一小時的心肺訓練。

7. **即使不喜歡也要做：**我也不喜歡運動！但就像為了還貸款或車貸而工

---

[5] 當運動強度漸漸達到最大值時，心跳率會出現一段高原期，也就是無法再隨著運動強度增加而上升，此時心跳率的最高值稱之為最大心跳率，計算公式為：220–你的年齡＝最大心跳率（MHR）。

[6] 輪番做不同的體育運動，每種只做很短的時間。

作一樣，你在健身房裡健身是為了保護你最重要的資產：擁有健康的身體。一旦你持續運動下去，就會自然而然覺得壓力少了些。

第3招 健康瘦，就是對自己好一點

你會用對待自己的態度來對待親生的孩子嗎？你希望孩子在沒有愛、營養、睡眠和玩樂中長大嗎？

那你幹嘛這樣對自己呢？

如果我可以把一句話永久地燒錄在你的腦海裡，我想說：**自私不是罵人的意思。自私並不代表自戀或是自負，相反的，它代表著健康。**我從自己的經驗，還有看著數千人改變自己的生活而明白，想要做到這一切的唯一辦法，**就是把自己放在第一位。**

遠離壞朋友

我們的大腦有特定的神經元，會使我們自動反映出身邊朋友的情緒。問問自己：和朋友相處時，誰會讓你感到自己不好？誰會讓你吃不消？慢慢地，你就知道自己該少跟誰混在一起了。

尋求協助

沒有人可以不要任何幫助就可以活在世上的，要求昇遷、要求公婆幫忙帶孩子好讓你可以去上瑜伽課、要求教練教你怎麼運動。《美國醫學會雜誌》的一份研究發現，**每週能和教練聊個幾句（通常只有十到十五分鐘）的人，比完全沒有與人交談的人，能減下來更多的體重。**

確定你的壓力來源

當我晚上躺在床上，滿腦子都在想事情時，我會起身然後把全部的事

情都寫下來。我會找出是什麼事情在困擾著我，然後計畫如何來解決這些問題。

學會冥想

冥想對我們的心靈來說，就像運動對身體一樣，它可以強化我們的前額葉皮質。前額葉皮質是大腦中負責調節情緒的區域，研究顯示，當大腦的這個部分變得更強壯時，人們會變得比較快樂而且能較快地脫離負面事件。

嘗試不同種類的運動

每週都練太極和氣功達三次的人，持續做十二週後，BMI、腰圍還有血壓會明顯下降。研究開始時原本血糖偏高的人，三個月後的糖化血紅素、空腹胰島素以及胰島素抗阻的情形，也都全部降下來了。

每週按摩一次

一項針對少女所進行，有關體型的研究發現，有按摩習慣的少女比較不會焦慮和憂鬱、皮質醇水準也較低，而多巴胺水準比較高（多巴胺是一種會讓心情變好的神經傳導物質）。按摩也會增加血清素的分泌，這與許多抗憂鬱藥劑所產生的效果一致。

放假去吧

一個星期工作超過四十小時，會讓女性罹患憂鬱症的風險多出一倍，男性則是增加了百分之三十三。即使超時工作有這些問題，但每三個美國人之中就有一個不休假。不要像個傻瓜等心臟病找上門，你應得到這些假期——放個大假去玩玩吧！

一旦再平衡了你的能量，這本飲食計畫書的一切就真相大白了，你已經擁有面對壓力時能助你一臂之力的計畫書——不論是心理上的壓力還是環境上的壓力，你已經擁有了可以遠離破壞身體新陳代謝的毒素所需的知識，你知道吃什麼以及該怎麼吃，才能促進分泌燃燒脂肪的荷爾蒙，並將儲存脂肪的荷爾蒙維持在少量的狀態。簡單來說，你擁有處理這個世界會發生任何狀況時所需要的資源，接著你就會變得更苗條、更乾淨、而且更開心。

　　現在就讓我們來看看為期兩週之「掌握新陳代謝」的飲食計畫和食譜吧——你將發現「掌握新陳代謝」的飲食計畫有多簡單（以及多美味）！

Chapter 9

每個人都可以上手的代謝平衡菜單

14天健康瘦飲食計畫

我知道，養成新的飲食習慣並不那麼簡單，但是我希望你可以體會：透過最好的飲食方式來強化荷爾蒙有多麼簡單、多麼令人感到滿意，你既不需要在廚房裡頭忙進忙出，也不必花大把銀子來買菜。

這就是我設計菜單和十六道簡易食譜的原因，這裡頭將本書中所有的原則、超級營養食物，以及對策都考慮了進去。即使你決定不要逐字逐句地照做，也麻煩花點時間看一下，你會瞭解掌握新陳代謝事實上是怎麼運作的。

搞定你的食物數學

一個又一個的研究顯示，**要獲得人體所需的所有養分，最好的辦法就是均衡攝取天然完整的食物**。這些食物不單是長時間下來對身體有益，參與實驗的人發現，按這樣的方式吃了四天之後，與按傳統方式吃的人比較

掌握你的食物數學：早餐	
先吃其中一種	**之後再加其中一種**
2顆蛋	1杯Nature's Path牌八種穀物混合麥片
4顆蛋白	1杯燕麥
1杯低脂牛奶	½個新鮮葡萄柚
3片不含硝酸的火雞培根	1個蘋果
1杯有機無脂希臘優格	2個番茄（切片）
1杯低脂鄉村起司	1杯新鮮綜合莓果
2片不含硝酸的火腿	½個雜糧貝果
1根不含硝酸的雞肉熱狗	1杯蕎麥早餐脆片
85公克的炙烤雞肉	1片墨西哥玉米餅和無限量的莎莎醬
85公克不含硝酸的純天然煙燻鮭魚切片	

掌握你的食物數學：中餐	
先吃其中一種	之後再加其中一種
142公克的雞胸肉（手掌大）	1份烤過的墨西哥玉米片跟⅛個酪梨
142公克的烤羊肉	½杯糙米
142公克的大比目魚（皇帝魚）	1個小蕃薯
142公克的炙烤鮪魚	½杯藜麥
142公克的側腹牛排	½杯黑豆
142公克的烤吳郭魚	1個大的朝鮮薊
142公克的烤鱸魚	½杯糙米通心粉
142公克的黑鱈魚	無限量的番茄沙拉
142公克的沙朗牛排	½杯奶油豆

掌握你的食物數學：點心	
先吃其中一種	**之後再加其中一種**
½杯鷹嘴豆泥	無限量的胡蘿蔔棒
20顆生核桃	1個蘋果

2湯匙有機杏仁奶油	10片Kashi牌7種穀類蘇打餅乾
3片有機火雞肉	無限量的西洋芹菜棒
1½杯黑豆沾醬	20片烤墨西哥玉米片
1杯低鈉水煮鮪魚罐頭	¼個酪梨
1杯有機優格	無限量的藍莓
½杯低脂鄉村起司	2片西瓜

掌握你的食物數學：晚餐

先吃其中一種	之後再加其中一種
113公克的烤鮭魚	無限量的蒸花椰菜
113公克的醃雞胸肉	無限量的葉菜沙拉配生花椰菜和黃瓜
5隻大蝦	1½杯水煮胡蘿蔔
142公克的煎豬排	無限量的蒸四季豆
113公克的烤羊排	無限量的蒸青豆
113公克的火雞胸肉	無限量的蒸球芽甘藍菜
142公克的扇貝	無限量的蒸菠菜
113公克的春雞	1杯義大利麵瓜
142公克的鬼頭刀	無限量的烤蔬菜

起來，他們感到更滿足；休息和運動時能燃燒較多的熱量；睡眠時也能**燃燒較多的熱量**；改善了身體組成並燃燒了更多的脂肪。

　　當你按照身體想要的方式吃東西，遠離那些內分泌干擾物質，並按照正確飲食比例來攝取天然完整的有機食物，荷爾蒙自然就會恢復正常。

　　細胞會變得對胰島素和瘦體素比較敏感，飢餓激素在飯後仍維持低水準的狀態，膽囊收縮素增加、睪固酮水準上昇，甚至當你在睡覺時，身體都能燃燒脂肪並且形成肌肉，你的甲狀腺會做好準備，使新陳代謝繼續消耗熱量。此時你的雌激素會維持在正常範圍內，皮質醇保持在低水準的狀態，肚皮上的肥肉也就消失不見了。

此時你的體重會下降是因為荷爾蒙的協助，且沒有幫倒忙。

現在，具體來說我們要怎麼做才對呢？要按照什麼樣的比例來搭配這些食物呢？這個嘛，讓我幫你把事情變得單純些。

外出用餐好嗎？

說到外出用餐，我建議要儘量減少外食的機會。簡單來說，你真不知道這些食物裡有什麼東西，或這些食物是從哪裡來的。你可以問店家，看看他們是不是使用有機食材；你可以提出要求，請他們用烤的而不要用煎的，還有很多很多——我們知道所有該問、該做的事情，但問題是食材的品質可能不是很好。餐廳是做生意的，為了賺錢，他們很可能使用便宜的食材，像是反式脂肪、高果糖漿、非有機食品……等等。

藉由減少外出用餐的次數，你可存一筆錢（這些錢可以用來買健康的食品雜貨），而且我可以打包票：你一定會成功掌握自己的新陳代謝。

我仍然會外出用餐，但一個禮拜不超過五次，而且外出用餐時，我都點白肉魚或是海裡抓的鮭魚、健康的穀物（例如糙米），還有大量的蔬菜，按照計畫來，就這麼簡單。

根據我之前寫到有關均衡攝取多量營養素的經驗，發現食物的比例搭配方法可能會讓有些人摸不著頭緒（或許是讀者們發的上千封信提醒了我）。所以，我在第二本書中設計了菜單和食譜來解釋如何均衡攝取碳水化合物、蛋白質、脂肪。聰明吧？我以前是這麼覺得。但若你希望把事情變得更簡單，好提醒我不是每個人一整個星期都會在家開伙，我收到了！在試著讓整件事簡易化的過程中，我設計了「掌握你的食物數學」（請見第236頁），有了這份隨身攜帶的清單，你只要會簡單的算數就可以了：1+1＝一個完美均衡、又促進新陳代謝的一餐。

現在你可以出門去買菜了。

14天飲食計畫

這十四天計畫是由所有對荷爾蒙有益的健康食物所組成，每一天的食譜都儘量採不同種類的超級營養食物，你會發現每一餐的脂肪、蛋白質和碳水化合物的比例都很均衡（除了晚餐）。**記得，晚餐主要是攝取蛋白質、健康的脂肪與含有大量纖維的蔬菜，好**

食物該烤多久？

說到烹調，我就不是專家了，但我都靠燒烤料理好讓面子掛得住，對多數人來說，剛開始會搞不太清楚肉類料理所需要的烹調時間，不要覺得汗顏——就按照這張表來做就行了。儘量在烹調中只把肉翻面一次，好讓肉的兩面上色均勻。

肉類	燒烤時間
漢堡	每面5到8分鐘（總共10到16分鐘）
雞胸肉	每面4到6分鐘（總共8到12分鐘）
魚肉（1.2公分厚的魚片）	每面2到3分鐘（總共4到6分鐘）
魚肉（2.5公分厚的魚排）	每面4到6分鐘（總共8到12分鐘）
羊排	每面6到8分鐘（總共12到16分鐘）
豬排	每面6到8分鐘（總共12到16分鐘）
豬的小里肌肉	每面6到9分鐘（總共12到18分鐘；要不停地翻面）
蝦子	每面3到4分鐘（總共6到8分鐘）
牛排	每面6到9分鐘（總共12到18分鐘）

讓胰島素在夜晚時維持在低水準，使體內的荷爾蒙在你睡著後發揮至極致。這也是為什麼沒有宵夜的原因：我不希望在晚上九點之後還有任何胰島素在你身體裡亂竄。

下一頁菜單中標示出頁碼的餐點，其食譜會收錄在「掌握新陳代謝的食譜」中。如果你不是愛嘗試烹調的人，我也收錄了一些不需要動腦筋的烤肉和蒸蔬菜食譜。對每一個人來說，晚餐的最佳答案就是錫箔紙燒烤料理，基本上，你只要在肉類和蔬菜上面撒一些初榨橄欖油和一撮鹽，然後用錫箔紙包起來後，丟進烤箱裡面去烤，這樣就可以了。

我也準備了一個購物清單，協助你在廚房準備一些儲備食糧，並且讓你體力充沛——在第278頁裡，我有列出自己較為喜愛的有機和天然食品的牌子。

飲食計畫天數	星期	餐次	食物
1	一	早餐	炒蛋白、炒番茄以及1個葡萄柚
		午餐	西南風味雞肉沙拉 P249
		點心	柳橙和一把核桃
		晚餐	大比目魚配烤蔬菜
2	二	早餐	藍莓冰砂 P243
		午餐	蘿蔓萵苣生菜沙拉搭配義大利黑醋、橄欖油，5隻大蝦子
		點心	胡蘿蔔條跟鷹嘴豆泥
		晚餐	野生鮭魚配烤蔬菜
3	三	早餐	墨西哥捲餅 P244
		午餐	杏仁番茄醬汁Ezekiel牌筆管通心粉 P247，加上5隻烤大蝦
		點心	½杯黑豆和莎莎醬
		晚餐	烤豬排配蒸四季豆
4	四	早餐	早餐百匯 P244 加上炒蛋白
		午餐	烤雞胸肉和蒸菠菜，搭配洋蔥和蘑菇
		點心	加了木糖醇（天然甜味劑）、肉桂，還有烤過碎杏仁的無脂希臘優格
		晚餐	墨西哥煙椒牛肉 P251
5	五	早餐	使用3顆蛋白、番茄、火雞胸肉做成的蛋餅，以及1片Ezekiel牌7種穀物的吐司
		午餐	雞肉塔可餅配啤酒風味豆子 P246
		點心	一把葵花籽
		晚餐	檸檬大蒜蝦配蔬菜 P252
6	六	早餐	健康班尼迪克蛋 P245
		午餐	熱鮪魚三明治 P249
		點心	有機低脂莫紮瑞拉起司條加½杯藍莓
		晚餐	烤吳郭魚配蒸白花椰菜

7	日	早餐	蕎麥配低脂牛奶和2個炒蛋白
		午餐	烤鮪魚排配½杯糙米和綜合蔬菜沙拉
		點心	胡蘿蔔條跟½杯鷹嘴豆泥
		晚餐	豬的小里肌肉配蒸蘆筍
8	一	早餐	3個蛋白、1根火雞香腸、½杯羅馬番茄，還有1片Ezekiel牌7種穀物的吐司
		午餐	½杯黑豆、½杯莎莎醬、¼杯起司、1片Ezekiel牌墨西哥玉米餅；½杯希臘優格當沾醬
		點心	3片西瓜跟¼杯生杏仁
		晚餐	牛後腹肉排配烤洋蔥和蒸球芽甘藍
9	二	早餐	1包桂格即食燕麥片跟2個水煮蛋白
		午餐	蘿蔓萵苣葉上鋪火雞胸肉片和綜合蔬菜，撒油和醋
		點心	Guiltless Gourmet牌烤玉米片加上新鮮莎莎醬
		晚餐	胡椒傑克起司漢堡配墨西哥辣椒孜然醬 P253
10	三	早餐	炒朝鮮薊 P243 配1片Ezekiel牌7種穀物的吐司
		午餐	1罐Amy's牌有機蔬菜辣豆子湯，配少量沙拉
		點心	低脂有機切達起司配Kashi牌蔬菜蘇打餅乾
		晚餐	烤鮭魚配法式芥末檸檬燉蔬菜 P251
11	四	早餐	1份Nature's Promise牌早餐穀物配脫脂牛奶
		午餐	烤大比目魚（皇帝魚）加墨西哥塔可餅配柳橙莎莎醬 P248
		點心	1杯Amy's牌有機豆子湯
		晚餐	烤雞肉配烤青椒和洋蔥
12	五	早餐	1包桂格即食燕麥片、1杯藍莓跟2個炒蛋白
		午餐	藜麥釀朝鮮薊 P250 ，配一些火雞胸肉
		點心	1杯綜合莓果和¼杯胡桃
		晚餐	水煮野生太平洋鮭魚和燙花椰菜、胡蘿蔔、洋蔥、西洋芹

13	六	早餐	使用3顆蛋白、番茄、青椒做成的蛋餅,以及1塊Ezekiel牌麵包
		午餐	5隻大蝦加淋上Galeos凱薩沙拉醬汁的綜合沙拉葉,跟生蔬菜
		點心	5片有機火雞肉片和一顆桃子
		晚餐	蒜香烤雞配杏仁四季豆 P.254
14	日	早餐	1包桂格即食燕麥片、1杯希臘優格,還有1杯草莓
		午餐	用1片Ezekiel牌墨西哥玉米餅包½杯炸豆泥、生菜絲、切碎的洋蔥還有番茄
		點心	1顆蘋果上面塗杏仁奶油
		晚餐	炙烤鮪魚排配綜合蔬菜沙拉

掌握新陳代謝的食譜

　　如果你看了掌握新陳代謝的飲食計畫,早就知道這樣的飲食方式是很簡單的,我試著解答有關烹調的所有問題,所以現在你所需要的就是搬張椅子來坐好,然後開始享受這本書帶給你的許多便利。我跟有機主廚,卡桑達·科倫(Cassandra Corum)一起合作,他協助我將這些飲食原則融會到能促進分泌減重荷爾蒙的美味料理中。

　　每道料理都要用最好、最新鮮的天然食品,然後把它們變成能活化荷爾蒙的新陳代謝發電機——而且你吃到的都是讓人流口水的美味食品,好好享受吧!

炒朝鮮薊 （4人份，第10天）

營養成分（每份）

熱量	95.8卡
膽固醇	0毫克
脂肪	0.3公克
飽和脂肪	0公克
來自脂肪的熱量	5.4卡
反式脂肪	0公克
蛋白質	11.6公克
碳水化合物	14.8公克
鈉	231.7毫克
纖維	7公克
糖分	1.8公克

材料

4個大朝鮮薊、噴霧油、3茶匙珠蔥、鹽少許、8個蛋白、1茶匙檸檬汁、2到3小枝荷蘭芹（切碎，裝飾用）

作法

1. 先將烤箱預熱到攝氏218度。
2. 把朝鮮薊切開留下芯，然後小心鋪在稍微塗了油的烤盤上，在烤箱裡烤10到15分鐘，直到變軟變熟。
3. 平底鍋上噴些噴霧油，然後下珠蔥和一撮鹽，珠蔥稍微出水後，加入蛋白一起炒。熄火後，加一些檸檬汁。把蛋鋪在朝鮮薊上面，喜歡的話，可以用荷蘭芹裝飾。

藍莓冰砂 （4人份，第2天）

營養成分（每份）

熱量	193.5卡
膽固醇	2.4毫克
脂肪	4.1公克
飽和脂肪	0.5公克
來自脂肪的熱量	16.4卡
反式脂肪	0公克
蛋白質	8公克
碳水化合物	34公克
鈉	87毫克
纖維	6.6公克
糖分	21公克

材料

1杯低脂或是脫脂牛奶、1杯原味希臘優格、1½杯冷凍藍莓、1½杯冷凍草莓、¾杯冰塊、2湯匙亞麻籽、¼杯蘋果醬、1湯匙蜂蜜或是1小包甜菊代糖

作法

把所有的材料都放進攪拌機裡面攪打均勻，直到沒有顆粒為止。把冰砂倒入玻璃杯中即可飲用。

墨西哥捲餅 （4人份，第3天）

營養成分（每份）

熱量	400.3卡
膽固醇	6.3毫克
脂肪	9.4公克
飽和脂肪	3公克
來自脂肪的熱量	32卡
反式脂肪	0公克
蛋白質	27.5公克
碳水化合物	54.3公克
鈉	951毫克
纖維	8公克
糖分	6.5公克

材料

噴霧油、1大瓣大蒜（切碎）、3杯先洗好的菠菜、8個大顆蛋白、少許碾碎的辣椒乾、4片6吋的墨西哥玉米餅（溫熱過）、3個羅馬番茄（剁碎）、½杯無脂胡椒傑克起司絲

作法

1. 在平底煎鍋裡稍微噴一層噴霧油，中火加熱，加入大蒜，直到香味出來。加入菠菜，把菠菜炒到柔軟。
2. 在另外一個平底煎鍋上稍微噴一層噴霧油來炒蛋白，差不多快要炒好時，按照你的口味撒上適量的辣椒乾。
3. 每張墨西哥玉米餅鋪上相同份量的菠菜和炒蛋白，撒上番茄和起司絲。

早餐百匯 （4人份，第4天）

營養成分（每份）

熱量	165.8卡
膽固醇	3.6毫克
脂肪	2公克
飽和脂肪	0.6公克
來自脂肪的熱量	10.2卡
反式脂肪	0公克
蛋白質	6.2公克
碳水化合物	34.7公克
鈉	106.6毫克
纖維	6.5公克
糖分	21.9公克

材料

1杯原味無脂希臘優格、2杯亞麻穀片、1杯新鮮藍莓或是解凍好的藍莓、1杯新鮮或是解凍好的草莓、4茶匙純蜂蜜、1個中等偏大的柳橙（剝好皮並切成薄片）

作法

在四個小碗或一個大碗裡，底部倒入⅛杯的優格墊底，再鋪上½杯穀物、¼杯草莓和藍莓，以及1茶匙蜂蜜。最後再鋪上一層優格並在上面放2、3片柳橙片。

健康班尼迪克蛋 （4人份，第6天）

營養成分（每份）

熱量	266.6卡	蛋白質	15.2公克
膽固醇	211 毫克	碳水化合物	37.9公克
脂肪	6.7公克	鈉	483毫克
飽和脂肪	1.8公克	纖維	4.5公克
來自脂肪的熱量	16.2卡	糖分	3.6公克
反式脂肪	0公克		

材料

噴霧油、3瓣大蒜（切碎）、1袋283公克的免洗菠菜（再洗一次）、鹽少許、將近2公升的水、85公克的白醋、4顆大顆的雞蛋、2個大紅番茄（切片）、4個多穀英式馬芬（烤過）、少許新鮮研磨的黑胡椒

作法

1. 在中等大小的深平底鍋裡稍微噴一層噴霧油，中火加熱，將大蒜加熱到稍微變軟時，放入菠菜，輕輕翻炒到變軟，喜歡的話，可加一撮鹽。

2. 在中等大小的深平底鍋裡，將水和醋慢慢加熱至沸騰，在碗或杯裡頭打1顆蛋好確認沒有蛋殼掉進蛋黃或是蛋白裡。用木勺快速攪拌液體製造旋渦後，慢慢地將蛋倒入旋渦中間，等蛋差不多變硬後用漏勺撈起來，其他3顆蛋也用同樣的方式煮好。

3. 將番茄片放在烤好的英式馬芬上，接著放上自己喜好的菠菜份量，上面再放上蛋和黑胡椒就可以食用了。

雞肉塔可餅配啤酒風味豆子（4人份，第5天）

營養成分（每份）

熱量	150卡	蛋白質	21.8公克
膽固醇	49.9毫克	碳水化合物	6.6公克
脂肪	1.8公克	鈉	452毫克
飽和脂肪	0.4公克	纖維	2.5公克
來自脂肪的熱量	13卡	糖分	3公克
反式脂肪	0公克		

材料

4片去骨去皮的雞胸肉、少許猶太粗鹽、少許新鮮碾碎的黑胡椒、噴霧油、3片不含硝酸的中等大小火雞培根、1瓣大蒜（切碎）、2個中等大小的新鮮墨西哥辣椒（切碎）、1大罐（453公克）黑豆泥、1小罐（411公克）低鈉低脂雞高湯、1瓶淡啤酒（最好是可樂娜淡啤酒）、1杯蘿蔓萵苣生菜絲、1杯切碎的羅馬番茄、4片6吋墨西哥玉米餅

作法

1. 將雞肉沾上鹽和胡椒，放在預熱的煎牛排盤上煎烤到熟，切好，然後放置於一旁。

2. 在一個中等大小的平底煎鍋裡稍微噴一層噴霧油，將培根煎至金黃，然後加入大蒜跟墨西哥辣椒炒至大蒜變軟有香味，大約1到2分鐘。加入豆泥，然後慢慢地倒入高湯，攪拌均勻。高湯倒入半罐就好，因為之後加的啤酒會讓豆泥變得黏稠，接著拌入啤酒。用勺子將切好的雞肉鋪在墨西哥玉米餅上，將炒好的豆泥搭配墨西哥玉米餅、蘿蔓萵苣生菜絲，還有番茄一起食用。

杏仁番茄醬汁筆管通心粉 （4人份，第3天）

營養成分（每份）

熱量	312卡	蛋白質	11.3公克
膽固醇	52 毫克	碳水化合物	56.5公克
脂肪	5.3公克	鈉	670.7毫克
飽和脂肪	0.7公克	纖維	2.1公克
來自脂肪的熱量	26.4卡	糖分	10公克
反式脂肪	0公克		

材料

2杯筆管通心粉、2杯番茄醬汁、¼茶匙碾碎的辣椒乾、¼茶匙猶太粗鹽、8片大片羅勒葉、1½湯匙烘烤過的無鹽杏仁（剁碎）、新鮮磨好的帕馬森起司（隨意）

作法

1. 根據包裝說明煮好通心粉，然後放置於一旁。
2. 在攪拌碗或是攪拌機裡頭，加入番茄醬汁、碾碎的辣椒乾、鹽、羅勒葉，以及杏仁攪拌，直到均勻。
3. 將通心粉倒在碗裡然後淋上醬汁和起司，立刻食用。

烤大比目魚（皇帝魚）
墨西哥塔可餅配柳橙莎莎醬 （4人份，第11天）

營養成分（每份）

熱量	306.2卡	蛋白質	25.9公克
膽固醇	75毫克	碳水化合物	36.3公克
脂肪	8公克	鈉	93.3毫克
飽和脂肪	1.2公克	纖維	5.4公克
來自脂肪的熱量	16.3卡	糖分	7.1公克
反式脂肪	0公克		

材料

1. **塔可餅：**

   1湯匙初榨橄欖油、1湯匙甜紅椒粉、1茶匙新鮮榨的萊姆汁、¼茶匙猶太粗鹽、⅛茶匙新鮮研磨的黑胡椒、4片115到170公克的比目魚（約3公分厚，帶皮）、8片6吋的墨西哥玉米餅

2. **莎莎醬：**

   2個大柳橙、2個中等大小的萊姆、1茶匙切碎的香菜、½瓣大蒜（切碎）、2茶匙米酒醋、少許鹽和胡椒、1根中等大小的聖納羅辣椒（Serrano chile）、1湯匙初榨橄欖油

作法

1. **塔可餅：**

   1）將橄欖油、辣椒粉、鹽、胡椒，還有魚片放在密封袋裡混合，搖晃袋子直到魚片上完全裹好麵衣。

   2）將魚片放在預先熱好的平底煎鍋上煎，魚皮朝下，煎到熟為止。

   3）將魚皮弄掉並且將魚肉均分到玉米餅上擺好。

2. **莎莎醬：**

   1）將柳橙和萊姆去皮，去掉筋（只留下果肉），然後將果肉切碎。

   2）將水果、香菜、大蒜、醋、鹽、橄欖油，還有聖納羅辣椒混合均勻，放置一旁。

   3）在塔可餅上加莎莎醬即可食用。

熱鮪魚三明治 （4人份，第6天）

營養成分（每份）

熱量	174卡
膽固醇	24.8毫克
脂肪	1.9公克
飽和脂肪	0.4公克
來自脂肪的熱量	9.4卡
反式脂肪	0公克
蛋白質	24.8公克
碳水化合物	13.3公克
鈉	151.4毫克
纖維	2.2公克
糖分	2.3公克

材料

噴霧油、¼杯切碎的洋蔥、½湯匙切碎的大蒜、少許鹽、2罐水煮長鰭鮪魚、½茶匙碾碎的紅辣椒乾、2湯匙粗粒芥末醬、4片雜糧麵包（烤過）

作法

1. 在中等大小的平底煎鍋裡稍微噴一層噴霧油，中大火加熱。
2. 加入洋蔥、大蒜，還有一小撮鹽。不停翻炒大約1到2分鐘。加入鮪魚和辣椒乾，與洋蔥和大蒜充分混合加熱。
3. 在每片吐司上塗上½湯匙的粗粒芥末醬，然後加上鮪魚料就即可食用。

西南風味雞肉沙拉 （4人份，第1天）

營養成分（每份）

熱量	415.3卡
膽固醇	68.4毫克
脂肪	11公克
飽和脂肪	1.7公克
來自脂肪的熱量	35.9卡
反式脂肪	0公克
蛋白質	41.2公克
碳水化合物	42.7公克
鈉	129.7毫克
纖維	16.7公克
糖分	8.3公克

材料

1. ½杯萊姆汁、2湯匙橄欖油、4瓣中等大小的大蒜（切碎）、8湯匙剁碎的香菜、1～2茶匙辣椒粉、1～2茶匙孜然粉、1茶匙鹽（可不加）
2. 4片中等大小去骨去皮的雞胸肉、1罐425公克的黑豆（瀝乾）、4個中等偏大的羅馬番茄（切丁）、8湯匙切碎的韭蔥、4杯有機蘿蔓萵苣、噴霧油

作法

1. 材料1倒進一個密封罐裡充分搖勻。
2. 在煎牛排盤上噴一層噴霧油、加熱，煎熟雞肉，然後切成2.5公分厚的雞肉條，混合其他食材及罐中物即成。

藜麥釀朝鮮薊 （4人份，第12天）

營養成分（每份）

熱量	344.9卡	蛋白質	16.3公克
膽固醇	0毫克	碳水化合物	66.7公克
脂肪	4.4公克	鈉	470.5毫克
飽和脂肪	0.6公克	纖維	15.7公克
來自脂肪的熱量	30.2卡	糖分	7.8公克
反式脂肪	0公克		

材料

4個大朝鮮薊、1杯藜麥（生的）、2杯水、¼杯曬乾的番茄、1茶匙猶太粗鹽、1茶匙新鮮研磨的黑胡椒、1個大顆的檸檬

準備

1. **處理朝鮮薊：** 把朝鮮薊用水煮到柔軟，然後將最上面的頂部切掉，柄也切掉。剝掉外層粗硬的葉子，並且把尖銳的刺也切掉。將外面還有裡面的的葉子撥鬆開來，讓芯周圍的淺色葉子露出來。把這些葉子拔掉並且用湯匙把芯挖掉。

2. **內餡：**

   1) 將藜麥加水煮開，火轉小，慢慢沸騰直到水收乾，藜麥變軟為止。

   2) 拌入曬乾的番茄、鹽、胡椒，然後擠一些檸檬汁在藜麥上面，然後攪拌均勻。

   3) 將烤箱預熱到攝氏190度。

作法

1. 舀¼杯到½杯的藜麥填充物到朝鮮薊的中間還有葉子間的縫隙裡頭去。

2. 放在烤箱裡頭烤5到8分鐘，即可食用。

墨西哥煙椒牛肉 （4人份，第4天）

營養成分（每份）

熱量	457.2卡
膽固醇	170.1毫克
脂肪	20.3公克
飽和脂肪	7.8公克
來自脂肪的熱量	41卡
反式脂肪	0公克
蛋白質	62公克
碳水化合物	2.5公克
鈉	961.9毫克
纖維	0.7公克
糖分	0.6公克

材料

1.1到1.3公斤的牛肩胛肉、少許猶太粗鹽、少許新鮮研磨好的黑胡椒、噴霧油、1罐（425公克）低鈉牛肉高湯、1罐（198公克）醃漬的墨西哥煙椒、2袋先洗好的生菜沙拉葉

作法

1. 肉片上灑一些鹽和胡椒，在平底鍋上噴一層噴霧油，中大火加熱後，將肉的兩面煎至金黃。
2. 加入高湯和整罐墨西哥煙椒，煙椒罐頭裡頭的湯汁也倒進去。
3. 用小火煮1到2小時，然後切片好放在生菜沙拉葉上，即可食用。

法式芥末檸檬燉蔬菜 （4人份，第10天）

營養成分（每份）

熱量	193卡
膽固醇	0毫克
脂肪	5.284公克
飽和脂肪	0.824公克
來自脂肪的熱量	3.62卡
反式脂肪	0公克
蛋白質	8.636公克
碳水化合物	32.757公克
鈉	631.69毫克
纖維	9.42公克
糖分	0.77公克

材料

1湯匙橄欖油、910公克的綜合蔬菜、¼杯切碎的白洋蔥、1茶匙鹽、⅔杯低鈉雞高湯、2茶匙檸檬汁、2茶匙第戎（Dijon）芥末醬

作法

1. 把油加入平底煎鍋中加熱，油熱後倒入蔬菜和少許鹽，不時翻炒直到蔬菜變軟，變成金黃色，大約3到5分鐘。
2. 慢慢地倒入雞高湯，蓋上蓋子，慢慢燉煮直到湯汁吸收，水分變少。
3. 打開蓋子，加入檸檬汁和芥末醬，與蔬菜充分混合在一起，用剩下的鹽調味後即可食用。

檸檬大蒜蝦配蔬菜 （4人份，第5天）

營養成分（每份）

熱量	187.2卡	蛋白質	25.7公克
膽固醇	172.4毫克	碳水化合物	10.9公克
脂肪	4.8公克	鈉	176.8毫克
飽和脂肪	0.8公克	纖維	3.2公克
來自脂肪的熱量	16.5卡	糖分	3.4公克
反式脂肪	0公克		

材料

噴霧油、1個大紅椒（切丁）、1個大青椒（切丁）、56.6公克的蘆筍（邊修掉並切成2.5到5公分長）、2茶匙切碎的檸檬皮、½茶匙鹽、6瓣大蒜（切碎）、453.5公克的生蝦子（去殼去腸）、1茶匙太白粉、1杯普通雞高湯、1湯匙新鮮檸檬汁、2湯匙剁碎的荷蘭芹

作法

1. 在中等大小的平底煎鍋上噴一層噴霧油，用中火加熱，加入青椒跟紅椒、蘆筍、檸檬皮，以及¼茶匙鹽，偶爾翻炒一下。當蔬菜開始變軟時，將蔬菜移到碗裡頭並加蓋。

2. 在平底煎鍋裡加入剩下的¼茶匙的鹽和大蒜，翻炒1分鐘左右，加入蝦子後再炒1、2分鐘。

3. 將太白粉和高湯加在另一個碗裡頭並攪拌均勻，然後加一點鹽一起倒入平底煎鍋裡，煮到醬汁變稠且蝦子變成粉紅色剛剛好熟透，大約要2到3分鐘。關掉火並拌入檸檬汁。

4. 把蝦子鋪在蔬菜上面並用荷蘭芹裝飾就可食用。

胡椒傑克起司漢堡
配墨西哥辣椒孜然醬（4人份，第9天）

營養成分（每份）

熱量	427卡	蛋白質	56公克
膽固醇	103.5毫克	碳水化合物	18公克
脂肪	13.9公克	鈉	714毫克
飽和脂肪	4.8公克	纖維	2.8公克
來自脂肪的熱量	34.3卡	糖分	5.8公克
反式脂肪	0公克		

材料

3根大墨西哥辣椒（去籽，切成大塊）、½杯又3湯匙的香菜（切成大段）、3個大顆的大蒜（壓碎）、1湯匙新鮮萊姆汁、1茶匙孜然粉、2湯匙水、一撮猶太粗鹽、680公克的草飼牛瘦絞肉（室溫）、115公克的脫脂胡椒傑克起司（切成絲）、少許新鮮研磨的黑胡椒、橄欖油（刷醬用）、4個一般雜糧或是Ezekiel牌漢堡麵包（只要底下的部分）、1杯蘿蔓萵苣生菜絲、4片薄番茄片、切片的醃墨西哥辣椒（上菜用）

作法

1. 將墨西哥辣椒、香菜、大蒜、萊姆汁、½茶匙孜然粉、水，還有一撮鹽加入攪拌機攪拌，直到均勻。

2. 在一個中等大小的碗裡頭，將胡椒傑克、剩下的香菜，以及剩下的½茶匙孜然粉揉進牛瘦絞肉裡入味。大約做出4個2公分厚的肉餅，並將大塊的起司塞進肉餅的中間。

3. 用鹽和胡椒調味後移到鋪著保鮮膜的盤子裡。

4. 在煎牛排盤的紋路上刷上橄欖油，然後放入肉餅中火煎10分鐘，中途翻面一次。將肉餅放在漢堡麵包上，上面再加上蘿蔓萵苣、番茄以及醃墨西哥辣椒切片，即可食用。

蒜香烤雞配杏仁四季豆 （4人份，第13天）

營養成分（每份）

熱量	308.8卡	蛋白質	15.7公克
膽固醇	37.8 mg	碳水化合物	21公克
脂肪	18.4公克	鈉	397.3毫克
飽和脂肪	3.6公克	纖維	3.7公克
來自脂肪的熱量	27.5卡	糖分	1.4公克
反式脂肪	0公克		

材料

1. **雞肉**：1茶匙橄欖油、少許猶太粗鹽、1整顆大蒜、4片去骨去皮的雞胸肉
2. **四季豆**：1杯四季豆（洗過，邊去掉）、噴霧油、2瓣大蒜（切碎）、1湯匙生杏仁（切片）

作法

1. **雞肉**：
   1) 將烤箱預熱至攝氏190度。
   2) 將橄欖油、一撮鹽和胡椒撒在大蒜上，用鋁箔紙包起來。
   3) 把大蒜烤15到20分鐘，直到半熟為止。
   4) 在烤大蒜的同時，在雞胸肉上面稍微撒上一些鹽和胡椒。
   5) 將大蒜從烤箱裡拿出來之後，小心地將大蒜擠出來然後放在雞肉上，再放回烤箱烤18到20分鐘。
2. **四季豆**：
   1) 將1.9公升鹽水煮開，將四季豆放進水中煮2到3分鐘後取出拍乾。
   2) 在中等大小的平底深鍋裡稍微噴一層噴霧油，用中火加熱，然後加入切碎的大蒜和杏仁，煎至杏仁稍微變成金黃色後，加入四季豆混合煮熟。
   3) 最後跟雞肉一起食用。

Chapter 10

老天！我的荷爾蒙失調了要怎麼辦？

我和內分泌醫師給你的補救措施

我所設計的這本書適用於每一個人，無論老幼，無論男女，不管是環肥還是燕瘦，不過，當你的荷爾蒙一整個不對勁時，比方說更年期；或者你有更加棘手的荷爾蒙問題如多囊卵巢症候群、代謝症候群、經前症候群或甲狀腺失調，這本書當然還是有幫助，只是也許你會需要更多幫忙和協助，而且很可能得服用藥物。

何其有幸！這次有機會與美國內分泌醫生權威之一的克莉絲汀・達爾文（Christine Darwin）醫師合作，達爾文醫師是加州大學洛杉磯分校醫學中心臨床研究、臨床流行病學以及預防醫學的副教授和副主任，她協助我完成這套計畫，再搭配本書的飲食方法，可以幫助你減輕以下的病症。

搶救6大荷爾蒙失調問題

經前症候群──女人的惡夢

經前症候群簡直就是地獄的翻版，百分之七十五的女性體驗過一連串

不舒服的症狀，這些症狀是在排卵週期的後半段開始出現，通常是月經來的五到七天前，來看看這些通常被認為與經前症候群有關的症狀吧：

疼痛	頭暈	情緒不穩	攻擊性	體重增加
肌肉緊繃	焦慮	噁心	脹氣	疲倦
偏執	便祕	感到不知所措	手腳刺痛	經痛和下腹腫脹
思緒不清楚	脾氣急躁	健忘	敏感	渴望
頭痛	手腳腫脹	哭泣	潮熱	愛哭
憂鬱	失眠	胸部疼痛	嘔吐	渴望獨處
易怒	注意力渙散	沒性慾	心跳加速或是更為沉重的心跳聲音	

許多女性有好幾個上述所提到的症狀；有些可能就只有一個或兩個。每二十名女性中就有一個人會有嚴重的經前症候群，嚴重到可能被認定是經前障礙症（PMDD），這是一種可能會毀了日常生活的病症，其症狀之一就是無可控制的憤怒（如果你的經前症候群影響到你在工作、家庭與情人相處的正常表現時，那就要嚴肅看待並且諮詢醫生）。

造成經前症候群的真正原因，至今內分泌學家仍爭論不休，許多醫生認為排卵後，黃體素快速上昇和下降是罪魁禍首，其他醫生則認為是由於雄性荷爾蒙異常所造成。許多專家相信，經前障礙症是由於血清素水準過低所造成（血清素是會讓人有好心情的神經傳導物質）。

此外，甲狀腺問題跟經前症候群的許多症狀類似——如果你長期有經前症候群，可以考慮去看醫生做一次甲狀腺檢查，以排除甲狀腺的問題。

好消息是，即使經前症候群不能治癒，但可以改善。在日曆上註明週期的第一天以及週期的天數，連續這麼做三個月，你的週期模式就顯露出來了。一旦你知道接下來有什麼狀況，就可以採取直接的手段來改善自己的症狀。

試試這五個小撇步：

休息、放鬆、運動

適當的睡眠和減少壓力，會讓你有良好的荷爾蒙機制來對抗這種生理性的失調，你可能不願意，但還是要動一下，大量的腦內啡會幫助你緩和經痛，並彌補可能會不足的血清素，以及其他導致快樂的神經化學物質。

根據月經週期來安排行程

試著在月經週期的最後一周和第一周（經前症候群和月經來的時候）安排休息，第二週時再安排壓力大的工作，也就是月經來的一週後。因為許多荷爾蒙如黃體激素（LH）、雌激素、睪固酮，更別說你的體力和注意力，都是在這個時候達到顛鋒。

儘量減少咖啡因、酒精、鹽分的攝取

患有乳房纖維囊腫的女性常常在月經來前感到腫脹疼痛，因此減少咖啡因的攝取，能降低乳房脹痛感及易怒的情形。要遠離酒精，因為酒精會讓人更感憂鬱；少吃點鹽會減輕腹脹的感覺。

儘量減少單糖的攝取

過量食用高血糖性碳水化合物，會加重身體發炎的症狀，讓經痛更嚴重。血糖大起大落對處於疼痛的人來說，不是一件好事，所以這個飲食計畫為你規劃了富含纖維和蛋白質的正餐和點心，來幫助你保持血糖穩定。

健康食品

鈣能減緩經前症候群的症狀，經前症候群的臨床試驗證實，儘量每

天攝取一千兩百毫克，此劑量與安慰劑相同有效。鎂也很有幫助；含有B1、B2，特別是含有B6的維生素B群，也對我們的健康很有幫助。為減輕經痛和乳房脹痛的不適，試試月見草油保健品，它是非類固醇的消炎藥，跟解熱鎮痛劑的效果類似。

甲狀腺功能減退，新陳代謝的死胡同

活動低落的甲狀腺對你的新陳代謝來說是一個死胡同，讓你試圖減肥卻徒勞無功，然而，**甲狀腺功能減退（也就是甲狀腺活動低落）隨著女性年齡的增加而變得愈來愈普遍**，每五個美國人中就有一個人有這方面的問題，尤其是白人女性或是墨西哥裔美國人。

查一下第63頁所列出的症狀，並且回想一下你是否曾有過一種，或是多種的症狀。但有一點得要瞭解，有時候你完全沒有這些症狀，卻仍有甲狀腺功能減退的問題。

甲狀腺功能減退最常見的原因是由於「橋本氏症」，這是一種免疫系統攻擊並破壞甲狀腺而造成的自體免疫性疾病，會降低其分泌甲狀腺激素的能力。愈來愈多人擔心，甲狀腺功能減退是由於環境污染，和我們自身脂肪組織中累積太多的殺蟲劑所致。另外，跟甲狀腺本身相比，其實有時候甲狀腺功能不良跟你的壓力狀態和腎上腺功能更有關。

腎上腺激素，像是皮質醇，在正常的甲狀腺功能上扮演著重要的角色：高水準的皮質醇會防礙三碘甲狀腺素（T3）和甲狀腺素（T4）的轉換。為排除因壓力而導致的甲狀腺功能減退，請醫生幫你做促甲狀腺激素荷爾蒙（TSH）檢驗來檢查甲狀腺功能時，也做一下促腎上腺皮質激素（ACTH）和皮質醇的檢驗。

如果你的檢查結果是甲狀腺功能減退的話，請去看內分泌科醫生，內分泌科醫生在甲狀腺功能障礙方面有充分的經驗，儘量找一位不侷限於用

藥物治療甲狀腺的醫生，尤其是很接受營養和生活策略來治療的醫生。如果你被診斷出甲狀腺功能減退的話，請嘗試以下的做法：

依照掌握新陳代謝飲食法——稍微調整一下即可

這個計畫能解決很多經證實是因環境和營養的毒素而導致的甲狀腺問題，但一定要小心食用十字花科的蔬菜——它們以引發甲狀腺腫出名。而且，不要吃太多含有鐵的綜合維生素或降膽固醇的藥，或是在服用甲狀腺藥物的幾個小時內就吃含有鐵、鈣、黃豆或高纖的東西——這些東西全部都會干擾甲狀腺激素的吸收作用。

每天都要運動和放輕鬆

壓力激素皮質醇會干擾無生物活性的甲狀腺素（T4）轉換生物活性較強的三碘甲狀腺素（T3），運動是一種很有效的舒壓方式，能夠降低皮質醇水準的同時，又能增加身體對甲狀腺激素的敏感度。請參考第八章中推薦的其他舒壓方式，基本上，每天儘量至少要運動三十分鐘。

不要補充碘

許多「全方位」營養資訊網站都建議要吃補充碘的健康食品或海藻來幫助甲狀腺，千萬不要這麼做。一般美國人的飲食中已含有足夠的碘——當甲狀腺體感到血液裡有大量的碘時，身體甚至會釋放更少的甲狀腺激素。**你可選擇加了碘的鹽而不用猶太粗鹽**（編註：猶太鹽含碘較低），**但不要額外補充碘**。

服用對甲狀腺有益的健康食品

在將甲狀腺素（T4）轉換成生物活性較強的三碘甲狀腺素（T3）

時，必須要有硒這種酵素才能正常運作，其他有益的健康食品包括維生素D、鋅、魚油（請參考第179頁激發甲狀腺的食物一覽表，瞭解一下如何攝取到這些營養及有關其他在營養方面的建議）。像平時一樣，尤其是有在服用甲狀腺藥物時，吃健康食品前要先問問醫生。

如果你每天至少服用一毫克的魚油，這不但對甲狀腺有益，也降低心臟病發、中風以及其他心血管疾病的風險。因此，我建議每個人都吃魚油，而且當你選擇綜合維生素時，記得要挑選有含硒（最多兩百毫克）和鋅（最多四十毫克）的健康食品。

至於維生素D，試試老方法：每天直接去太陽底下至少曬個十分鐘，在日光下接觸到短波紫外線UVB時會在皮膚裡合成維生素D3，你也可以補充維生素D，但記得每日的劑量最多不要超過兩千國際單位。

搭配甲狀腺藥物

自從我在三十歲時被診斷出甲狀腺功能減退起，服用甲狀腺藥物後讓我的世界完全不一樣了。跟醫生配合，選擇正確的甲狀腺替代療法，最快兩個星期內就會感到比較舒服了。許多人都覺得無生物活性的甲狀腺素（T4）——左旋甲狀腺素藥物（Synthroid和Levothroid），搭配生物活性較強的三碘甲狀腺素（T3）——其他含有三碘甲狀腺氨酸的藥物，像是Cytomel（100%T3）和Armour Thyroid（一種含有60%T4、40%T3的生物同質性荷爾蒙）很有用。但因為血液報告不會有T3這個項目，所以有些醫生不會注意到，也不太願意開立T3的處方，如果你的醫生不願意，可以問問原因（也問問其他醫生的意見）。

代謝症候群讓慢性病更嚴重

在這本書裡頭，我們多次討論到胰島素抗阻的問題，造成胰島素抗阻

的最危險病症之一可能就是代謝症候群了（有時候稱為X症候群）。如果下列這些危險因素中你符合了三項或是以上時，你就得好好瞭解代謝症候群是什麼東西：

代謝症候群的五大危險訊號

1. **大肚皮**：如果你是蘋果型肥胖，而且女性腰圍超過三十五吋，男性超過四十吋的話，情況就有點危險了。再加上任何其他的危險因素，例如抽菸、老化，或是為南亞、墨西哥、美洲原住民人種，或是家族中有糖尿病病史，這樣一來你的代謝症候群的臨界值就會降到女性腰圍三十一到三十五吋，男性則是三十七吋到三十九吋。

2. **高三酸甘油脂**：如果你已經被診斷出高三酸甘油脂並開始接受治療，即使現在你的三酸甘油脂低於150mg/dl，也有代謝症候群的風險。

3. **低HDL（好的膽固醇）**：如果你已經被診斷出低HDL並開始接受治療，即使你現在的HDL高於50mg/dl（女性）或是40mg/dl（男性），也有代謝症候群的風險了。

4. **高血壓**：如果你已經被診斷出高血壓並開始接受治療，即使你現在的血壓低於130/85，也有代謝症候群的風險了（如果其中一個數值高過臨界值，即使另外一個數字較低，也有代謝症候群的風險）。

5. **空腹血糖高**：如果你已經被診斷出空腹血糖高並開始接受治療的話，即使現在你的空腹血糖低於100mg/dl，也有代謝症候群的風險了（如果你的檢驗結果是在100到125mg/dl的話，就處於前期糖尿病；如果你空腹血糖的檢驗結果不止一次是超過126mg/dl的話，就是確定有糖尿病）。

你是否有上述的症狀呢？不過你並不孤單，因為幾乎每四個美國人之中就有一個人患有代謝症候群，但他們許多人都不自知。**代謝症候群恐怖**

的地方是，如果你罹患的話，罹患心臟病的風險會多兩倍，而患糖尿病的風險則是多了五倍！罹患脂肪肝和多囊性卵巢症的機會也會增高，甚至在你知道自己有代謝症候群之前，心血管可能已經受到嚴重的傷害了。

　　有些研究已經發現，早在因胰島素抗阻而出現空腹血糖高時，就有動脈硬化的問題了，這就是為什麼你需要嚴肅對待其中的任何一種症狀，在有代謝症候群前就把它消滅掉，以下有些方法提供給你：

減掉5%的體重（愈多愈好）

　　減掉這些體重，可以使你發生糖尿病的風險減少百分之五十八、減少中風的風險，並且減少或是完全抑制人們對降血壓藥物的依賴程度。減少百分之十的體重，就能降低罹患心臟病的風險，並延長壽命。將目標設定在一年減掉體重的百分之十——我們要盡快做到，這是你首要的治療方法，還要搭配將BMI降低在二十五以下的目標。

改善你的胰島素狀況

　　在代謝症候群的所有危險因素中，它們的共通點就是會增加胰島素抗阻的風險。如果你按照本書的飲食計畫，尤其是每四小時就少量地進食來保持血糖穩定，就能減少身體所需的胰島素量，而且還可能很快地徹底改變檢查的數據結果。

　　每餐或是點心都要攝取一些蛋白質，常吃些肉桂、大蒜、纖維，並且戒菸——這些做法全都有助於降低血糖，並且改善對胰島素的反應。

多睡點並且減少壓力

　　壓力與體脂肪增加有關，因為這樣讓胃有較多的皮質醇受體。緩解壓力能自動縮小小腹，並且減少危險的內臟脂肪，這些問題與身體的發炎症

狀和胰島素敏感性降低有關。如果你能緩解壓力並保證每晚睡七個小時，就可以降低體內的飢餓激素皮質醇和飢餓激素，讓你更容易維持健康低碳水化合物的飲食方式。

運動

你的肌肉愈多，可以吸收葡萄糖的細胞就愈多。運動能提高細胞運用胰島素的能力，這樣你就不需要在進食後分泌太多的胰島素。當你分泌較少的胰島素時，罹患糖尿病的機會就減少。

考慮採取荷爾蒙補充療法

一般我不太主張吃藥，但在有代謝症候群的情況時，或許補充荷爾蒙會有所幫助。

最近的研究顯示，有代謝症候群和糖尿病的男性，也會有睪固酮水準過低的情形。最近在一份安慰劑控制的研究中發現，讓有糖尿病的男性或是那些有代謝症候群的人塗抹天然睪固酮凝膠，十四天後就提高了胰島素敏感度——而且這樣的結果還持續到治療後的一整年（額外：它可能還可以改善你的性生活）。

無論你是男人還是女人，對有代謝症候群的人來說，大量運動、多攝取可引發睪固酮的食物所帶來的天然睪固酮，對任何人都是有益無害的。

多囊性卵巢症可能造成不孕

多囊性卵巢症是女性身上最常見的荷爾蒙問題，美國每十個女性中就有一人患有多囊性卵巢症，這些女性可能是因為難以懷孕而發現自己患有多囊性卵巢症。因為有多囊性卵巢症的女性無法正常排卵或月經來潮，是造成女性不孕的首要原因。年輕女孩——最年輕的病例年僅十一歲——

也發生了這種問題，患病的女孩通常是臉上痘痘很嚴重，或是臉上毛髮很多，才發現自己罹患了這種病。

多囊性卵巢症最常見的特點，是有兩種荷爾蒙功能異常——胰島素抗阻和男性荷爾蒙過多。是哪個先出錯？沒人敢保證。一個論點認為過多的胰島素刺激卵巢分泌過多的睪固酮，另外一個論點則是認為問題出在下視丘。然而，並不是所有罹患多囊性卵巢症的女性都有胰島素抗阻的問題，也不是所有的人都過重。這就是為什麼有些醫生相信，十年後會有多囊性卵巢症第一型和第二型的分類，就像現在有第一型糖尿病和第二型糖尿病的分類是一樣的。

有一件事情是肯定的，有多囊性卵巢症的女性開始出現病徵時，會有下列這些症狀：

- 嘴唇上方、臉頰、胸部、背部、肚子、拇指或腳趾上毛髮多
- 脖子、手臂、胸部以及大腿的膚色變深
- 腹部肥胖
- 頭皮屑
- 頭髮稀疏
- 高三酸甘油脂
- 表皮肉垂
- 月經不正常
- 長痘痘
- 油性皮膚
- 低密度脂蛋白較高
- 高密度脂蛋白較低
- 嚴重打鼾／睡眠呼吸暫停
- 變胖或是難瘦
- 不孕

有些症狀只是有些麻煩，但多囊性卵巢症所造成長期的健康問題卻更為難搞。有多囊性卵巢症的女性罹患心臟病的風險是一般人的七倍；懷孕時流產、罹患妊娠糖尿病、妊娠毒血症，還有早產的機率都比較高。**患有**

多囊性卵巢症的女性到四十歲的時候，超過一半比例的人會有前期糖尿病或是糖尿病。好好管理你的症狀，不僅可以讓你覺得比較舒服，也會降低發生這些嚴重併發症的機率。

如果你懷疑自己患有多囊性卵巢症，跟內分泌科醫生約個時間檢查體內的男性荷爾蒙和血糖指數，看看是否有胰島素抗阻的徵兆。其他也可以檢查的荷爾蒙包括黃體激素（LH）、雌激素、黃體素，以及甲狀腺激素等。醫生可能會幫你做子宮超音波，上面可能可以看到有一串小囊泡──這就是這種疾病名稱的由來。

如果你懷孕了（或是想懷孕），並且患有多囊性卵巢症，不要感到絕望，專業醫生可以提供許多治療方法任你挑選。多囊性卵巢症不是絕症，一些良好的生活方式和飲食技巧有助於立刻改善一些症狀，並且幫助你預防更嚴重的併發疾病。請試試看下列這些方法：

監測血糖

即使你沒有被診斷出糖尿病，也應該有監測血糖的習慣──這是監督你的飲食習慣如何影響體內胰島素情況的好法子。不過，三餐和點心都儘量要多吃蛋白質，當患有多囊性卵巢症的女性利用高蛋白質／低碳水化合物的飲食方式來減肥時，它們可以降低血糖和遊離男性荷爾蒙的水準，並且保持健康的高密度脂蛋白的水準。

減掉10%的體重

美國衛生和公眾服務部說，只要減輕百分之十的體重就有助於讓女性月經週期變得比較規律，更不用說能改善胰島素的敏感度了。一定要按照這本書的飲食計畫來做，但也別忘了要運動。

一項有關患有多囊性卵巢症女性的研究發現，只要一個星期騎三次腳

踏車，而且每次騎三十分鐘，就能讓體重平均減掉百分之四點五，**即使不節食也能改善胰島素敏感度。**

戒菸

想想吸菸會增加心臟病發的風險吧！抽菸會使你的血壓升高，增加睪固酮、皮質醇和其他腎上腺激素的水準，還會導致胰島素抗阻並搞亂卵巢功能——換句話說，它會讓多囊性卵巢症變得更糟糕，別再抽菸了！

只吃有機乳製品

類胰島素生長因數-1（Insulin-like growth factor 1, IGF-1）會刺激某些皮膚細胞的合成，導致皮膚阻塞而長出痘痘。雖然目前還沒有直接證據顯示，乳製品中的人工荷爾蒙rBST與多囊性卵巢症有關連，但是，有注射生長激素的乳牛所分泌的乳汁含有較高的IGF-1。加上其他選擇有機乳製品的好處，少長一點痘子只是一點小甜頭而已。

女性更年期，苦悶有誰知

無論你做什麼努力，肉還是鬆垮下來，「性」趣缺缺，而且肥肉似乎都長在肚皮、背部以及大腿上……沒錯，你要進入更年期了。所有的女性都會在四十到五十五歲間停經，在停經的前幾年——又稱為停經中期，所有的人都會面臨下列程度不一的不適症狀，而有些人會感受特別嚴重：

- 經期較短
- 頭髮變細
- 經期較長
- 長鬍子

- 腦筋迷糊
- 經血較少或較多
- 情緒化
- 熱潮紅和盜汗

- 失眠
- 腹部肥胖
- 陰道乾燥
- 肌肉張力喪失

人們相信這些症狀中，尤其是夜汗和陰道乾燥，許多都是由於卵巢停止釋放雌激素和黃體素所造成，某種程度上，睪固酮也有稍微減少。當你月經十二個月或以上沒來時，就算是完全地停經了。

　　在我們停經後，有一些疾病的罹患風險就增加了：乳癌、甲狀腺功能減退、代謝症候群還有糖尿病，缺乏雌激素還可能造成骨質疏鬆和心臟疾病，這就是為什麼停經期荷爾蒙補充療法是女性的基本治療法。直到二〇〇二年，婦女健康提倡協會（WHI）的研究發現，有服用荷爾蒙的女性面臨心臟疾病、中風、血栓以及癌症的風險更高。現在的女性在尋找替代療法時，其中有很多人正在嘗試抗老藥物（請參考第69頁的什麼是生物同質性荷爾蒙），但為何不從改變飲食和生活方式開始，選擇那些不僅能幫助你改善停經症狀，還會幫你改善整體健康的選擇呢？

攝取足夠的蛋白質

　　肌肉減少症，或是說隨著老化而肌肉流失，看起來似乎是老化過程中無可避免的結果，然而，肌肉減少的嚴重性卻與我們的飲食和運動有直接的關連。蛋白質對此（減少肌肉流失）很有幫助：一份研究發現，七十到七十九歲之間的男性和女性中，攝取蛋白質最多的人所流失的肌肉量，比吃最少量蛋白質的人，減少了百分之四十。

　　肌肉燃燒的卡路里較多，而且能提高你的胰島素敏感度，維持分泌較多的睪固酮，這樣可以幫助你趕走像是代謝症候群、糖尿病、失去性慾等症狀。

在停經前吃黃豆

　　雖然相關的研究結果並不一致，但黃豆含有植物雌激素可能有助於緩和熱潮紅的症狀。吃天然完整的大豆食品，像是天貝和味噌，不要碰那些

大豆營養棒和大豆異黃酮素的萃取物產品。因為大豆異黃酮素加工產品中所含的活性化合物，與自然中存在的已經非常不一樣了。目前人們相信，**短期內食用濃縮的大豆萃取物是安全的，但長期食用會增加癌症的風險**，尤其是有在服用避孕藥、乳癌、子宮癌、卵巢癌家族病史、有子宮內膜異位症或有子宮纖維瘤的女性（諮詢他們幫你決定是否適合食用黃豆）。

別急著吃停經用的健康食品

傳統上用來緩和更年期症狀的草藥，例如北美升麻、當歸、紅花苜蓿，可能對你的症狀沒多大效果。美國國家衛生研究院所屬的「補充與另類醫療中心」（NCCAM）對這三種藥物的相關研究進行回顧，發現這些藥物並不具有緩解熱潮紅的作用（他們發現紅花苜蓿所含的植物性雌激素與大豆一樣具有危險性；北美升麻和當歸則是安全的）。

一種可能有幫助的健康食品是人參，雖然它可能可以幫助改善情緒低落和失眠，但是無法改善熱潮紅；卡瓦根（Kava，編按：一種胡椒科類植物的根，含有紓解壓力焦慮、放鬆身心、促進睡眠的天然活性物質）也是一樣。

一些小型研究發現，DHEA（雌激素和睪固酮的前驅物）可能對緩和熱潮紅和增加性慾方面很有幫助，但控制組實驗卻否定了這項益處。因為DHEA可能增加乳癌或前列腺癌的風險，所以若要開始服用前要謹慎考慮並且詢問醫生。

有一種健康食品你一定要服用，是加了維他命D的鈣質。如果你是女性，尤其是超過三十五歲以後，應該每天攝取一千兩百毫克的鈣；一旦你停經，就要增加到一千五百毫克。

使用荷爾蒙乳霜

如果你沒有乳癌或是前列腺癌的風險，但卻有熱潮紅、陰道乾燥，或

是精神不太好的困擾，試試雌激素乳霜。和先前所提到的荷爾蒙補充療法不同，直接塗抹在陰道黏膜上的雌激素乳霜，其雌激素就只會停留在你所需要的那個部位，而不會循環到全身各處。

許多女性也極力推薦睪固酮乳霜，研究顯示，睪固酮乳霜有助於增加性慾，並且能改善陰道乾燥的情形。如同所有的更年期荷爾蒙補充療法一樣，要注意其用量，向醫生要求最少的有效劑量和最短的有效療程，使風險降至最低。

好好發洩一下

第八章的三大箴言：睡眠、運動，還有舒壓，對更年期時期的你來說也很重要。

大多數的女性在這個時期又要照顧父母又要照顧小孩，專家認為，運動除了會釋放腦內啡之外，還會把身體的廢物排出，幫助你改善焦慮、易怒和憂鬱的情形。

別鐵齒了！真的有男性更年期

儘管多年來我們都把這件事當作笑話和損人的臺詞來看待，但是科學證明：真的有男性更年期。**不同於女性更年期來的突然又難受不適，男性更年期（或是男性荷爾蒙缺乏症，這才是它真正的名字），是指幾種關鍵荷爾蒙持續、緩慢地減少。**

從三十歲開始，男性的睪固酮水準就會每十年減少百分之十，若男性的體重開始增加，一種叫性荷爾蒙約束性球蛋白（SHBG）的蛋白質水準會升高，並且會依附在活躍的睪固酮上，讓睪固酮活動低落。SHBG的水準愈高，具有生物可利用性的睪固酮水準就愈低。到了五十歲時，大約百分之三十的男性睪固酮水準明顯下降，這樣可能會造成下列症狀：

- 性慾減退
- 無精打采
- 憂鬱

- 肌肉量減少
- 勃起障礙
- 記憶力減退

- 失眠
- 思緒模糊

　　男性更年期可能會導致睪丸發生變化——精子數量減少、睪丸變小，有時還會造成勃起障礙。好在這些對男性的生育力都沒有太大的影響，有些男性七十多歲還能生孩子。

　　可能會影響到男性的部分是前列腺，大約一半的美國男性會有良性前列腺肥大——這是一種由於疤痕纖維組織而讓前列腺變得腫大的症狀，造成排尿或射精困難。這個時候，促甲狀腺激素荷爾蒙也會減少，細胞開始失去胰島素受體，變得對胰島素敏感度降低。

　　五十歲過後，空腹血糖水準可能每十年就會每一百毫升上昇六到十四毫克，這是因為細胞對胰島素作用的敏感度降低，可能是細胞膜上的胰島素受體減少所導致。年長男性常發生的疾病還有糖尿病和高血壓，這也會造成勃起障礙，沒幾個男人會希望有這種問題上身的。

　　下列有些方法能幫助你遠離男性更年期。

運動，好嗎？

　　再提一次，運動具有舉足輕重的地位，不僅因為對你整體的健康有益，它還能夠降低脂肪，幫助你將SHBG維持在正常值內，如此一來體內的睪固酮可以自由移動，不會與蛋白質結合而失去活性。

　　運動還可以幫助你強化骨骼和肌肉的力量，杜絕肌肉的流失或是脂肪的累積。

不要在沒有醫生的指示下亂服用睪固酮

　　近年來許多醫生曾遇到過一些很糟糕的狀況，都是因為病人自行亂吃

睪固酮健康食品所造成的。如果你從保加利亞郵購睪固酮來吃，就等於是在用合成代謝類固醇毒害自己。在沒有醫生指示的情形下服用類固醇，可能會讓來自腦垂體的天然荷爾蒙停止分泌，這些天然荷爾蒙是你每天所需的重要化學物質之前驅物。這樣不是有效地增加睪固酮分泌，反而是讓它沒了——拜託，就別亂吃吧！

多嘿休些！

隨著年齡的增長，男性勃起的次數愈來愈少，**百分之九十的勃起障礙是由於生理問題，而不是心理問題**。但醫生表示如果在中年時期能持續保有頻繁的性生活，好讓你的小弟弟不生鏽的話，老的時候就比較有機會繼續擁有美好的性生活（我知道這是個強迫推銷的手段，但老兄，總是要有個人出來犧牲一下嘛）。

攝取植物性蛋白質和脂肪

一份研究發現，讓靜止的睪固酮水準變得較高的最佳法寶，就是增加男性飲食中的飽和、單元不飽和脂肪和總脂肪的含量。另一項研究則是發現蛋白質（而且是只有植物性的蛋白質）與睪固酮水準的升高有關（要瞭解更多有關利用食物來促進睪固酮分泌的建議，請參考第156、157頁增加睪固酮的食物內容）。

Chapter 11

來吧！創造你的新「新陳代謝」

朋友，不要停下腳步，持續落實3R計畫

OK，我們已經到這條路的盡頭了——或者應該說我們該出發了？現在，你的飲食及生活習慣上有了一定的改善成果後，我希望你在日常生活中持續這三個同樣的原則。

一輩子都需要的「唯三」件事

這一章的內容簡單又明瞭。我希望你：

- 把生活中的壞東西都**清除**（Remove）掉——壓力，也就是你攬在自己身上的心理和情緒枷鎖，更不用說那些讓你無精打采的生理負擔了。
- **還原**（Restore）那些美好的點點滴滴——花時間去體會你努力延長而來的生命，你該知道什麼事情會讓自己感到開心——多做這些開心的事情吧，你的荷爾蒙自然就會變好起來。
- 還有**再平衡**（Rebalance）——我們明白，即使人生本來就有不順遂的時候，但我們每天都有機會爭取回以往平靜的生活，努力回到那個讓你可

以享受到刺激和快樂以維持生活的樂趣、又能夠充分休息恢復元氣以保持專注和清醒的安全地帶。

一旦你開始將這些原則落實在生活裡的每個層面之後，你會發現它們是你這輩子都需要的「唯三」件事──為了你的荷爾蒙和諧，為了你的健康，還有幸福著想。

我相信這本計畫書，我也相信你。雖然有些內容讀起來可能讓你感到不知所措、訝異而且恐怖，我理解，因為我也有同感！但是，你真的有改變生活裡每一件事的力量，只要你**選擇改變**。而且記得，不管你在做什麼，我都會跟你並肩作戰，陪伴在你左右。讓我們找回健康、棄邪歸正、振作精神、拯救這個世界吧！我們一起努力就可以改變自己，改變世界！

最值錢的健康股

你會變得吸引人、健康而且開心。你所要做的就只是要意識到（你已經有意識到了）並且開始將這些改變帶入生活中。雖然有時候會讓人感到冗長乏味，但那又怎樣呢？有什麼事比你的健康還重要呢？健康為人生之本，投資健康就是追求幸福的人生，投資健康也就是在投資自己──有哪支股票比這個更值錢？

Chapter 12

超級實用！拎了就走的買菜購物清單

讓新陳代謝變好的血拼指南

當然，超級營養食物類應該寫在購物清單上的前面，我希望你們每次去超市或是農產品市場買東西的時候，多少都要買一些。最好是先去農產品市場買菜，然後再去超市買那些在農產品市場沒買到的東西。

為了讓購物變得簡單些，把掌握新陳代謝的購物清單（第278頁以後）帶在身上，這張清單會幫助你準備好兩週飲食計畫所需的所有食材。一旦你能夠掌握自如，就能根據自己的口味進行調整，你也可以嘗試新的蔬菜跟其他食物。

掌握你的超市

在種植有機農產品的農民，得到跟種植傳統農產品的農民一樣多的津貼之前，**我們能讓有機食品價格降下來的唯一辦法就是多買一些——當需求增加，供給增加，價格就會下降。**

這裡有些省錢的有機好法子。

選擇商店自有品牌

有些商店品牌的有機食品和其他食品，比其他知名的有機品牌還便宜。Safeway超市的有機產品超過三百種，這些產品也可以在Vons超市、Genuardi's超市、Dominick's超市、Randalls超市、Tom Thumb超市、Pavilions超市、Carrs超市找到（編按：在臺灣想購買有機商品，可在棉花田、無毒的家、綠色小鎮、里仁等連鎖有機商店、各地區有機小店或高級超市的有機專櫃等處購得）。

購買這些二線品牌不但是出於經濟的考量，也有助於讓這些連鎖商店知道消費者對於價格是非常敏感的，可以幫助我們拿到較低的價格。

線上購物

如果你喜歡某一類的食物——比如說，你知道你吃很多的豆子或是糙米，那麼就線上購買。你可以大量購買而拿到折扣價，而且你可以挑選你喜歡的那些種類。參考以下這些網站：

有機牛肉：www.mynaturalbeef.com

紐約市送貨到府的有機食物：www.freshdirect.com

美國西北部太平洋沿岸地區送貨到府的有機食物：www.pioneerorganics.com

美加地區送貨到府的有機食物：www.gobiofood.com

各式有機產品：www.theorganicpages.com

少吃點肉

飲食以豆類為主，可以讓你花比買牛肉、雞肉以及魚肉更少的錢，就攝取到所需的蛋白質。建議先從一個禮拜中一餐吃素開始，接著增加到每天都有一餐吃素，這有助於降低接觸到累積在動物組織裡的有毒荷爾蒙和殺蟲劑的機率，幫荷包省下不少錢，也救了地球。

去逛當地的農產品市場

如果你常去而且認識了市場裡的菜農，他們可以告訴你特定的農產品什麼時候會有。請參考www.localharvest.org.

自己煮咖啡

不要被騙去花錢買一杯滿是殺蟲劑的咖啡來喝。在家以少少的花費，讓自己享受一杯加了有機全脂甚至是低脂牛奶的公平交易有機咖啡。

分裝獨享份量的食物和零食

單人份的容器，像是那些裝蘋果醬、起司條或是優格的，在包裝和運送時要使用到更多的石化燃料，讓更多的塑膠滲入食物中，而且按重量來計算時，單價其實更高。

容器買大一點的，但食物的份量裝自己的份就好。

如果你發現最後得丟掉一大堆沒煮和壞掉的食物，那麼這個方法就不適合了。有機食品保存期限很短，所以你得趁食物還新鮮時趕快吃完！如果你沒辦法趁食物開始腐壞之前就吃完大盒裝的話，那就買小盒的或是買先清洗過、分裝好的，還有切好的產品，像是高麗菜絲、小胡蘿蔔或切好的沙拉，這些弄好的食物會鼓勵你立刻動手把它們吃掉。

團購力量大

如果一次買一整箱，有些商店可能會打九五折。你可以跟朋友一起合買這些東西，甚至分攤大賣場的會費，好好利用團購帶來的優惠。

打聽一下食品合作社

很多地方都有有機食品合作社（編按：在臺灣或許可參考「臺灣主婦聯盟」合

作社），你可以找到一些在其他商店裡找不到的有機產品，而且因為通常老闆就是實際經營的人，所以價錢往往都維持在合理的範圍內。

如果你住的地方沒有，那考慮開一間好了！

善用優惠券

我不知道人們對有機食品的需求量是否多到讓有機食品商會印發優惠券，但我對此仍抱著一絲希望。

如果你看到有機商品的優惠券，一定要用——因為這麼做會鼓勵其他商店以後也印發優惠券；上製造商網站查詢有關優惠券的相關訊息吧！

同時，別忘了在你去的每家商店都辦一張會員卡，然後使用裡面「買整箱打九折」的優惠券，尤其是在平日購買大量產品時，一定要用。

不要買「濃稠」的飲料

果汁、蘇打水，還有能量飲料裡面其實都加了太多的糖，遠遠超過我們的身體所需要。

我建議，喝家裡濾過的開水就已經可以了，沒有必要浪費錢或是資源在買礦泉水上——事實上，我唯一會買的包裝飲料就只有牛奶而已。

堅持只購買含1%或是2%脂肪的有機牛奶，並且找看看有沒有當地的乳牛場，這樣有助於減少碳的排放量，並且鼓勵在地的有機產業。

自己種點菜吧

一顆番茄可能會花你六十幾塊錢，但你可以從自家的後院收成了差不多價值達上百或上千元的自產番茄。

一旦你將小菜圃的規模擴張到整個花園之後，就不需要再上市場去買菜了。

掌握加工食品

很少加工食品的品牌可以過得了我這關，但是如果是下列這些牌子的產品，大致上就沒什麼問題了。

下列品牌之中，Nature's Path、Kashi、Arrowhead Mills及Nawman's Own的部分產品在臺灣可以購買得到（如Costco）或找人代購：

安全的廠商品牌

Amy's	Luna
Healthy Valley	Erewhon
Arrowhead Mills	Nature's Path
Horizon	Ezekiel
Cliff	Nawman's Own
Kashi	Greens
Eden	

14天飲食計畫的購物清單

若你要開始為期兩週的飲食計畫，把這幾頁印出來帶到店裡去，確認你所需的一切東西（這裡列出的是一人份食譜的量）。

購物清單—第一週飲食計畫（請儘量挑有機）

種類	項目	數量
新鮮蔬菜	蘆筍	1.1公斤
	羅勒	1小把
	胡蘿蔔條	1袋

	白花椰菜	1小個
	香菜	1小把
	義大利蘑菇（crimini mushrooms）	2個中等大小的
	茄子	1條小的
	大蒜	3瓣
	大黃瓜	1根大的
	青椒	2個中等大小的
	四季豆	227公克
	墨西哥辣椒	2個中等大小的
	洋蔥	3個中等大小的
新鮮蔬菜	荷蘭芹	1小把
	紅椒	2個中等大小的
	羅馬番茄	9個大的
	蘿蔓萵苣	2個
	袋裝沙拉（隨你的口味）	3袋
	莎莎醬（新鮮）	1小盒
	菠菜（事先洗過的）	2袋
	韭蔥（隨意）	1把
	番茄	6個大的
	綠節瓜	1個中等大小的
	藍莓	1½杯
	葡萄柚	1個中等大小的
新鮮水果	檸檬	3個中等大小的
	柳橙	2個
	草莓	1½杯
冷凍食品	藍莓	1小袋
	草莓	1小袋
	水煮長鰭鮪魚	2罐
罐頭食品	黑豆	2罐（每罐425公克）
	黑豆泥	1罐（425公克）

罐頭食品	低鈉牛肉高湯	1罐（411公克）
	罐裝墨西哥煙燻辣椒 （chipotle peppers in adobe sauce）	1小罐
	番茄醬汁	1罐（453公克）
乳製品 蛋類	雞蛋	2打
	有機莫札瑞拉起司條	1包
	墨西哥辣椒傑克起司 （Pepper Jack Cheese）	1小包（113到226公克）
	新鮮帕門森起司（隨意）	1小片
	原味無脂希臘優格	2盒（每個453公克）
	低脂或是脂肪牛奶	1.9公升
肉類 魚類	雞胸肉	9片
	牛肩肉	1.1到1.3公斤
	大比目魚（皇帝魚）	1份（142公克）
	大蝦	10隻
	不含硝酸鹽的培根	1包
	排骨	1塊（142公克）
	豬里肌	1塊（142公克）
	蝦子	453公克
	燻製火雞胸肉	113公克
	吳郭魚	142公克
	鮪魚排	142公克
	野生太平洋鮭魚	142公克
穀物 乾燥豆類	蕎麥燕麥片	1包
	中東雞豆泥	1小盒
	即食糙米	1小包
麵包 麥片 通心粉	Ezekiel牌6吋玉米餅	2包（放在冰箱裡）
	Ezekiel牌七種穀類麵包	1條（冷凍庫保存）
	Ezekiel牌筆管通心粉	1盒
	雜糧英式馬芬	1包
	Nature’s Path牌亞麻仁早餐脆片	1盒

堅果雜糧	亞麻籽	1小包
	烤過的杏仁乾	1小包
	核桃	1小包
	葵花籽	1小包
	蘋果醬	1小罐
	義大利黑醋	1小瓶
	黑胡椒（研磨）	1罐
	辣椒粉	1罐
	肉桂粉	1罐
	太白粉	1包
	可樂娜啤酒	1瓶
	孜然粉	1罐
	頂級初榨橄欖油	1瓶
	蜂蜜	1小罐
其他食品雜貨	猶太粗鹽 （編按：猶太粗鹽不含任何添加物）	1盒
	萊姆汁	1小瓶
	低鈉低脂雞高湯	1罐（411公克裝）
	低鈉牛高湯	1罐（411公克裝）
	薄荷	1把
	一般雞高湯	1罐（411公克裝）
	噴霧油	1罐
	乾辣椒片	1罐
	白醋	1小罐
	法國有籽芥茉醬	1小罐
	木糖醇（天然甜味劑）	1罐

購物清單──第二週飲食計畫（請儘量挑有機）

種類	項目	數量
新鮮蔬菜	朝鮮薊	8個中等偏大的

新鮮蔬菜	蘆筍	299公克
	花椰菜	1個
	球芽甘藍	1小盒
	胡蘿蔔	453公克
	西洋芹	3大根
	香菜	1把
	大蒜	2瓣
	四季豆	453公克
	青椒	2個中等大小的
	墨西哥辣椒	3個大的
	嫩摘葉菜	1袋
	洋蔥	5個中等大小的
	荷蘭芹（隨意）	1把
	墨西哥波布拉諾辣椒（Poblano，隨意）	1個小的
	紅椒	2個中等大小的
	羅馬番茄	1個中等偏大的
	蘿蔓萵苣	2個大的
	莎莎醬（新鮮的）	1小盒
	聖納羅辣椒（Serrano Chile Pepper）	1個中等大小的
	紅蔥頭	1小把
	風乾番茄	¼杯
	番茄	3個大的
新鮮水果	蘋果	1個
	莓果（種類隨意）	473毫升
	藍莓	1杯
	檸檬	2個中等大小
	萊姆	3個中等大小
	柳橙	2個中等大小
	水蜜桃	1個
	草莓	1杯
	西瓜	1個小的

麵包 麥片 通心粉	Ezekiel牌8吋玉米餅	2包
罐頭食品	Amy's牌有機豆子湯蔬菜口味	1罐（425公克裝）
	Amy's牌有機豆子湯	1罐（425公克裝）
	番茄丁	1罐（425公克裝）
	黑豆泥	1罐（425公克裝）
乳製品 蛋類	低脂有機切達起司	1小包（227公克裝）
	雞蛋	2打
	零脂原味希臘優格	1盒（253公克裝）
	低脂或是零脂牛奶	1.9公升
	無鹽奶油	1塊
肉類 魚類	雞胸肉	5片
	牛腩肉	142公克
	草飼沙朗瘦肉	680公克（絞肉）
	大比目魚（皇帝魚）	4片1.8公斤到2.7公斤的
	低鈉的瘦火雞肉香腸	1小包
	蝦子	5隻大的
	火雞胸肉切片	453公克
	鮪魚排	142公克
	太平洋野生鮭魚	142公克切片或是魚排
穀物 乾燥豆類	桂格即食燕麥	8包
	藜麥	1杯
堅果 雜糧	胡桃	¼杯
	生杏仁	1小袋
	杏仁奶油	1小罐
其他食品 雜貨	安祖辣椒粉	1小罐
	法式第戎芥末	1小罐
	Galeos牌凱薩沙拉醬	1瓶
	Guiltless Gourmet牌玉米脆片	1包

	Kashi蔬菜蘇打餅乾	1盒
其他食品 雜貨	檸檬汁	1小瓶
	低鈉雞高湯	1罐（227公克）
	米醋	1小瓶